MATIERE
MÉDICALE
RAISONNÉE
A L'USAGE
DE L'ÉCOLE ROYALE
VÉTÉRINAIRE.

MATIERE MÉDICALE
RAISONNÉE
O U P R É C I S
DES MÉDICAMENS
CONSIDÉRÉS DANS LEURS EFFETS,

A L'USAGE DES ÉLEVES DE L'ÉCOLE ROYALE VÉTÉRINAIRE ;

A V E C L E S
FORMULES MÉDICINALES
DE LA MÊME ÉCOLE.

Par M. BOURGELAT, Directeur & Inspecteur Général des Écoles Vétérinaires, Commissaire Général des Haras du Royaume, Correspondant de l'Académie Royale des Sciences de France, Membre de l'Académie Royale des Sciences & Belles Lettres de Prusse, ci-devant Ecuyer du Roi & Chef de son Académie établie à Lyon.

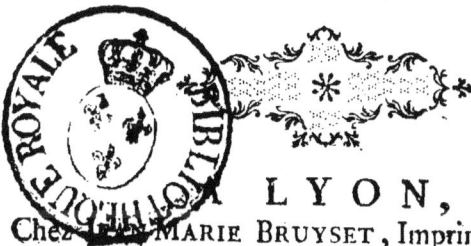

LYON,
Chez JEAN-MARIE BRUYSET, Imprimeur-Libraire, rue Saint Dominique.

M. DCC. LXV.
Avec Approbation & Privilege du Roi.

*Medicinæ leges naturæ legibus debent effe confen-
taneæ & felix indicatio cui adjutrix natura fuccurrit,
irrita verò quæ repugnante naturâ tentatur.* Fern.
Præfat. lib. 1. Therapeut.

Les loix de la Médecine doivent fe concilier avec
celles de la nature, & le traitement eft heureux
lorfqu'elle le feconde, comme l'iffue en eft malheureufe quand il eft contraire à ce qu'elle demande.

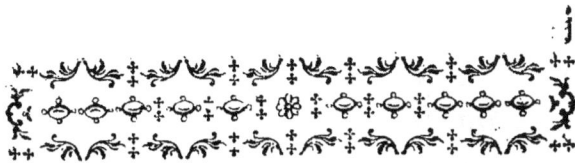

DISCOURS
PRÉLIMINAIRE
EN FORME D'AVERTISSEMENT.

L'Obligation dans laquelle se trou-
vent les Eleves de l'Ecole Royale
Vétérinaire d'employer un tems extrême-
ment précieux à écrire des volumes con-
sidérables sur les différentes parties de leur
art, l'infidélité de quelques-uns d'entr'eux
qui ne connoissant pas le prix des momens
qu'ils doivent consacrer entiérement à
leur instruction, ont osé multiplier les
copies des Formules Médicinales pour les
vendre tronquées dans les titres, dans la
dénomination des mixtes assignés & dans
la fixation des doses prescrites : tels sont
les motifs qui nous ont déterminé à pu-
blier, plutôt que nous ne nous l'étions

a

proposé, cette foible & légeré portion de notre travail.

Nous attendions d'une plus longue expérience la confirmation des effets des médicamens dont nous n'avons néanmoins fait choix que d'après des succès répétés ; nous la defirions fur-tout eu égard à ceux que nous n'avons pas été à portée d'éprouver affez fouvent ; nous redoutions le danger de confier à la multitude, déjà trop avide de recettes informes qu'elle s'empreffe de recueillir & d'entaffer, des moyens auffi nuifibles & auffi deftructifs dans fes mains que falutaires dans celles du petit nombre de perfonnes qui en étudient attentivement la valeur & l'appliplication ; enfin dans l'inftant où nous nous efforçons d'affervir la médecine des animaux aux principes folides & lumineux fur lefquels on a jetté les fondemens de la médecine humaine, il nous paroiffoit peu convenable d'ouvrir un nouveau champ & de fournir de nouveaux matériaux à l'empirifme.

Contraints par les circonftances à paf-

fer fur toutes ces différentes confidérations & réduits à l'impoffibilité de remplir nos premieres vues, nous nous fommes livrés à l'exécution d'un plan qui du moins obviera peut-être à nos craintes.

Un enfemble de préparations pharmaceutiques, quelque bien combinées, quelque réfléchies qu'elles puiffent être quant à la matiere & quant à la forme, n'offre, pour ainfi dire, qu'une nomenclature vaine & infidieufe, fi l'on n'eft inftruit des fuites néceffaires de leur adminiftration, ainfi que de l'ordre & des cas dans lefquels elles doivent être employées ; nous avons donc cru ne pouvoir nous difpenfer de faire une analyfe courte & raifonnée des leçons données fur les médicamens à ceux de nos Eleves que nous avons pu mettre en état de les comprendre, & cette analyfe précede ici nos Formules. Les ignorans en la lifant apprendront vraifemblablement à douter ; ceux qui cherchent la lumiere y trouveront le jour qui doit leur luire, & nous ofons efpérer que les favans dont les travaux & les foins

s'arrêtent principalement à la conferva-
tion des hommes., ne dédaigneront pas
abfolument un Ouvrage qui , malgré fon
peu d'étendue , renferme une foule de
vérités que nous tenons d'eux-mêmes , &
qui toutes conduifent fûrement au grand
art de guérir. L'unique mérite que nous
ayons eft de nous en être pénétrés , & de
les avoir appliquées heureufement auffi-
tôt que nous avons connu l'intimité des
rapports qui exiftent entre la machine
humaine & la machine animale , rapports
qui font tels que l'une & l'autre médecine s'éclaireront & fe perfectionneront
mutuellement , lorfque renonçant à un
ridicule & funefte préjugé on ceffera d'ap-
préhender de fe dégrader & de s'avilir en
confidérant la nature dans les animaux ,
comme fi cette même nature & le vrai
n'étoient pas toujours & par-tout dignes
des recherches de quiconque fait obferver
& penfer.

Au précis des médicamens dont nous
avons fagement tenté de n'apprécier que
les effets relativement aux loix des mou-

vemens qui ont lieu dans les corps que
nous envifageons, fuccede une hiftoire ou
une connoiffance abrégée des drogues qui
font partie des fubftances indiquées à nos
Eleves. C'eft une erreur de plus à bannir que celle d'imaginer & de croire que
les maladies de l'animal céderont à des
mixtes ou fouillés d'impuretés, ou fophif-
tiqués, ou artificiels, ou foibles par eux-
mémes, ou corrompus, ou privés de leurs
vertus & de leurs forces; ils font, & ils
ne peuvent être généralement alors qu'im-
puiffans & infideles, & d'ailleurs l'augmentation néceffaire des dofes en pareille
circonftance dans le chimérique efpoir de
fuppléer à l'efficacité qui leur manque,
en porte & en fait monter fouvent le prix
au-delà de celui auquel on pourroit fe pour-
voir de médicamens dont l'action feroit
fûre. Pour prémunir les Eleves contre la
furprife & la fraude qui ne font que trop
ordinaires au Marchand, nous avons eu
la précaution d'établir dans notre Pharmacie un droguier compofé des différentes
fubftances dont ils auront befoin dans le

cours de leur pratique, les unes d'une qualité supérieure, les autres d'une qualité moindre, & les autres si défectueuses qu'elles doivent être absolument rejettées. Au moyen de cette comparaison, ainsi que des observations qu'on y ajoute & dont la connoissance ou l'histoire abrégée dont il s'agit n'est que l'extrait, ils pourront juger d'autant plus sainement du mérite des drogues à mettre en usage, que tous les documens qu'ils reçoivent à ce sujet sont puisés dans les Auteurs les plus accrédités, & spécialement dans l'inestimable Traduction de la Pharmacopée de Londres. Quant aux détails qu'entraîneroit l'examen des plantes usuelles & auxquels on s'abandonne en leur faisant des démonstrations dans le jardin de l'Ecole, nous ne nous en sommes point occupés. Ils sont l'objet de soins que suggere un zele patriotique qui a bien voulu seconder le nôtre, & le sujet d'un Ouvrage dans lequel le Public trouvera incessamment des descriptions rédigées de maniere à compléter avec celui-ci la Matiere Médicale Vétérinaire.

L'Introduction & le Vocabulaire Phar-
maceutique que nous avons placé à la tête
des Formules, nous ont paru d'une im-
portance extrême. La connoiſſance des
mixtes médicinaux n'eſt pas en effet pour
nos Eleves la ſeule à acquérir ; il ne
leur eſt pas permis d'ignorer la forme
ſous laquelle il convient de les adminiſ-
trer, & ils doivent au moins avoir une
idée de la ſignification des termes les plus
familiers aux Pharmacopoles, puiſqu'ils
le feront un jour eux-mémes dans l'exer-
cice d'un art qui, ſelon les apparences,
leur demeurera tout entier & ne ſouffrira
point de partage. Que ne nous eſt-il
poſſible de leur donner auſſi aiſément l'in-
telligence de ceux par leſquels on déſigne
les maladies ! Mais telle eſt la barbarie
dans laquelle nous ſommes plongés, qu'il
n'en eſt aucune de celles qui attaquent
tant les bétes à corne que les bétes à laine,
qui ne ſoit connue dans chaque pays &
même dans chaque partie diviſée d'une
même Province par des dénominations
bizarres & différentes. Nous voulions

déméler cet énorme cahos où les noms font
confondus ; & les caufes & les effets également enfevelis ; nous nous propofions
de débrouiller cette matiere en quelque
forte inextricable, pour la préfenter enfuite d'une maniere claire & dans une
langue qui auroit été commune & pour
ainfi dire univerfelle ; nous avions de-
mandé dans toutes les Généralités des
inftructions fur les maladies contagieufes
& épidemiques des beftiaux & fur celles
qui affectent chaque individu féparément
& en particulier ; nous defirions qu'on
fe bornât fimplement à nous faire part des
fymptômes tirés des changemens que l'œil
apperçoit dans l'animal vivant & malade
& dans l'animal mort, & qu'on joignît
à ce récit fuccinct les noms affignés à ces
mêmes maladies, parce que notre projet
étoit, en les décrivant & en leur donnant
celui qui leur auroit été le plus propre, de
rappeller tous ceux qui dans les divers
endroits du Royaume leur avoient été dé-
férés jufques à ce jour ; nous le dirons
avec douleur, nos efpérances ont été trom-

pées , nous n'avons pu obtenir des ren-
seignemens que de quelques Provinces ,
encore la plupart ont-ils été très-foibles
& très-peu satisfaisans , ensorte que notre
attente a été absolument en pure perte d'un
tems non moins digne des regrets des Eleves que des nôtres.

Nous ne serions point surpris d'être
blâmés d'avoir emprunté de la médecine
humaine les caractères que nous avons
adoptés dans les formules. Plusieurs les
regardent , non comme des figures inven-
tées pour s'exprimer par des abréviations ,
mais comme une écriture mystérieuse &
scientifique dont l'emploi n'a d'autre but
que celui de dérober aux yeux du vul-
gaire les secrets de l'art. Tout reproche à
cet égard dirigé contre nous ne seroit pas
mieux fondé que celui que l'on fait au
Médecin , puisqu'aux Tables dressées de
ces signes est jointe une explication qui
leve ce prétendu voile & que tout le
monde peut entendre.

Ces mêmes Formules sont au surplus
ici divisées en magistrales & en officina-

les. Les magiftrales forment deux parties.
La premiere comprend les médicamens
internes ; la feconde les médicamens topi-
ques ou locaux. En ce qui concerne les
remedes à adminiftrer intérieurement ,
nous nous fommes écartés de l'ordre que
nous avons fuivi d'après le célebre Hoff-
mann dans la confidération de leurs effets ,
pour nous rapprocher de la divifion ordi-
naire qu'on en fait , en fubftances éva-
cuantes & en fubftances altérantes. Les
évacuantes précedent celles-ci ; chaque
claffe eft renfermée dans un Chapitre par-
ticulier qui contient toutes les formes fous
lefquelles les remedes qu'elle embraffe peu-
vent être préparés & donnés ; & pour en-
gager les Eleves & les Lecteurs à fe fou-
venir qu'il faut toujours réfléchir avant
d'ordonner , nous avons eu la précaution ,
au moyen d'un aftérifque , de renvoyer de
chaque Chapitre à celui des paragraphes
ou des articles de notre Matiere Médicale
raifonnée qui s'y rapporte , & qui en eft
en quelque façon le commentaire. Les
dofes que nous avons fixées nous ont été

suggérées par l'expérience qui nous a appris en général que les médicamens sur lesquels il faut être sur-tout très-réservé, sont les purgatifs âcres & les narcotiques. Celles qui conviennent au cheval, aux mulets, aux ânes, conviennent également aux bœufs, & doivent être diminuées des trois quarts quand les remedes sont à donner aux moutons. On ne peut néanmoins rien statuer d'exactement certain à ce sujet. C'est au Praticien à faire attention au siege, à l'état, à la violence, à la gravité des causes & des symptômes de la maladie, aux forces vitales du malade, à son tempérament, à la masse, au volume de son corps, à une disposition particuliere qui souvent dépend de la conformation de la machine, des maux qui ont précédé, & qui peut être aussi telle dans un individu qu'elle repugneroit à certaines classes de médicamens, & même à telle substance particuliere. Il faut encore qu'il considere avec soin l'habitude & la familiarité de l'animal avec tel remede, le régime auquel il a été tenu, le travail qu'il a fait, le pays où il eſt né & qu'il habite, l'intégrité de ſes parties, car il y a une aſſez grande différence entre l'animal entier & l'animal hongre, ſon âge, la ſaiſon &c. En ce qui concerne le ſexe, les diſſemblances ne ſont point auſſi ſenſibles que dans l'eſpece humaine & ne nous intéreſſent point autant. La conſtitution de la jument ne paroît pas eſſentiellement plus débile que celle du cheval hongre, celle de la vache que celle du bœuf, celle du mouton que celle de la brebis, & peut-être que la délicateſſe des femmes tient très-peu à la nature de leur être & beaucoup à l'éducation qu'elles reçoivent & au genre de vie qu'elles menent. Une comparaiſon de celles qui habitent les campagnes & qui ſe livrent aux travaux des champs avec celles de nos Villes, & même une comparaiſon des femmes du peuple de ces mêmes Villes avec les femmes d'un rang élevé, pourroient très-bien étayer & autoriſer cette conjecture. Quoi qu'il en ſoit, dans les circonſtances de maux violens

& enracinés, les doses doivent être en général incontestablement plutôt hautes que
foibles. On ne sauroit trop aussi les proportionner à l'état du malade, & distin-
guer en lui l'abattement de l'épuisement
des forces. Son volume & son poids ne
font pas une preuve constante de celles
dont il est doué, mais communément ils
les supposent. S'il est habitué à tel mixte,
la dose la plus considérable de cette substance ne produira jamais sur lui le même
effet que la plus modique sur celui qui
n'y aura pas été accoutumé. Les alimens
dont il se nourrit ordinairement peuvent
intérieurement le disposer de façon à contribuer à l'augmentation ou à la diminution de l'action des remedes ; c'est ainsi,
par exemple, que les purgatifs nous montrent beaucoup plus d'efficacité dans l'a-
nimal entretenu au verd que dans l'animal
auquel on ne donne que du fourrage sec.
Les variations qu'on observe par rapport
aux Peuples & même aux individus dont
les uns font plus difficiles à émouvoir que
les autres, se rencontrent dans les ani-

maux. *Les chevaux des pays chauds &*
du Nord supportent moins aisément les
médicamens actifs que les chevaux des
pays tempérés , & de deux chevaux nés
dans la même Province auxquels le même
médicament est administré à dose égale ,
dans la même circonstance & avec les
mêmes précautions souvent l'un est acca-
blé par l'effort de la substance qu'il a
prise , tandis qu'à peine entrevoit-on dans
l'autre le moindre changement , ou tan-
dis que l'effet en est heureux & frappant.
Les grandes chaleurs , les froids violens
exigent de la circonspection ; les doses
doivent être alors mitigées , selon néan-
moins les remedes qu'on est obligé d'em-
ployer ; enfin relativement à l'âge il n'est
pas douteux que le poulain , le muleton ,
l'ânon , le veau , l'agneau ne peuvent être
traités comme les peres & les meres , si
ce n'est en raison de la foiblesse des pre-
miers comparés à la force des seconds ,
& dès lors en supposant que la dose soit
d'une once pour le cheval , elle pourra
être arbitrée pour le poulain d'un an à

environ trois dragmes, pour le poulain
de deux ans à demi-once, pour celui de
trois ans à fix dragmes, & ainfi de même
& en pareille proportion eu égard aux
autres animaux, fauf cependant les ré-
flexions que méritent toutes les vérités
dont nous venons de faire mention, &
la liberté que les Eleves auront d'éprouver
par eux-mêmes ce qui réfulteroit d'une
plus grande modicité dans les poids &
dans les mefures.

Les médicamens locaux font divifés
auffi par leurs effets, & en autant de
Chapitres qui répondent encore à la Matiere Médicale. Nous les avons rangés
felon l'ufage le plus commun & le plus
conforme à la faine méthode qui doit être
obfervée dans le traitement des maladies
externes ; & quoique la plupart des ingrédiens qui entrent dans ces compofitions
pourroient fe rapporter aux dofes que l'on
prefcriroit dans des Formules Chirurgi-
cales humaines, elles n'en auront pas
moins d'énergie quand elles feront appliquées fur le corps des animaux, pourvu

que la quantité de la totalité de la matiere préparée & applicable soit augmentée au besoin.

Qu'on ne nous fasse point au surplus un crime de la multiplicité des recettes raisonnées que nous avons rassemblées & des substances dont nous avons quelquefois fait choix. Personne n'est plus intimement convaincu que nous, qu'un très-petit nombre de remedes connus par des expériences répétées & maniés habilement, est préférable à cette foule d'agens meurtriers que renferment des arsenaux pharmaceutiques plus redoutables & plus funestes au genre humain que ceux qui font le dépôt des instrumens de la folie & de la fureur des hommes. Nous n'ignorons point encore que les mixtes les plus communs & les plus méprisables en apparence font infiniment supérieurs aux mixtes les plus rares & les plus précieux, & les médicamens les plus simples aux médicamens les plus composés ; le tout est de savoir envisager la nature, & s'assurer de l'ordre & de la conduite qu'elle tient.

Ex

Ex terræ nafcentibus nata eſt Médicina,
diſoit avec raiſon *Pline le Naturaliſte*,
poſteà fraudes hominum & ingeniorum
capturæ officinas invenerunt iſtas, in qui-
bus ſua cuique venalis promittitur vita :
ſtatim compoſitiones & miſturæ inexpli-
cabiles decantantur. *Si donc nous n'a-
vons pas craint d'offrir à nos Eleves une
grande quantité de Formules , c'eſt parce
que nous avons cru devoir, dans une
Ecole peuplée de ſujets de preſque toutes
les Provinces du Royaume & de toutes
les Nations de l'Europe , leur faciliter,
en leur indiquant une infinité de ſubſtances , les moyens de choiſir celles qui dans
les contrées qu'ils habiteront pourroient
avoir plus de vertus que les autres , & que
d'ailleurs nous ne pouvions nous diſpen-
ſer d'obſerver dans un ſemblable recueil,
des gradations & des nuances , c'eſt-à-
dire, d'y inſérer d'une part des médicamens très-puiſſans , & de l'autre des
médicamens qui par leurs qualités , leur
aſſociation & les doſes , peuvent différer
de force & d'activité. Après ce dévelop-*

b

pement de l'intention que nous avons eue ,
on ne pensera vraisemblablement pas que
nous ayons voulu nous glorifier de cette
abondance en nombrant nos formules. Notre but a été de nous ménager l'aisance
& le pouvoir de renvoyer de la descrip-
tion que nous ferons des maladies à ces
mêmes remedes , & de désigner seulement
par les chiffres qui les distinguent , ceux
que nous prescrirons , à l'exemple du
très - illustre M. le Baron de Swieten
dans son abrégé des maladies qui regnent
le plus communément dans les armées ,
& à l'imitation du célebre M. Tissot dans
son Ouvrage aussi utile à la conservation
du peuple & des habitans des campagnes ,
que nous voudrions l'être à celle de leurs
richesses & de leurs biens. Eu égard enfin
aux mixtes peut-être trop coûteux qui font
partie. de quelques - unes de ces mêmes
recettes & de certaines compositions , la
liberté que l'on a de ne pas en faire usage ,
le peu que nous en avons assigné & notre
attention à y suppléer par l'ensemble de
mixtes plus simples que nos Eleves trou-

veront fur leurs pas & qu'ils cueilliront eux-mêmes , nous tiendront lieu d'excufe : nous avons déjà eu la fatisfaction de voir plufieurs de ceux que nous avons envoyés dans différentes Provinces au fecours des beftiaux du Cultivateur défolé, n'employer avec le plus grand fuccès que les plantes que leur offroient des terres fur le point d'être incultes & abandonnées , vu la mortalité & la perte des animaux qui les rendent fertiles & que la mifere la plus affreufe & l'indigence la plus réelle n'auroient jamais permis de remplacer.

Il nous refte à dire un mot des préparations officinales ou de celles qu'on doit toujours tenir prêtes & compofées dans les Boutiques. Nous en avons formé la troifieme partie de nos Formules. On les y trouvera décrites , non felon les effets & les vertus des fubftances , mais par ordre alphabétique. Nous n'avons pas d'ailleurs prétendu donner une pharmacopée complete ; nous nous fommes bornés aux compofitions rappellées dans les Formules Magiftrales , les Eleves pouvant trouver

ce qui leur manqueroit ici dans les différens Ouvrages où la Médecine humaine
a consigné & rassemblé les médicamens
qui lui offrent les plus grandes ressources
dans le traitement des maladies du corps
humain.

Voilà le compte dont nous nous sommes
cru redevables , du moins en ce qui concerne cet Ouvrage qui n'est pas la dixieme
partie des travaux qu'exige l'entreprise
énorme à laquelle nous nous sommes livrés. Seroit-ce le desir de jouir ? seroit-ce
la folle & injuste abjection de notre art
qui empêchent assez généralement de sen-
tir les efforts inouis auxquels nous exci-
tons nos Eleves , & qui persuadent communément qu'il n'est besoin que d'un léger
espace de tems pour les former ? Il n'est
pas étonnant que nuls ne puissent se faire
une juste idée de notre Ecole , si ce n'est
ceux qui ont été témoins de leurs progrès,
& qui les ont suivis dans les concours divers dont le Public a été témoin. A peine
avions-nous entrevu nous-mêmes en dé-
butant l'étendue des devoirs & les veilles

que nous nous préparions. A mesure que nous avons pénétré dans la carriere que nous avons à fournir, les difficultés se font montrées à nous en foule : d'une part des contradictions à essuyer, des constructions à faire, des réglemens à méditer, une discipline à établir ; de l'autre une affluence énorme de sujets à contenir & à éclairer, la plupart bornés au patois de leurs Provinces, presqu'aussi éloignés de comprendre notre langue que de se familiariser avec celle de l'art, si peu habitués à tenir la plume que le soin & l'obligation indispensable de copier des cahiers d'instructions leur étoient infiniment à charge ; en un mot dont l'esprit totalement inculte exigeoit du nôtre une infinité de détours pour descendre jusques à eux & pour les rapprocher insensiblement de nous. Malgré l'attention continuelle que nous avons eue de parler à leurs yeux, nous nous sommes vus forcés vingt fois à élever, à démolir, à réédifier, à abattre de nouveau ; la Zootomie ou l'Anatomie comparée, par exemple, n'a pu être *mife à leur portée que lorfqu'après l'avoir envifagée fous une multitude de faces, nous avons eu le bonheur de parvenir à la leur préfenter d'une maniere fi intelligible & fi claire que nos feules defcriptions guident leur fcalpel, & qu'entraînés par l'appas de la facilité qu'ils ont de découvrir & de reconnoître eux-mêmes les parties, plufieurs d'entr'eux s'adonnent avec une forte de fureur à une étude qui eft pour nous le fondement & la bafe de tout. Cependant, il faut l'avouer, nous avons été d'un autre côté foutenus dans nos peines contre toute efpece de dégoût par ceux des autres Eleves en qui nous avons rencontré d'heureufes difpofitions ; mais quelques faveurs qu'ait pu leur faire la nature, il faut toujours du tems pour en mettre à profit les dons. On acquiert plus ou moins aifément des lumieres ; la plus grande aifance ne difpenfe pas néanmoins du travail, & ce travail emporte conftamment des années entieres, furtout quand il s'agit d'objets compliqués, différens, dont on doit apprécier & combiner les rapports, & qu'on*

*n*spire véritablement à s'élever au-de*ss*us
de la médiocrité. Ce n'e*st* pas que *nous*
pen*s*ions que *t*ous nos É*l*eves pui*ss*ent
être un jour de la même force ; il en e*st*
des alimens de l'e*s*prit comme des alimens corporels ; la dige*st*ion qui *s*e fai*t*
des premiers dans le cerveau peut être
comparée à la dige*st*ion des *s*econds dans
le ventricule ; ils n'engrai*ss*ent pas & *n*e
fortifient pas également & indifféremment
*t*ous les corps ; mais nous devons à *t*ous
les *s*ujets qui nous *s*ont confiés une même
nourriture, quoique nous n'en attendions
pas la même a*ss*imilation. Cette nourriture
e*st* ample, la co*ct*ion & l'élaboration en
*s*ont difficiles : cependant *s*i malgré la di-
ver*s*ité des organes à qui nous l'offrons,
nos infirmités & les nouveaux *t*ravaux
auxquels nous *s*ommes appellés, on daigne
s'en rapporter à nous, & ne pas abréger
ou nous ravir des momens don*t* nous nous
efforçons de faire le plus précieux u*s*age,
nous o*s*ons e*s*pérer que les Éleves qui peu-
pleront dans la *s*uite les campagnes y
*s*eront d'un important & double *s*ecours,

puifqu'au moyen des connoiffances que l'analogie nous invite à leur donner, les Cultivateurs trouveront en eux non feulement les reffources dont ils font privés eu égard à leurs beftiaux , mais celles qui malheureufement leur manquent prefque par-tout relativement à eux-mêmes.

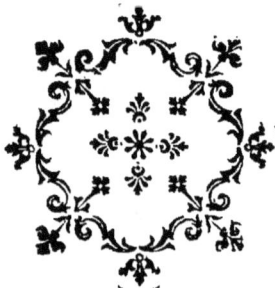

MATIERE

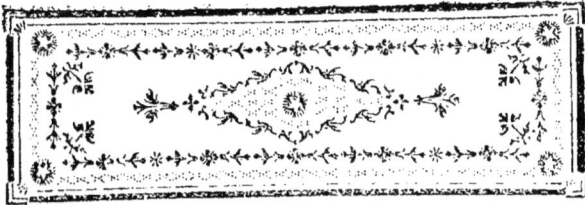

MATIERE MÉDICALE

RAISONNÉE

O U

PRÉCIS

DES MÉDICAMENS

CONSIDÉRÉS DANS LEURS EFFETS.

I.

ON appelle communément du nom général de Matiere Médicale cette partie de l'histoire naturelle , qui se borne à la connoissance des drogues ou substances simples que fournissent les trois regnes , & dont on fait ou l'on peut faire usage dans le traitement des maladies de l'homme & des animaux.

A

I I.

Ces trois regnes font le regne animal , le regne végétal & le regne
minéral : c'eſt ainſi que parmi les
Philoſophes hermétiques , c'eſt-à-dire ,
parmi les prétendus ſages qui ſe ſont
livrés à l'étude de l'Alchymie , ſcience
dans laquelle Hermès ſe fit le plus
grand nom, on diviſa d'abord les corps
qui nous environnent & dont la nature
& la compoſition furent l'objet de
leurs premieres recherches.

I I I.

L'Homme , les quadrupedes , les
oiſeaux , les poiſſons , les reptiles , les
inſectes & toutes celles des parties de
ces animaux qui ſont utiles dans la Médecine humaine & vétérinaire , conſtituent le regne animal ; & nous devons
à ce regne le crâne humain , les poudres de vipere , d'écailles d'huître , de
coquilles d'eſcargot ; les bézoarts , l'os
de ſeche , la corne de cerf , le blanc
de baleine , la colle de poiſſon , les
coquilles , les blancs & les jaunes
d'œufs, la fiente de paon , celle d'oye ;

le fuif de bœuf & de mouton , la graiffe de cheval, le lait de vache , les abeilles , le miel & la cire , les cloportes , les cantharides , le méloé ou le fcarabée des Maréchaux , &c.

Le regne végétal comprend les racines , les écorces, les bois , les feuilles, les bourgeons, les fleurs, les fruits, les femences, les fucs liquides & concrets des végétaux & générale‑ ment tout ce qui leur appartient & que nous pouvons en retirer pour être em‑ ployé efficacement felon les différentes vues que nous nous propofons.

Nous entendons au furplus par fucs des plantes les liqueurs qu'elles tirent de la terre & qui font élaborées dans leurs organes , tels font en elles les fucs ou les principes aqueux ; les fucs huileux qui different des premiers par leur inflammabilité, par leur immifci‑ bilité avec l'eau & avec toutes les liqueurs aqueufes ; les baumes naturels ou les réfines liquides comme le baume de copahu , la térébenthine , &c. les réfines pures , qui ne font que des baumes épaiffis ; les gommes qui diffe‑ rent des réfines en ce qu'elles fe diffol‑

vent dans l'eau , qu'elles ne font nullement inflammables & qu'elles pétil-
lent & font du bruit au feu ; les fucs
laiteux qui fourniffent les gommes-ré-
fines , c'eft-à-dire ces fortes de fubftances qui participent des propriétés de
la gomme & de la réfine , telles que la
fcammonée , le galbanum , la myrrhe ,
l'opopanax , la gomme ammoniac ,
&c. &c.

Enfin le regne minéral nous offre
une infinité de reffources dans ce que
la terre renferme dans fon fein , comme
les eaux minérales , les terres , les
pierres , les fels , les foufres , les bitu-
mes , les concrétions métalliques & les
métaux.

I V.

Les unes & les autres de ces différentes fubftances , de quelque regne
qu'elles foient , appliquées au dehors
ou données intérieurement à l'animal
ainfi qu'à l'homme , forment ce qu'on
appelle *médicamens* , dès que leur efficacité , enfuite d'une adminiftration fage
& éclairée , eft telle qu'elles produifent
en eux un changement falutaire &

qu'elles remédient aux altérations plus ou moins confidérables que leurs corps éprouvent.

Les médicamens font dits fimples lorfqu'on les emploie comme la nature les préfente, c'eft-à-dire fans mélange, fans décompofition, ou en ne leur faifant fubir que des préparations légeres.

Les médicamens compofés réfultent de la mixtion ou de l'affemblage de plufieurs fubftances alliées & préparées d'après des principes pharmacéutiques & de Chymie.

Les médicamens internes font ceux qu'on adminiftre intérieurement.

Les médicamens externes font ceux dont l'application fe fait extérieurement ; on les défigne en général par les noms de topiques ou médicamens locaux.

Enfin ces fubftances different entr'elles par le regne dont elles émanent, par leurs parties qui font homogenes ou hétérogenes, par le climat qui les voit naître, par les préparations magiftrales ou officinales auxquelles on les foumet plus ou moins aifément, par leur prix, par leur plus ou moins de rareté, par leurs effets, &c.

Les médicamens different encore des alimens, des venins & des poifons ; des alimens, en ce que ceux-ci agiffent infiniment mieux fur le corps fain que fur le corps malade, à moins qu'il ne foit queftion d'alimens médicamenteux qui font alors de vrais médicamens, tels que le fon, l'eau blanche, &c. des venins & des poifons, en ce que ceux-ci follicitent un changement très-nuifible dans les animaux fains ou malades ; il eft néanmoins tels poifons qui peuvent devenir, au moyen d'une correction ou par une application jufte & méthodique, des médicamens très-actifs & très-utiles.

V.

Cet effet avantageux de la part de fubftances évidemment & naturellement pernicieufes, prouve & démontre que l'action des corps n'a point lieu felon leur fphere d'activité, mais qu'elle eft toujours déterminée & modifiée par la difpofition de ceux qui en fubiffent & qui en reçoivent l'impreffion : il fuit par conféquent de ce principe phi-lofophique & vrai que les forces des

médicamens ne font nullement abfolues,
qu'ils n'ont aucune propriété qui ne
foit conditionnelle & limitée, & que
leur qualité eft tellement dépendante
de certains rapports, qu'ils font fenfiblement falutaires ou nuifibles felon
l'ufage, l'application, les caufes morbifiques, les tempéramens & les fujets,
en un mot felon l'action qu'ils exercent & la réaction qu'ils éprouvent de
la part de la partie fur laquelle cette
action eft exercée.

De cette vérité en naît une autre,
& celle-ci eft l'impoffibilité de l'appré-
ciation exacte des raifons méchaniques
de leurs effets; comment s'affurer d'une
part de l'exiftence de toutes les conditions cachées & requifes, tant dans
la fubftance qui agit, que dans le corps
fur lequel fon mouvement s'imprime,
& comment efpérer de l'autre dans des
circonftances maladives dont les caufes
réelles font le plus fouvent inconnues,
un changement heureux & fûr de médicamens qui operent par des moyens qui
ne font pas moins ignorés ?

V I.

Cependant on s'eft attaché à la confidération des caraêteres , c'eft-à-dire,
de la figure , de la couleur , de la faveur & de l'odeur des mixtes à employer. De leurs qualités fenfibles on
a prétendu déduire leurs propriétés.
Nous ne parlerons point ici de cette ridicule opinion qui attribuoit à des corps
d'une telle forme une forte d'analogie
avec telle ou telle partie ; quelles que
foient les bornes de nos connoiffances,
elles ne font pas fi étroites qu'une pareille abfurdité n'ait été bientôt rejettée ;
mais on a obfervé par exemple & en
général que la couleur pâle des plantes
dénote celles qui font infipides , la
couleur verte celles qui font crues, la
jaune celles qui font ameres , la rouge
celles qui font acides , la blanche celles
qui font douces , &c. On a remarqué
de même que celles qui n'ont ni goût
ni odeur dominante ont à peine quelques vertus médicinales , que les plantes
d'un goût & d'une odeur fuave font
bonnes , que celles qui font nauféeufes
& d'une odeur défagréable avertiffent

de fe précautionner contre elles , que
les remedes amers font ftomachiques ,
les acides réprimans & calmans , que
ceux dont l'odeur eft aromatique font
céphaliques , &c. Enfin en faifant attention à la différence des lieux , on
a vu que les plantes que nous devons
à des terreins fecs ont beaucoup plus
de goût & d'énergie que celles que
nous devons à des terreins gras & nour-
riffans , que la plupart de celles qui
naiffent dans l'eau font âcres & corrofives , &c.

V I I.

On a été plus loin. On a tenté de
pénétrer jufqu'aux principes des mixtes
en les décompofant. Les analyfes chy-
miques ont été répétées & multipliées
fur une infinité de corps : on eft même
parvenu à rétablir quelques-uns de ceux
qu'on avoit détruits , comme l'alun , le
foufre , le vitriol , le nitre , &c. Par la
voye de la diftillation des végétaux
récens , des végétaux fermentés & de
quelques parties des animaux on a retiré différens produits , du phlegme , des
efprits acides , ardens , volatils , des

fels alkalis ou urineux foit liquides, foit concrets, des fels fixes, lixiviels, des liqueurs mêlées où réfident en même tems de l'acide & de l'alkali ; des huiles fœtides, noires, des huiles ténues & âcres, des huiles épaiffes, des huiles odoriférantes & effentielles, &c.

A ces recherches on en a ajouté d'autres. Certains intermedes ont été de nouveaux moyens d'examiner les fubftances naturelles en elles-mêmes & les principes découverts par la voie dont j'ai parlé, par les extractions, les diffolutions, &c.

La teinture bleue de tournefol, celle de violette, de rofe & de fleurs de mauve, ont indiqué les matieres renfermant des fels acides & même les différens degrés de cette acidité, par la couleur rouge plus ou moins foncée qu'elles ont reçues lors de leur mélange avec ces mêmes corps.

Les mêmes teintures de violette, de rofe & de fleurs de mauve en acquérant une couleur verte ont garanti la préfence de fels âcres ou de fels alkalis dans les mixtes auxquels elles ont été unies.

Les acides ont fermenté dans la folution de fel de tartre.

Les alkalis foibles mêlés avec l'efprit de fel ont follicité quelques bulles d'air ; plus forts, l'agitation a été plus grande ; enfin des mixtes poffédant des fels alkalis volatils en abondance fe font manifeftés auffi-tôt dans ce même efprit par la plus violente effervefcence.

La folution du fublimé corrofif a donné plus tôt ou plus tard à des fels volatils urineux foibles une couleur d'opale ; en une quantité un peu plus grande, ces fels ont donné à cette folution une couleur pâle ; plus forts, une couleur de lait & l'ont précipitée infenfiblement ; très-forts, cette précipitation a eu lieu fur le champ ; plus abondans enfin, la coagulation en a été prompte.

Cette même folution eft devenue légérement jaune & a été précipitée peu à peu par les fels alkalis fixes & foibles. La précipitation en a été fubite quand ils ont été plus forts & plus abondans & elle a acquis une couleur fafranée.

Celle de fucre de Saturne a été troublée par les corps contenant du fel marin dans la plus petite quantité ;

Celle de fel de tartre ainfi que l'eau de chaux alliée avec des mixtes remplis de fel ammoniac ont répandu une odeur d'urine ;

L'infufion de noix de gale devenue noire ou pourpre a indiqué le vitriol contenu dans la fubftance qui lui a été foumife, &ç.

L'efprit de vin s'eft chargé des couleurs des corps réfineux, & fon mélange avec l'eau commune a précipité au fond du vafe la réfine, &c.

V I I I.

Ce n'étoit pas affez de rechercher ainfi les propriétés des mixtes, on a fait des tentatives fur les liqueurs animales.

Tel agent qui a coagulé le fang veineux humain, n'a pas coagulé le fang artériel : tel agent a coagulé l'un & l'autre.

La plupart des fucs des végétaux en changent la couleur, cet effet n'eft produit ni par la fauge, ni par la menthe, &c.

L'efprit de foufre injecté dans la jugulaire du chien altere à peine ce fluide ; d'autres acides minéraux le coagulent dans le cœur & dans les vaisseaux, & la solution de sel de tartre qui donne de même la mort à l'animal ne ravit point au sang sa fluidité naturelle.

Hors de ses canaux & mêlé avec cette même solution ou quelque alkali fixe, il semble plus fluide ; une matiere épaisse & trouble se précipite néanmoins au fond du vase & n'est pas aussi abondante, si l'on a mêlé avec ce sang de l'esprit volatil urineux.

L'esprit de vin le met en grumeaux, il épaissit & durcit la lymphe qui est coagulée de même par les acides & que les alkalis ne coagulent point, car ils précipitent seulement une espece de crasse blanchâtre.

L'urine d'un bœuf nourri au sec avec l'acide vitriolique très-concentré s'échauffe, fait effervescence, donne de l'écume, brunit, & il en résulte une odeur d'étable. Elle fait aussi effervescence avec l'acide nitreux, n'en fait aucune avec le vinaigre radical, ne produit rien avec l'alkali, & légérement chauffée elle verdit le sirop violat.

L'urine du cheval morveux avec le

même acide vitriolique fait une forte effervefcence, fe change totalement en écume, brunit & donne une odeur d'étable bien plus forte que l'urine du bœuf. Avec l'acide nitreux elle produit les mêmes effets, mais moins fenfiblement, & chauffée légérement le firop violat en acquiert une couleur verte.

Le même acide vitriolique donne avec l'urine du cheval fain les mêmes réfultats ; le firop violat verdit, le vinaigre radical n'opere rien , & les effets de l'acide nitreux font plus foibles que fur l'urine du cheval morveux.

Le fang du cheval pouffif verdit le firop violat peu de tems après le mélange & fur le champ fi l'on délaye , comme fi l'on expofe à une légere chaleur. Avec de l'acide vitriolique très-concentré, il donne de la fumée, une odeur d'urine pourrie, la lymphe eft coagulée en blanc & brunit enfuite. Avec ce même acide affoibli par l'eau , il donne de la fumée, mais nulle odeur & brunit. L'eau forte coagule fur le champ & plus blanc ; fon odeur feule fe fait fentir, elle brunit moins. Le vinaigre radical noircit , nulle odeur que celle du vinaigre. L'efprit de vin coagule d'abord la lymphe en blanc & produit après le délayement une couleur de terre ; le coagulum fe précipite ici & furnage dans les autres expériences. L'efprit de fel concentré agit comme l'acide nitreux , mais brunit moins ; l'alkali fixe fe mêle fans produire aucun changement ; enfin l'alkali concret & l'alkali volatil ne produifent rien.

Le fang du cheval morveux très-vifqueux & très - coënneux chauffé ou non, ne verdit point le firop violat. Avec l'acide vitriolique très-concentré il donne de la fumée , une odeur d'urine pourrie, mais qui eft moins forte qu'avec le fang du cheval pouffif , il eft coagulé de même , il fe diffout enfuite avec moins de facilité & il refte lors de la diffolution une couleur noire , un corps charbonneux. Avec ce même acide affoibli par l'eau il donne peu d'odeur d'urine , il fe coagule & prend une couleur d'un brun noir, la diffolution étant moins aifée que celle du premier fang. L'eau-forte le rend beaucoup plus brun & produit les mêmes effets. Le vinaigre radical le coagule

& noircit plus que tous les autres acides ; le vinaigre diſtillé ſe mêle, le rend fluide plutôt qu'il ne le coagule & mêle la lymphe avec le ſang. L'eſprit de vin donne à peu près les mêmes produits que ce même eſprit avec le ſang du cheval pouſſif. Verſé ſur un mélange de ſang & de vinaigre, il ſe mêle avec toute la ſubſtance, la brunit légérement & en forme un tout coagulé. L'eſprit de ſel concentré agit comme l'acide nitreux, mais il brunit moins. L'alkali fixe ſe mêle, rend le ſang moins écumeux & d'un rouge beaucoup plus clair. L'alkali fixe concret ne produit rien, non plus que l'alkali volatil qui diminue ſeulement l'écume, ainſi que la diſſolution de nitre; celle-ci rendant ce fluide moins viſqueux & lui donnant une couleur plus claire. Nulle diſſolution de la coënne par les alkalis, par le vinaigre diſtillé, ni par l'acide vitriolique concentré qui noircit ſeulement. Enfin dès que ce ſang eſt expoſé nuement au feu, la lymphe s'en ſépare.

La morve, c'eſt-à-dire, la liqueur qui flue & qui découle des naſeaux
d'un

d'un cheval morveux ne fait point changer de couleur au firop violat quand elle eft froide. Chauffée à un feu modéré, elle le verdit & elle devient plus fluide ; peut-être que le refus de cette couleur avant l'action du feu provenoit de l'embarras de l'alkali volatil dans la fubftance coagulée de cette humeur avant fa liquéfaction. L'acide nitreux la coagule en blanc, le coagulum eft affez compact & jaunit enfuite. L'alkali fixe du tartre ne produit rien. L'acide vitriolique coagule, mais moins que l'acide nitreux ; en agitant le coagulum dans le premier, il fe diffout & noircit. Ce même acide vitriolique affoibli par le moyen de l'eau, coagule encore plus folidement que le même acide pur & blanchit davantage & à la vérité moins que l'acide nitreux ; du refte fi l'on agite le coagulum dans la liqueur, il fe fond en noirciffant, mais la diffolution n'eft pas fi prompte qu'avec l'acide vitriolique non affoibli. L'alkali volatil n'opere rien ; agitez-y la morve, elle s'y diffoudra affez mal & préfentera d'ailleurs plufieurs grumeaux. L'acide végétal la blanchira,

B

la coagulera fortement & l'agitation
pourra en diffoudre le coagulum. Il en
fera de même de fon mélange avec le
vinaigre radical. Cette humeur mife
dans l'eau bouillante rend l'eau laiteufe
& fe coagule. Le coagulum féparé de
l'eau par le filtre & attaqué par l'acide
vitriolique fe diffout en noirciffant au
moyen d'une certaine agitation. Si on
remet dans l'eau & qu'on faffe bouillir
le coagulum diffous par l'acide vitriolique, il ne reprend aucune confiftance.
De plus, la morve diftillée à une chaleur au-deffus de l'eau bouillante donne
un phlegme qui n'a aucune action fur
le firop violat ; la matiere coagulée qui
refte dans la cornue n'a pas plus d'action fur ce même firop ; j'ai fait injecter
à diverfes reprifes & pendant plufieurs
jours dans les nafeaux d'un cheval fain
le phlegme donné par la diftillation ,
& fouffler auffi dans ceux d'un autre
cheval le coagulum ou la matiere def-
féchée , ni l'un ni l'autre n'ont été affec-
tés de la maladie.

La bile du bœuf & du cheval verdit la teinture de violettes. L'acide vitriolique très-concentré la coagule , la

brunit, il la diſſout enſuite, comme il feroit une gelée & elle ne fait aucune effervefcence. L'acide nitreux la colore promptement en un verd qui ſe change auſſi-tôt en rouge brun. L'efprit de vin lui donne la confiſtance de la glaire d'œuf, ainſi que le vinaigre ordinaire & le vinaigre diſtillé. Avec le vinaigre radical elle eſt d'abord délayée, elle ſe coagule enſuite comme avec l'efprit de vin, après quoi elle ſe diſſout. L'addition de l'efprit de vin à ce mélange ne change rien. Nul effet au furplus de la part de la diſſolution de nitre, de l'alkali fixe, de l'alkali volatil. Quant au premier mobile de la diſtillation de cette liqueur, il donne une odeur un peu forte, il verdit fortement le ſirop violat & ne fait aucune effervefcence avec les acides vitrioliques & nitreux, &c.

I X.

Toutes ces expériences, ces procédés, ces obfervations ainſi qu'une infinité d'autres dont il feroit fuperflu de multiplier ici les détails, ne peuvent être véritablement regardées que comme des efforts, & de pareils faits

feront toujours infuffifans relativement
à la connoiffance réelle & pofitive des
caufes.

Pourquoi telle fubftance qui coagule
le fang veineux, ne coagule-t-elle pas
le fang artériel ? d'où provient la différence de cet effet ? Quels font les
principes au moyen defquels un même
mixte coagule l'un & l'autre, & d'un
autre côté quelle eft de la part de ce
fluide fa difpofition à céder ou à réfifter
à de femblables agens ?

Comment le mercure excite-t-il la
falivation ? d'où procede la vertu rafraî-
chiffante & antifpafmodique du nitre
ainfi que la qualité pernicieufe de l'arfenic & de plufieurs autres poifons ?
d'où naît la diverfité de l'action des uns
& des autres fur les corps ?

Par quelle raifon ce qui eft poifon
pour cet animal ne l'eft-il pas pour
celui-ci ? d'où vient l'effet funefte de
la noix vomique fur le chien, tandis
qu'il n'eft pas le même dans l'homme &
dans le cheval ? pourquoi le *crocus me-*
tallorum qui follicite un vomiffement
violent dans le premier, augmente-t-il
feulement l'infenfible tranfpiration dans

le dernier ? Quelles font les qualités
mortelles de la petite éfule , de la pi-
lofelle, de l'équifetum ou de la prêle ,
de la graffette &c. relativement aux brebis , tandis que leur ufage ne nuit point
aux bœufs & à d'autres animaux ruminans comme eux ? Comment la fabine ,
l'herbe aux puces , les feuilles & le fruit
du fufain donnent - elles la mort aux
chevres ? Pourquoi ces brutes s'engraif-
fent-elles en mangeant la dictame & la
quinte-feuille ?

Qui pourroit encore expliquer les
vrais moyens de l'opération d'un médicament employé de la même façon ,
avec le même foin , à la même dofe ,
dans le même tems & dans le même
cas , & cependant inefficace dans un
fujet, falutaire à l'un & nuifible à l'autre ? &c.

X.

S'il ne nous eft pas permis de pénétrer dans des myfteres auffi cachés ,
nous pouvons du moins à l'aide de l'expérience & de l'obfervation , conftater
d'après des effets fenfibles & palpables
les vertus des différentes fubftances mé-

B iij

dicinales & les circonftances de leur application ; mais il importe extrême-ment, en obfervant, de fe préferver des erreurs qui ne naiffent que trop fouvent de la facilité avec laquelle des efprits prévenus attribuent aux médicamens ce qui peut n'être qu'une pure opération de la nature ou le réfultat & la fuite de la maladie même. Il feroit de plus à defirer que les travaux de l'Obfer-vateur & du Praticien éclairés fur les caufes & fur les fymptômes maladifs, fuffent bornés & limités à un certain nombre de remedes fimples plutôt que compofés , adminiftrés conftamment au même fujet & éprouvés fur beau-coup d'autres. Les effets d'une multi-tude immenfe de médicamens ne pour-roient jamais être fuivis & foumis avec fruit à une pratique raifonnée ; ces mé-dicamens alliés avec d'autres, il ne feroit pas poffible de porter une déci-fion certaine fur celui à qui l'opération falutaire ou nuifible feroit véritable-ment due., d'autant plus que la force du remede auquel on auroit pû accor-der une confiance principale pourroit auffi avoir été augmentée ou diminuée

par le mélange ; d'une autre part ,
comme ils peuvent avoir besoin d'un
certain tems pour agir avec énergie ,
le produit ne sauroit en être connu , si
l'on ne persévéroit pas dans leur usage
& si ce tems leur étoit dénié ; enfin ce
n'est que de la répétition constante des
mêmes effets & des mêmes résultats que
leurs vertus & leurs propriétés peuvent
être réputées invariables & certaines.

X I.

C'est principalement par cette voie
& au moyen des lumieres physiologiques
acquises que l'on est parvenu à rassem-
bler toutes les armes dont des mains
habiles & sages se servent avec succès
contre les maux qui affligent l'homme.
La plus grande partie de ces mêmes instrumens confiés à quiconque est instruit
dans l'art Vétérinaire ne sont pas moins
utiles contre les maladies auxquelles les
animaux sont en proie. Si leur corps ne
nous offre en effet ainsi que la machine humaine , que deux sortes de parties , elles seules peuvent être viciées
ensemble ou séparément & dès-lors en
partant de la nécessité de corriger les

différentes efpeces de vices uniquement
foupçonnés dans de certains cas & réellement apperçus dans d'autres, nos
vues ne fauroient différer de celles qui
tendent à la guérifon du corps humain.
Soutenir ou diminuer le mouvement
des folides, rappeller les fluides aux
qualités qu'ils doivent avoir, en diminuer la quantité fuperflue, tels font en
général les objets que nous avons à
remplir felon les diverfes indications
qui nous frappent & auxquelles nous
fatisferons par l'ufage raifonné des fubftances qui alterent, qui évacuent, qui
fortifient & qui calment.

X I I.

ALTÉRER, c'eft proprement produire
un changement quelconque. Ici ce changement doit être falutaire & opéré fans
aucune évacuation bien fenfible ; mais
comme les chofes à changer, c'eft-à-
dire à rétablir, peuvent être viciées de
plufieurs manieres, les moyens doivent
être néceffairement à raifon de la différence des vices, de-là les différentes
claffes fous lefquelles ont été rangés
les médicamens appellés du nom général d'altérans.

Ces claſſes comprennent les remedes qui abſorbent, ceux qui temperent, ceux qui diviſent & diſſolvent, enfin ceux dont la propriété eſt d'adoucir.

XIII.

Les abſorbans ſont des ſubſtances qui fermentent avec les acides, qui les interceptent entre leurs pores, qui les domptent & qui anéantiſſent en eux toute qualité corroſive, ce mélange formant d'ailleurs un mixte d'une eſpece neutre ; telles ſont les coquilles d'huitre, d'œufs & de limaçons ; l'os de sèche, les os & les cornes d'animaux philoſophiquement préparées ou calcinées à feu ouvert, les cornes des pieds, les pattes, les pierres où les yeux d'écreviſſe, la craie, toutes les pierres calcinées & brûlées, les bols d'Arménie & de Blois, les différentes eſpeces d'argiles & de terres ſigillées, la pierre hæmatite, tous les ſels des végétaux tirés par la calcination, les cendres gravelées, l'eſprit volatil urineux de ſel ammoniac, le ſel de tartre, le nitre fixé, la magnéſie blanche, &c.

L'action nuement éprouvée de ces
fubftances fur des acides quelconques
nous a fans doute conduit à l'idée de
les oppofer aux acides qui peuvent
occuper les premieres voies , fura-
bonder dans la maffe, coaguler les liqueurs & gêner la liberté de leur mouvement progreffif, & en effet on a obfervé qu'elles en diminuent la quantité
& qu'elles ôtent à ceux dont elles fe
chargent la faculté qu'ils ont de nuire.
Le choix de ces médicamens eft néanmoins important. Les abforbans terreux
ne fe diffolvent jamais auffi parfaitement
& auffi entiérement que les alkalis falins ; il en refte toujours quelque portion fixe , de-là les marques d'aftriction
ou plutôt la vertu incraffante des bols ,
des terres figillées, tandis que les fels
alkalis diffous totalement & fur le champ
non-feulement par les acides , mais par
les liqueurs aqueufes qu'ils rencontrent,
& ayant perdu leur qualité abforbante
enfuite de l'intimité du premier de ces
mélanges, acquierent la vertu d'incifer,
d'irriter légérement , d'augmenter la
tranfpiration & de provoquer l'excrétion du fuc inteftinal , de l'urine & de
la matiere perfpirable.

Les coquilles d'huîtres, d'œufs, les terres figillées abforbent, refferrent & fortifient.

L'os de sèche abforbe & refferre moins.

La magnéfie eft un fel moyen qui abforbe & qui, fi elle fe charge d'acide dans les premieres voies, devient laxa‑ tif, âcre & irritant.

La folution d'yeux d'écrevifes, les coquilles de limaçon abforbent & pouf‑ fent par les urines.

Les os des animaux calcinés ou pré‑ parés philofophiquement abforbent & aident à la facilité de la tranfpiration, &c.

Toutes ces différences doivent être néanmoins encore recherchées & conf‑ tatées dans les animaux en qui les fubf‑ tances abforbantes données en nature produifent toutes l'effet général qui en réfulte rélativement au corps humain, & qui feront employées dans les mêmes circonftances, comme elles feront re‑ jettées dans celles de l'épaiffiffement des humeurs, de l'inertie des fibres du ventricule, &c. On doit craindre auffi qu'elles n'obftruent les orifices des vaif‑

feaux laɛtés, ce qui jetteroit l'animal
dans l'atrophie. On pourra les allier
avec les fondans, les ftomachiques,
&c. &c.

XIV.

Les tempérans ne doivent pas être
d'un ufage moins étendu dans la Médecine des animaux que dans la Médecine
humaine ; mais jufqu'ici il femble qu'on
en ait négligé l'emploi pour adopter
dans les cas même où ces médicamens
font le plus clairement indiqués, des
remedes dont l'effet eft abfolument contraire. Les mauvais fuccès de l'adminiftration des fubftances dont les mains
des Maréchaux font toujours remplies
& dont le propre eft d'échauffer &
d'enflammer auroient dû leur infpirer
quelque défiance, car une pratique
conftamment malheureufe avertit du
moins des écarts dans lefquels on tombe,
fi elle n'éclaire pas fur les moyens de
s'en garantir. Elle eût appris à des hommes plus capables d'obferver & de réfléchir, qu'il eft mille fois plus aifé de
folliciter les forces de la nature que de
réprimer la violence de fes mouvemens,

que l'erreur dans l'emploi des remedes
qui temperent eft moins nuifible & plutôt
réparable que l'erreur dans l'emploi des
médicamens qui pourroient incendier,
& que s'il eft des circonftances où par
une forte de néceffité méchanique l'a-
néantiffement de la caufe morbifique a
lieu fans aucun autre fecours que celui
des mouvemens maladifs mêmes, il en
eft une infinité où l'action des folides &
des fluides étant exceffive, il eft de la
plus grande importance de parer promptement, d'une part à la trop grande tenfion des premiers & de l'autre aux vices
des feconds qui font ou leur diffolution,
ou un défaut de férofité, ou des déré-
glemens qui ne naiffent que de leur acrimonie.

Dans le cas de diffolution il s'agit
de rapprocher par voie de coagulation les parties diffoutes & de donner
plus de corps & plus de maffe à leurs
molécules ; c'eft ce que l'on obtient au
moyen des fubftances incraffantes.

Dans celui du défaut de férofité, en
délayant les fluides leur raréfaction &
leur effervefcence cefferont ; les fibres
trop tendues, trop irritées & trop feches

étant en même tems relâchées, leurs ofcillations feront moins fréquentes & les mouvemens de trufion moins forts.

Enfin lorfque des parties falines, âcres, hétérogenes dégagées de la maffe folliciteront trop vivement les forces contractives des folides & décompoferont les fluides en en rompant la tiffure par leurs différens chocs, on leur oppofera des fubftances capables de les envelopper & d'amortir ainfi leurs effets.

L'orpin, la joubarbe, la petite éclaire, l'alleluia, la racine & les feuilles de la grande & petite ofeille, le fuc de cellesci, leur fel effentiel, leur décoction, leur firop ainfi que celui d'épine-vinette ou de verjus de pommes fauvages, le vinaigre de vin, de fureau, l'efprit de vitriol, l'eau de rabel & tous les acides minéraux donnés jufqu'à une certaine acidité, la crême de tartre, le fel de prunelle, le nitre, &c. rempliront la premiere indication.

L'eau blanchie par le fon de froment, les plantes telles que la laitue, l'endive, la bourrache, le pourpier, les fleurs de violettes, la buglofe, les fleurs & les feuilles de bouillon blanc, de mauve

& de guimauve, les feuilles de branc-
urfine, d'arroche, de mercuriale, &c.
répondront à la feconde, & les huiles
douces, le miel, les racines de nenufar,
de guimauve, de fcorfonère, la gomme
arabique, la gomme adragant, la râpure de corne de cerf, les quatre femences froides majeures & mineures,
le feneçon, le laiteron, la marjolaine,
la graine de lin, &c. fatisferont à la
troifieme.

Tous les mouvemens fpafmodiques,
les inflammations, les engorgemens des
vifceres, les douleurs confidérables,
les tranchées, les fievres en général,
&c. doivent être d'abord combattues
par les tempérans, mais on comprend
après ce que nous en avons dit, qu'il eft
un choix à faire de ces médicamens.
Dans la plupart des maladies inflammatoires épidémiques & contagieufes
des beftiaux, les acides ayant été éprouvés fur plus de cinq mille animaux que
l'on a guéris ou préfervés, leur efficacité a fans doute été fuffifamment conftatée ; mais le nitre qui outre fa vertu
antifpafmodique & la faculté qu'il a de
provoquer l'excrétion de l'urine ainfi

que l'excrétion inteftinale , raréfie ,
atténue, fond & diffout les humeurs vifqueufes & tenaces , a été d'un fecours
très-puiffant , & il doit être en général
préféré aux rafraîchiffans & aux acides
qui condenfent les liqueurs dans toutes
les fievres inflammatoires occafionnées
par un fang épais & coagulé.

Les délayans & les nitreux font indiqués & les acides contre - indiqués
dans les toux , dans les affeƈtions du
poulmon , comme les rafraîchiffans &
ces mêmes acides doivent être bannis
dans les diarrhées , dans les diffenteries ,
dans la gras-fondure , &c. les délayans ,
les gélatineux , les mucilagineux con-
venant plutôt en pareil cas & pouvant
encore être alliés avec le nitre.

Du refte la langueur ou la deftruction du ton des fibres n'admettent en
aucune maniere les tempérans dont un
trop long ufage peut d'ailleurs affoiblir
l'eftomac , épaiffir les liqueurs , donner
lieu à des obftruƈtions , &c.

On les unit quelquefois avec les
apéritifs , les diurétiques , les narcotiques , &c.

XV.

X V.

L'action de diviser, de fondre & d'atténuer suppose dans les parties des substances nombreuses & multipliées en qui cette faculté a été reconnue ; 1°. plus de dureté que dans les molécules des humeurs qui doivent être brisées par elles, car sans cette condition ces parties seroient bientôt décomposées elles-mêmes ; 2°. plus d'activité ou de disposition au mouvement que les molécules du fluide avec lesquelles elles sont entraînées ; 3°. assez de finesse pour s'insinuer avec les différentes humeurs dans les vaisseaux ténus & déliés où elles ont à rétablir la liberté du mouvement circulaire ; 4°. des principes capables d'irriter les solides, d'en augmenter la contraction, le ressort & le jeu ; 5°. la densité nécessaire pour recevoir & pour conserver le mouvement qu'elles tiennent d'eux & par le moyen duquel ces parties se mêlant avec les globules sanguins & lymphatiques, & les heurtant avec violence & avec succès les divisent & les séparent, tandis que l'action impulsive &

C

plus forte des vaiffeaux les comprime,
les broye de plus en plus, en accélere la marche, augmente leur mouvement inteftin, & les contraignant
ainfi à enfiler les tuyaux capillaires en
détruit la lenteur & la vifcofité.

Les atténuans les moins énergiques
ne font proprement que des apéritifs
qui tendent à faciliter le cours des liqueurs & à vaincre les légers obftacles
qu'elles rencontrent.

D'autres pouvant être regardés comme de vrais dépuratoires operent eu
égard aux animaux ce que les antifcor-
butiques operent dans l'homme, la pu-
reté des fucs vitaux dépendant principalement de l'accompliffement des fécrétions, ainfi que de l'excrétion des
parties inutiles & fuperflues, & tous
remedes défobftruans devant en déba-
raffant la maffe des parties vifqueufes,
falées, âcres & hétérogenes qu'elle
contient, édulcorer, adoucir la lymphe
& la rappeller à l'état qu'elle doit avoir.

Quelques-uns dans les maladies où
la poitrine fouffre un embarras réel des
humeurs vifqueufes qui la furchargent
font autant de béchiques.

Quelques autres réfolutifs en même tems que fondans font efficaces dans des cas où le fang fe grumele & fe fige enfuite de contufions, de fuffufions, &c.

Il en eft encore de ftomachiques, il en eft de purgatifs.

Enfin des fondans & des incififs plus puiffans font indiqués dans l'épaiffiffe-ment de la lymphe, dans l'obftruction & dans l'engorgement des glandes, dans les maladies cutanées, telles que le virus pforique, le virus farcineux, &c.

Les apéritifs font les cinq racines apéritives majeures & mineures, la ra-cine de patience, celle de chélidoine, de chicorée fauvage & leurs feuilles, la véronique mâle, les cloportes, le fafran de mars apéritif, le tartre vitriolé & autres fels neutres, l'aigremoine, les cendres des tiges & des gouffes des haricots, &c.

Les dépuratoires incififs font la racine de dompte-venin, d'iris de Florence, de raifort fauvage, les feuilles de fume-terre, de chardon-bénit, de petite jou-barbe, de trèfle d'eau, de capucine, de becabunga, de passe-rage, de cresson de fontaine, de cochlearia, la gomme ammoniac, le sagapenum, la myrrhe, l'antimoine, la teinture des bois, l'esprit de sel ammoniac, &c.

Les béchiques atténuans font les cinq capillaires, le scordium, les racines d'aunée & d'iris de Florence, les fleurs de soufre, l'oxymel scillitique, la terre foliée de tartre, le benjoin, la solution des yeux d'écrevisse dans le vinaigre distillé, &c.

Les résolutifs font les vulnéraires tels que la dictame de Crete, l'orvale, la scabieuse, les racines d'aristoloche & de gentiane, la racine de sceau de Salomon, les feuilles de cerfeuil, le nitre antimonié, la terre foliée de tartre, le vinaigre distillé avec les yeux d'écrevisse.

Les stomachiques font les racines d'aunée, de calamus aromaticus, de boucage, de pied de veau, le poivre, le gingembre, le tartre vitriolé, le sel d'absinthe, &c.

Les purgatifs font l'aquila-alba, le jalap, l'agaric, le méchoacan, l'aloès, &c.

Enfin les incififs les plus forts font le bois de gayac & fon écorce, la racine de fquine, la falfepareille, le faffafras, la faponaire, le galbanum, le fagapenum, la vipere, l'aquila-alba, l'æthiops minéral, l'æthiops antimonial, le cinabre, le fublimé corrofif, &c.

Quelles que foient les propriétés éprouvées de ces médicamens, la prudence demande que l'on faffe l'attention la plus grande aux cas & aux circonftances. Le plus fouvent les délayans fuffifent pour furmonter l'épaiffiffement qu'il s'agit de détruire, d'ailleurs ils préparent les voyes aux atténuans, & en général on ne rifque rien de paffer des atténuans les plus modérés à ceux qui font le plus actifs & qui adminiftrés fur le champ & fans précaution pourroient fufciter des inflammations dans les parties obftruées pour lefquelles on les prefcrit. On doit les bannir dans toutes les maladies inflammatoires, dans des chaleurs & dans des foibleffes de poitrine, dans des toux fortes, opiniâtres & feches; fi l'on étoit obligé de les employer, il faudroit néceffairement calmer la fougue des humeurs avant que d'en ordonner l'ufage qui doit être long & avoir plutôt lieu dans des tems tempérés que dans la faifon rigoureufe de l'hiver, du moins en ce qui conçerne les bois, les gommes & le mercure, attendu la tranfpiration que ceux-ci peuvent exciter & que le froid intercepteroit néceffairement fi on n'en prévenoit les effets par le foin que l'on auroit de couvrir les animaux.

On combine au furplus ces divers atténuans avec les ftomachiques, quelquefois avec des acides pour en modérer l'action, avec les adouciffans, avec les purgatifs, &c.

X V I.

Les conditions au moyen defquelles on peut parer à l'acrimonie des humeurs font, ainfi que je l'ai obfervé, (XIV) d'invifquer les fels par des incraffans pour en mettre les afpérités hors d'état de nuire, de les noyer en les délayant, de corriger la roideur, la dureté, la tenfion, la féchereffe des fibres & de remédier à l'étranglement des petits vaiffeaux.

L'art parvient à remplir ces différentes

vues par le fecours des remedes appellés du nom général d'adouciffans. Ces remedes font les racines de guimauve, de nenufar, d'althæa, de fcorfonère, les feuilles de mauve, de pariétaire, de branc-urfine, de bouillon-blanc, les fleurs de violettes, de coquelicot, de lys blanc, de bourrache, de camomille, de mille-feuille, les quatre femences froides majeures & mineures, le fafran, la laitue, le pourpier, la buglofe, la graine de lin, la décoction d'orge, la gomme arabique, le blanc de baleine, le lait, la gomme adragant, la râpure de corne de cerf, le miel commun, la décoction de fon de froment, les huiles douces & nouvelles, &c.

Ces fubftances different peu de la plupart de celles que l'on regarde comme tempérantes, comme émollientes, comme incraffantes & comme béchiques.

Si l'on foupçonne de l'irritation dans les premieres voies conféquemment à de mauvais fourrages, à quelques plantes âcres & cauftiques, à quelques infectes de nature corrofive que l'animal peut avoir avalé, le lait, les huiles

douces & nouvelles & généralement
tous les incraffans émoufferont les parties irritantes, & défendant les parties
irritées, feront ceffer les mouvemens
fpafmodiques que les premieres auront
fufcités.

Dans les maladies cutanées telles que
le farcin, les dartres, le roux-vieux,
les eaux, &c. dans la fourbure & dans
tous les cas où l'on doit accufer l'acrimonie des humeurs, les adouciffans qui
délayent, comme l'eau blanchie par le
fon de froment, la laitue, l'endive,
la bourrache, la buglofe, ainfi que les
émolliens tels que les feuilles de mauve,
de pariétaire, de branc-urfine, de mercuriale, &c. feront employés avec
fruit, difpoferont l'animal aux évacuations qu'il eft indifpenfable de folliciter
& préviendront d'ailleurs l'irritation exceffive qui réfulteroit inévitablement
de l'adminiftration fubite des remedes
propres à agiter la maffe, s'ils n'avoient
été précédés de tous ceux qui font capables d'étendre & de détremper les
fels.

Lorfqu'il s'agit de rappeller la lymphe
qui fe fépare dans la cavité des bronches

& des poumons au degré de confiſtance qu'elle doit avoir , d'émouſſer l'acrimonie qu'elle peut avoir contractée , de calmer en un mot une toux ſeche & violente occaſionnée par une pituite vraiment âcre & ſéreuſe qui irrite les bronches & les véſicules , les béchiques adouciſſans doivent être mis en uſage & ces béchiques adouciſſans feront le miel , le blanc de baleine , la pulmonaire , la guimauve , les fleurs de violettes , de coquelicot , la graine de lin , le nénufar , le ſafran , &c.

La décoction de racine d'althæa , de graine de lin , la gomme arabique , &c. feront très-efficaces contre les ardeurs d'urine , la râpure de corne de cerf , les fleurs & les feuilles de bouillon blanc , les huiles douces & nouvelles ne le feront pas moins , dans la grasfondure , les dyſſenteries , ſoit qu'on les donne en breuvage , ſoit qu'on les donne en lavement en y ajoutant des matieres graiſſeuſes.

Enfin dans tous les maux dépendans de l'âcreté des humeurs l'indication eſt d'adoucir.

On unit pour appaiſer plus promp-

tement les douleurs, les adouciffans avec
les narcotiques ; on les affocie quelquefois avec les atténuans & les apéritifs ;
fouvent on fait ufage des béchiques incififs & des béchiques adouciffans en
même tems, fur-tout fi l'on eft dans
l'obligation d'édulcorer & de fondre à
la fois la lymphe pulmonaire, &c.

X V I I.

EVACUER, c'eft opérer par le fecours
de l'art au défaut des forces de la
nature l'expulfion de diverfes humeurs
furabondantes par les différens couloirs
qui peüvent en permettre la fortie. Les
fubftances ou les inftrumens qui produifent ces effets ne fauroient donc être
les mêmes, celles qui déterminent la
fécrétion de l'urine ne pouvant folliciter
l'excrétion de l'humeur filtrée dans les
glandes falivaires, comme les médicamens propres à la procurer ne donneroient jamais lieu à la tranfpiration fenfible & infenfible, aux déjections par
l'anus, à l'excrétion de la matiere muqueufe qui enduit la membrane pituitaire, &c.

X V I I I.

Les feuilles & les racines de cabaret, la gratiole, l'ellébore blanc, les pignons d'Inde, les tithymales, la graine d'épurge, la racine d'ipecacuanha, le gilla vitrioli de Paracelfe, le verre d'antimoine, le tartre émétique préparé avec le fafran des métaux font des agens puiffans, mais dont la Médecine vétérinaire ne peut tirer, du moins en ce qui concerne le bœuf, le cheval, le mouton, l'âne, le mulet, &c. l'utilité & les avantages qui fuivent l'adminif-tration de ces remedes dans la pratique de la Médecine humaine.

Vingt-deux grains de tartre ftibié, qui, tel qu'on le prépare dans les Pharmacies de Lyon eft dofé jufqu'à douze grains pour l'homme, n'ont produit aucun effet fur un mouton. Cet animal avoit été douze heures fans manger. On lui fit avaler à fix heures du matin dix grains du vomitif dont il s'agit. A huit heures on lui donna beaucoup d'eau tiede avec la corne ; cette eau bien loin d'occafionner les naufées qu'elle excite dans les hommes fembla le ranimer.

A neuf heures on lui donna de nouveau quatre grains de ce même émétique ; à neuf heures & demie il en prit encore quatre & à dix heures & demie, autant ; on ne s'apperçut que d'un flux très-copieux d'une urine qui paroissoit n'avoir rien perdu de sa limpidité naturelle, flux qui pouvoit provenir aussi des boissons tiedes & abondantes dont cet animal avoit été abreuvé malgré lui.

Cent vingt grains de ce même tartre donné à huit heures du matin & à jeun à une mule extrêmement vive & vigoureuse, suscitèrent en elle quelque tems après & jusqu'à neuf heures de violens battemens de flanc auxquels succéderent maints borborygmes. Elle mâchoit sans cesse ; elle fienta & urina une fois comme à l'ordinaire.

A dix heures & un quart du même jour on lui en donna dans une infusion d'une once de séné deux cent quarante grains. Au moment même où ce breuvage lui étoit administré, elle fienta pour la seconde fois, sa fiente étant en crotins ainsi que dans l'état naturel ; mais cinq minutes après, celle qu'elle rendit fut beaucoup moins liée & dans

l'inftant fon urine parut épaiffe & blanche comme du lait. A onze heures &
un quart fes déjections furent telles qu'on
les voit dans l'effet d'une purgation ;
cette bête ne fienta plus pendant le refte
de la journée, mais depuis midi elle urina
dix fois & fes urines conferverent la
confiftance & la blancheur qu'on avoit
obfervées.

L'adminiftration réitérée le lendemain
matin de deux cent quarante grains à
cette même mule n'excita pas le moindre battement de flanc ; elle eut feulement de fréquens ébrouemens dans
la matinée, mais depuis trois heures
après midi jufqu'à fix heures du foir,
elle urina ainfi que nous l'avons dit &
fienta dix fois, comme fi elle avoit été
purgée.

Le fur-lendemain on lui donna une
once de cet émétique. On lui fit prendre
deux heures après, ainfi qu'on l'avoit
fait dans les autres épreuves, quantité
d'eau tiede, elle s'ébroua beaucoup,
urina maintes fois & très-blanc, fienta
dans l'efpace de huit heures dix ou
douze fois & parut fortement travaillée.

On la laiffa repofer un jour. On lui

donna enfuite deux onces du même tartre qui ne produifirent aucun effet fenfible. La bête ne s'ébroua point comme elle l'avoit fait fréquemment jufqu'alors auffi-tôt qu'elle avoit pris le remede. Elle urina très-fouvent ; fes urines furent troubles , mais moins blanches & il n'y eut aucune déjeÆion.

Enfin , après deux jours d'intervalle , elle prit cent foixante grains de nitre arfénical qui ne lui occafionnerent ni battemens de flanc , ni borborygmes, ni ébrouemens. La boiffon fut beaucoup moindre , elle urina cependant dans l'efpace de vingt-quatre heures au moins quarante fois. Ses urines furent très-limpides ; les matieres qu'elle rendit par le fondement étoient blanchâtres, gluantes, mêlées des débris de la membrane veloutée des inteftins , car la bête étant morte & ayant été fur le champ ouverte , on apperçut nombre d'érofions de cette même membrane dans le ventricule & dans le canal inteftinal ; les glandes méfentériques parurent la plupart abfcédées ; la compreffion en faifoit fortir une matiere très fétide , & à cette matiere ainfi exprimée fuccédoient des vers d'un pouce de longueur & d'environ deux lignes de diametre.

Quatre-vingt grains de verre d'antimoine adminiftrés à un cheval fort & vigoureux, à fept heures du matin & à jeun, donnerent lieu, quelque tems après qu'il eut avalé quantité d'eau tiede, à des borborygmes confidérables, à quelque efpece de naufées ou d'efforts inutiles, à des ébrouemens très-fréquens, à des battemens de flanc affez vifs. Il mâchoit fans ceffe; les vents qui s'échappoient en abondance par l'anus avoient une odeur infupportable. Il fienta bientôt une fois, fa fiente étant dans fa confiftance naturelle; à neuf heures fon flanc fut tranquille & la fiente qu'il rendit une feconde fois alors parut moins dure.

A dix heures & un quart du même jour on lui fit avaler foixante grains du même verre dans une infufion d'une once de féné. A dix heures & demie il fienta de même pour la troifieme & derniere fois, & dans le refte du jour il rendit à vingt reprifes différentes des urines épaiffes & auffi blanches que du lait.

On n'a pas répété ces épreuves fur cet animal qui eft le même que celui dans les nafeaux duquel j'ai fait fouffler du réfidu de la morve (VIII). Il a vécu très-long-tems fans que cet émétique & ce réfidu aient produit en lui le moindre mauvais effet, & il vivroit peut-être encore s'il n'avoit été foumis aux travaux anatomiques de l'école.

On comprend fans peine combien on pourroit obtenir de lumieres de pareilles expériences faites plus méthodiquement encore, fuivies & multipliées fur les ruminans & fur ceux des autres animaux herbivores en qui le vomiffement eft impoffible ; mais fi celles-ci fuffifent pour prouver cette impoffibilité déja démontrée en eux par leur ftructure & leur conformation particuliere, il eft évident que privés à leur égard des reffources que les fubftances vomitives offrent dans le traitement des maladies de l'homme, nous ne faurions mettre à profit cette voie fûre & prompte de débarraffer l'eftomac des matieres qui le fatiguent, qui corrompent les fucs digeftifs, qui en empêchent la fécrétion & qui énervent les fibres

de

de ce viſcere ; d'ôter à des fermens malins & contagieux le tems de s'inſinuer dans les voies de la circulation & d'altérer la maſſe ; d'ébranler le genre nerveux quand il s'agit de procurer une révulſion par d'heureuſes ſecouſſes données à propos à la machine ; de prévenir l'arrêt des liqueurs ; d'agiter celles dont le mouvement ſe rallentit , de rétablir les ſécrétions , de faire vuider des abſcès intérieurs , &c.

X I X.

Les moyens d'opérer avec célérité tous ces divers effets nous étant interdits, à quel état d'indigence ne ſeroit pas réduite la Médecine vétérinaire, ſi d'après les aſſertions écrites dans les ouvrages de preſque tous les Auteurs qui ont traité de cette matiere , on lui dénioit encore le pouvoir d'employer les purgatifs ſous le faux prétexte des déſordres mortels auxquels ils ont donné lieu ? Ces déſordres peuvent être réels , mais la cauſe n'en ſeroit-elle pas dans des combinaiſons barbares , dans ces mélanges biſarres & monſtrueux que l'Empirique apprête & diſpenſe au ha-

D

zard & qui de plufieurs fubftances efficaces & falutaires en elles-mêmes font
éclore un nouveau genre de poifon ?
Ne réfideroit-elle pas dans l'ignorance
des dofes convenables eu égard à la
nature & à la qualité de la matiere
employée, & eu égard à l'âge, à la
force & au tempérament trop fouvent
inconnu de l'animal auquel cette même
matiere a été adminiftrée ? A-t-on toujours fcrupuleufement obfervé les précautions indifpenfables que demande
l'ufage de ces médicamens ? A-t-il été
foigneufement précédé de la faignée
dans les cas où elle étoit néceffaire,
des boiffons humectantes & adouciffantes, ainfi que des lavemens émolliens réitérés & propres à détremper,
à évacuer d'avance une partie des ex-
crémens groffiers, à détendre, à difpofer les entrailles à l'action du remede
& à ouvrir ainfi les voies fans douleur ?
L'eftomac qui a reçu la fubftance purgative n'étoit-il point farci d'alimens, &
a-t-on eu l'attention d'ôter à l'animal
quatre ou cinq heures avant de la lui
donner & autant de tems après qu'il l'a
pris tout moyen de fe gorger de four-

rage ? Ces remedes étoient-ils fous une
forme feche ou liquide ? Ces différentes
formes ont-elles été fagement adaptées
aux tempéramens des fujets , & le choix
en a-t-il été réglé d'après la confidération
des alimens fecs ou humides dont ils
étoient nourris ? Les effets des purgatifs
délayés ont-ils été comparés dans les
uns & dans les autres de ces fujets à
celui des pilules , des poudres qui travaillent quelquefois fortement les inteftins de certains animaux & qui en
incendient le ventricule par leur fixité
& par leur féjour dans une partie quelconque de fes parois ? A-t-on eu égard
aux climats , aux faifons , aux tems où
l'âpreté & la rigueur du froid étant exceffives , les vaiffeaux fe trouvent très-
refferrés , & où d'ailleurs il eft toujours
à craindre , dans l'obligation où l'on eft
communément d'expofer l'animal à l'air
pour l'induire d'heure en heure à l'exercice modéré qui facilite l'évacuation dé-
firée , que ce même air dont il n'eft fouvent pas affez garanti, ne lui occafionne
en le frappant des maux dont il eût été
exempt fi on eût eu foin de le tenir plus
couvert ? A-t-on penfé que dans les

chaleurs extrêmes où les déperditions
étant plus confidérables il y a en quelque forte & pour l'ordinaire féchereffe
des entrailles & même de tout le corps,
on devoit être très-réfervé fur l'emploi
de ces médicamens ? L'application qu'on
en a faite a-t-elle été conftamment
jufte & bien réfléchie ? N'a-t-on point
troublé la nature & n'a-t-on point mis
d'obftacle à fes vues en fufpendant par
cette évacuation d'autres évacuations
qu'elle préparoit ? A-t-on confidéré les
dangers que l'on pouvoit courir lorfque l'eftomac fe trouve foible ou en-
flammé , & lorfqu'il s'agit de fievres
aiguës, de mouvemens violens du fang,
de tranchées fanguines & de ce feu caché dont les inteftins de l'animal font
quelquefois embrafés fans aucun figne
extérieur ? Les purgatifs violens n'ont-ils
pas été préférés à des purgatifs moins
actifs dans des affections de la poitrine,
dans la toux, dans la fourbure, dans
des maladies cutanées produites par une
véritable acrimonie , & où ceux-ci en
dégageant les inteftins auroient adouci
les liqueurs ou du moins n'auroient pas
augmenté les irritations ? Dans de cer-

tains cas de chaleur violente, d'ardeur
& de fievre, s'eft-on déterminé pour
ceux qui pouvoient matter le mouvement inteftin du fang & l'effervefcence de la bile, tels que ceux dans
lefquels on fait entrer les fels d'Epfom,
de Sedlitz, le fel végétal, la crême de
tartre, & que l'on donne dans des décoctions de plantes acides ? A-t-on
diftingué ceux qu'il convenoit plutôt
d'employer dans la circonftance de
l'épaiffiffement des humeurs & de l'engorgement des vaiffeaux, dans celles
où il importe de fecouer le genre nerveux, & lorfqu'il s'eft agi d'animaux
en qui le fyftême des parties nerveufes
étoit difpofé à des mouvemens irréguliers, a-t-on confidéré la néceffité où
l'on étoit de donner les purgatifs en
grands lavages ? Enfin, toutes les fois
qu'on a eu recours à ces remedes, l'eftomac & les inteftins contenoient-ils
des matieres qu'il étoit effentiel d'expulfer ? Au défaut de ces matieres,
celles qui étoient bonnes & utiles n'ont-
elles pas été foumifes à leur action ?
Ne s'eft-elle point exercée immédiatement fur les fibres nerveufes ? Leurs

particules en s'infinuant avec célérité
dans le fang qu'elles ont pu diffoudre
& dépouiller par des fécrétions forcées
de ce qu'il renferme de plus fluide &
de plus balfamique , n'ont-elles pas
épuifé & mis à fec les humeurs ? En
un mot , les foibleffes , le dégoût , l'agitation , la fievre , l'inflammation géné-
rale & tous les accidens quelconques
qui ont été une fuite des purgatifs adminiftrés & qui n'ont que trop fouvent
conduit les animaux à la mort , ont-ils
dû être généralement & avec raifon
imputés à ces médicamens plutôt qu'à
l'incapacité des hommes dans les mains
defquels ils ont été ce que feroient des
armes dans celles d'un enfant ou d'un
furieux ?

De pareilles idées avoient féduit
nombre de Médecins de l'antiquité dont
les noms ont été même célebres , mais
qui à la vérité ne connoiffoient que
l'élaterium & l'ellébore. La découverte
d'une infinité de fubftances moins puiffantes & plus analogues à la force &
au tempérament de l'homme , jointe à
l'utilité réelle de ces médicamens dans le
traitement raifonné du plus grand nom-

bre des maladies dont il peut être atteint,
a rafluré les Médecins qui les ont fuivis
& ne leur a pas permis de regarder, à
leur imitation, les purgatifs comme des
inftrumens mortels. Un jour non moins
heureux éclairant à préfent la Médecine
vétérinaire, elle ceffera fans doute de
renoncer à des refources qui doivent
lui être d'autant plus cheres que dénuée
de celle des vomitifs, elle ne pourroit
fuppléer en aucune maniere au défaut
des évacuans dont il s'agit. Elle ne rejettera donc point déformais des moyens
fi utiles de rétablir les premieres voies,
fouvent & à raifon des maladies mêmes,
languiffantes & infirmées par le manque
d'énergie des fucs deftinés à la diffolution des alimens ; de détruire les effets
& de s'oppofer aux changemens confidérables qui réfultent du mélange de
ces mêmes fucs viciés avec le fang ;
de folliciter des révulfions utiles ; de
dégager le cerveau ; de délivrer de
tout embarras les vifceres de l'abdo-
men ; de rendre au fang fa fluidité ;
de faciliter la circulation dans les vaiffeaux capillaires ; de ramener dans le
torrent circulaire les liqueurs qui s'en

écartent ; de débarraffer la maffe du
volume des humeurs qui la furchargent,
&c. &c.

Les purgatifs qu'elle peut adopter
font le polypode de chêne, les tamarins, le fel d'Epfom, celui de Sedlitz,
le fel végétal, le fel de Glauber, le
nitre, la crême de tartre, la magnéfie,
le tartre vitriolé, la manne graffe, le
catholicon fin, la rhubarbe, le féné,
l'aquila-alba, l'aloès, l'agaric, le jalap,
le méchoacan, le turbith végétal, le
diagrède ou la fcammonée, la gomme
gutte, l'ellébore noir, la gratiole, la
pomme de coloquinte, l'élaterium, les
trochifques alhandal, les extraits de
coloquinte, de tithymale, &c.

Les premieres de ces fubflances font
plus tempérées que les autres & doivent obtenir la préférence dans la circonftance où il feroit d'un danger évident de raréfier la maffe & d'y porter
le feu, d'agacer des fibres difpofées à
l'éréthifme ou déja tendues, d'ajouter
par l'irritation à une acrimonie exiftante,
de priver les humeurs du refte de cette
férofité dont elles pourroient n'être déja
que trop dépourvues, d'augmenter des
inflammations, &c.

Les autres purgatifs ont beaucoup plus d'activité, leurs effets font aussi plus vifs & plus marqués, mais ils ne conviennent qu'autant qu'on n'a pas à redouter l'agitation trop grande du fang, qu'il s'agit de le divifer, d'en accroître le mouvement, de faire fur les canaux obftrués des efforts qui furmontent la réfiftance qu'ils oppofent à la liberté de la circulation, de provoquer la fortie des férofités fuperflues, d'entraîner au dehors une pourriture dont le tranfport dans la maffe la pervertit toujours de plus en plus, &c.

Enfin les derniers de ces médicamens tels que le turbith végétal, le diagrède, la gomme gutte, l'ellébore, la gratiole, &c. infiniment plus irritans encore que ceux-ci, évacuent plus copieufement ; ils agitent, ils atténuent plus puiffamment le fang ; on n'y a recours que dans les cas où les purgatifs moins actifs feroient infuffifans ; où les fibres étant dans une forte d'infenfibilité & d'inertie on ne doit point être arrêté par l'appréhenfion d'une irritation trop vive & de l'ébranlement violent du genre nerveux ; où l'on fe voit dans

l'obligation de vuider confidérable-
ment, d'expulfer des matieres épaiffes
& gluantes qui corrompent le chyle
& qui donnent lieu au relâchement des
fibres du ventricule & du canal inteftinal, &c. mais s'ils ne font pas adminiftrés à propos & avec prudence &
ménagement, ce ne font plus que des
fubftances corrofives, incendiaires,
capables de déchirer les membranes
des inteftins, de dépouiller les humeurs
de leurs parties les plus fluides, de diffiper la matiere des efprits animaux &
des fécrétions, de précipiter les vaiffeaux
dans l'inanition, & la mort la plus douloureufe en eft la fuite.

L'opération des uns & des autres de
ces évacuans eft ici bien plus lente que
dans l'homme, du moins en ce qui concerne les animaux d'un certain volume
& d'une certaine maffe. Dans le cheval,
par exemple, elle ne fe manifefte que
quinze, dix-huit & même vingt-quatre
heures après que ces remedes lui ont
été donnés, parce que plus l'étendue
de fes inteftins & des vaiffeaux que les
particules purgatives ont à parcourir
en lui eft confidérable, plus il leur faut

de tems pour agir. On peut donc regarder cette lenteur dans leurs effets
comme une nouvelle preuve de l'introduction de ces particules dans le fang,
introduction déja conftatée & démontrée dans les jumens & dans les vaches
nourrices, comme elle l'a été dans les
femmes qui allaitent, leur lait imbu de
ces fubftances purgeant également les
petits allaités.

Leur action eft encore plus ou moins
tardive, 1°. felon leur genre ; celle des
purgatifs les plus puiffans, tels que les
réfineux, eft moins prompte à raifon de
la matiere qui en embarraffe les parties
actives & qui s'oppofe à leur dévelop-
pement fubit ; 2°. felon la qualité feche
ou humide du fourrage dont les animaux
font alimentés, ceux qui font nourris
au verd étant plutôt fenfibles à leur impreffion que ceux qui font conftamment
nourris au fec ; 3°. felon la délicateffe
de l'animal, felon le plus ou le moins
de force de fon tempérament ; car il eft
des chevaux en qui un régime miellé
opere l'effet des purgatifs ; c'eft ainfi
qu'un mélange d'une livre de miel dans
un picotin de fon, ou une égale quantité

de fon & de miel cuits dans fuffifante
quantité d'eau commune ont été fouvent
un laxatif doux & excellent dans certains
cas d'altération de flanc, de toux, de
dépériffement, de maigreur occafionnés
par la fatigue, l'ufage en ayant néanmoins été interdit à propos après l'efpace
de cinq ou fix jours & même plutôt fi
l'évacuation provoquée a pris fin d'elle-
même ; 4°. felon la forme fous laquelle
ils font adminiftrés, les purgatifs délayés
prenant toujours moins de tems pour
produire ce qu'ils ont à effectuer que
ceux que l'on adminiftre en fubftance
folide ; 5°. felon les dofes pour lefquelles
il eft important de confulter toujours la
nature & qui trop fortes rendent l'opération plus longue, fi elles ne la rendent
pas plus prompte & peuvent caufer des
fuperpurgations pour lefquelles on ne
prefcrit fouvent que trop vainement les
adouciffans, les narcotiques, &c. foit
en breuvages, foit en lavemens. Du refte
les dofes étant trop foibles, ces médicamens ceffent d'être évacuans ; la magnéfie abforbe, la crême de tartre
tempere, ainfi que le nitre qui de plus
eft diurétique, la manne eft béchique,

l'aloès, la rhubarbe font ftomachiques,
l'aquila-alba défobftrue, l'élaterium, la
pomme de coloquinte même en une certaine quantité ne font que des agens qui
incifent & qui fondent puiffamment, &c.

C'eft d'après cette confidération qu'on
doit juger du peu de néceffité de fe livrer auffi fouvent, dans des vues qui
paroiffent réfléchies, à de certaines combinaifons que j'eftime qu'on peut très-
aifément abandonner dans la pratique
de la Médecine vétérinaire, fi d'ailleurs
dans le choix de ces fubftances & rélativement aux circonftances qui peuvent
fe rencontrer, on fait attention aux
propriétés altérantes dont elles font
douées ; ainfi au lieu de leur affocier
des ftomachiques dans des cas de débilité d'eftomac & de mauvaifes digeftions, on pourroit éviter ce mélange en
fe déterminant pour les purgatifs ftomachiques en eux-mêmes. On en uferoit
de même en prefcrivant la rhubarbe,
les myrobolans, &c. lorfqu'on auroit
quelque aftriction à folliciter ; en or-
donnant la manne lorfqu'il s'agiroit d'a-
doucir & de relâcher, &c. Je ne pré-
tends pas néanmoins interdire toute

affociation s'il arrivoit que ces remèdes fuffent infuffifans, ni prohiber celle des fébrifuges pour déraciner des fievres qu'on ne peut vaincre autrement, celle des fudorifiques quand il eft queftion d'atténuer & de divifer fortement des humeurs épaiffes répandues çà & là, comme dans le farcin, &c.

Dans l'adminiftration des purgatifs, ainfi que de tous breuvages quelconques avec la corne, il faut ufer au furplus d'une prudence à laquelle on ne manque que trop communément, foit en maintenant trop long-tems & fans relâche les animaux dans l'attitude forcée où l'on eft obligé de les mettre pour leur faire avaler le breuvage, foit en vuidant fur le champ & coup fur coup des cornes entieres dans leur bouche par la crainte de perdre une portion de la liqueur & au rifque de les fuffoquer, ce à quoi il feroit facile d'obvier en fermant fupérieurement cette efpece de vafe & en le garniffant à trois ou quatre doigts de fon extrémité la plus mince d'une foupape qui ouverte par la plus légere preffion & pouvant fe refermer fur le champ & à volonté ne laifferoit échapper de cette liqueur que la quantité que le malade pourroit en recevoir fans danger.

Au refte, non-feulement nous donnons ces évacuans aux animaux en les leur faifant prendre par la bouche, mais nous les leur adminiftrons en lavemens avec d'autant plus de fuccès, que les gros inteftins offrant par leur étendue & par leur volume, fur-tout dans le cheval, beaucoup de prife à ces fubftances, leur effet en eft néceffairement augmenté ; c'eft ainfi que communément nous déterminons par ce moyen l'évacuation trop tardive qu'auroit dû occafionner un purgatif adminiftré en fubftance ou en breuvage ; très-fouvent auffi en employant des purgatifs plus actifs vuidons-nous par cette voie de la maniere la plus falutaire des animaux en qui ces mêmes purgatifs donnés autrement auroient pu caufer des ravages ; comme nous employons très-utilement de cette façon celles de ces fubftances qui font plus puiffantes encore, dans des cas où il s'agit de provoquer une irritation plus ou moins forte ; alors nous injectons la liqueur avec la feringue qui la pouffe beaucoup plus loin qu'elle n'eft portée quand les lavemens font fimple-ment vuidés avec l'efpece de marmite à long bec dont on fe fert très-commo-dément dans les circonftances où l'ani-mal voudroit repoufler fans ceffe la li-queur au dehors, & où cette même liqueur lancée & dardée avec force contre les parois des inteftins accroîtroit l'irritation que des lavemens émolliens, rafraîchiffans, anodins & ordonnés à propos doivent appaifer, &c.

X X.

Tous les animaux tranfpirent. Dans l'état de tranquillité naturelle les canaux exhalans ou vaporiferes, qui ne font autre chofe que les dernieres féries des vaiffeaux fanguins artériels, laiffent con-tinuellement échapper une humeur fub-tile, douce, lymphatique & nourriciere par les pores réfultans des extrémités de ces mêmes canaux qui s'ouvrent à la fuperficie du corps. Cette exhalaifon, cette évaporation qui a lieu dans pref-que toute l'habitude de la machine eft connue fous le nom de tranfpiration in-fenfible. Le mouvement du fluide arté-riel

riel eft-il augmenté & excité par quelque caufe , comme par l'action forte &
redoublée des mufcles lors d'un exercice véhément & foutenu ou par une
fievre très-violente , &c. ou bien y a-
t-il diffolution du fang , perte de reffort
dans les vaiffeaux , &c , la matiere de
cette évacuation inorganique étant plus
abondante & fe montrant alors en forme
de gouttes , eft ce que dans l'animal
comme dans l'homme nous appellons
du nom de fueur.

La Médecine humaine diftingue deux
fortes de fubftances capables , les unes
de provoquer en imprimant un mouvement doux aux liqueurs cette excrétion
invifible des impuretés les plus fubtiles
de la maffe du fang , excrétion la plus
falutaire de toutes & dont la fuppreffion
eft la fource funefte & féconde d'une
infinité de maladies , & les autres de
pouffer avec impétuofité ces mêmes
liqueurs à l'extérieur par l'accélération
de la circulation & au moyen d'une
vive augmentation de la force fyftaltique du cœur & du reffort des arteres.
Les premieres de ces fubftances font
dites diaphorétiques ; les fecondes ont
E

été nommées fudorifiques. La Médecine
vétérinaire adopteroit cette diftinction ,
mais les derniers de ces médicamens
ne produifent pas auffi communément
fur les animaux les effets qu'ils peuvent
produire fur l'homme. En général ces
effets fe bornent en eux à aider d'une
maniere bien moins fenfible la nature
dans les efforts fréquens qu'elle fait pour
fe dégager elle-même & pour furmonter les obftacles qui peuvent gêner fes
opérations. Soit que le tiffu de leur peau
ait plus de denfité , foit qu'ici les molécules fanguines étant plus compactes
leur décompofition & leur atténuation
foient moins aifées , foit que la férofité
fe trouve plus embarraffée , foit enfin
que libre des entraves dont le broyement la délivre , cette même férofité
éprouve moins de réfiftance de la part
des autres couloirs , comme , par exemple , de la part des canaux fecrétoires
des reins , ainfi qu'on le voit dans les
chiens qui ne fuent point mais qui
urinent fans ceffe ; il eft rare que les
matieres qui doivent être expulfées &
que ces remedes doivent déterminer &
chaffer du centre à la circonférence

avec plus ou moins de force felon le degré de leur action, fe préfentent au dehors & fur les tégumens, telles qu'elles paroiffent après un exercice violent ou dans la circonftance de l'inertie ou du relâchement total des vaiffeaux , c'eft-à-dire, comme un fluide en gouttes chargé des parties les plus ténues & les plus broyées du fang & de la lymphe.

Le pouvoir reconnu dans ces fubftances d'agiter, de raréfier la maffe & de divifer par cette augmentation de la force contractive des folides ainfi que par le poids, la dureté & l'introduction de leurs particules dans le torrent circulaire, les molécules fanguines & lymphatiques qui reçoivent d'ailleurs d'elles plus de mouvement, a découvert & établi le rapport qu'il y a entre une grande partie de ces médicamens, & cette forte de fpécifiques qu'on appelle alexiteres ou alexipharmaques. Les uns & les autres font en effet à peu près les mêmes, auffi n'admettrons-nous pas de différence entre eux & la plupart des diaphorétiques, parmi lefquels nous comptons les racines d'angélique , d'im-

pératoire , de pétafite , d'aunée , de
dompte - venin , de contrayerva , de
ferpentaire de Virginie , de biftorte ,
de tormentille , de fquine , de bardane ,
de valériane , de zedoaire , de carline ,
de fraxinelle , de gentiane , d'anthore ,
l'écorce & le bois de genevrier , la
falfe-pareille , le gayac , le faffafras , la
grande chélidoine , le myrtil ou cerfeuil
mufqué , l'auronne , la rhuë , le dictame
de Crete , les baies de genievre & de
laurier , les gouffes d'ail , l'origan , les
fleurs de fcabieufe , de fureau , de tilleul ,
de mille-pertuis , les femences de chardon-bénit , le fcordium , l'écorce de
mefereon , l'antimoine , la thériaque , fa
teinture , fon efprit , fon vinaigre ,
l'efprit de fel ammoniac , la vipere , le
camphre , le cinabre , la myrrhe , le
ftorax , la corne de cerf philofophiquement préparée , les gouttes d'Angleterre , l'efprit de fuie , &c.

L'ufage & l'application de ces remedes
demandent d'autant plus de circonfpec-
tion & de lumieres qu'ils peuvent con-
duire à deux extrémités très-dange-
reufes , c'eft-à-dire , d'une part à la
diffolution du fang , fi fa tiffure eft telle

que, ſes globules s'atténuant aiſément, il n'oppoſe point aſſez de réſiſtance à leur décompoſition, & de l'autre à ſon épaiſſiſſement, ſi ces mêmes globules trop denſes pour être briſés par l'action de ces médicamens ou pour céder au travail de la nature, on n'opere par l'expreſſion des parties les plus fluides que le rapprochement & l'union plus étroite des parties les plus groſſieres.

On doit les rejetter dans toutes les maladies aiguës, dans les fievres inflammatoires, ſur-tout dès les commencemens, ainſi que dans les fievres avec éruption, comme dans le claveau, à moins qu'on n'en faſſe prudemment le choix & qu'on ne les emploie avec la plus grande modération, le danger n'exiſtant que par le défaut de connoiſſance du tems où leur adminiſtration peut être utile, & ſouvent une crainte mal entendue qui retient au moment même où il feroit urgent d'aider à la difcuſſion & à la réſolution de l'humeur morbifique & de parer aux erreurs ou au manque de force de la nature, nous égarant au point que l'animal en eſt bientôt la victime.

Ils font nuifibles s'il y a pléthore ; s'ils ne font précédés de la faignée quand elle eft indiquée ; fi les premieres voies font farcies d'humeurs & n'ont pas été préparées ; fi le fang n'a pas été fuffifamment délayé & les folides humeétés ; fi bien loin d'y accoutumer infenfiblement & en quelque façon les fibres, on les furprend & on les étonne en les foumettant tout d'un coup à l'aétion de celles de ces fubftances qui ont le plus d'énergie ; fi après avoir fortement & très-fouvent dans le jour bouchonné les animaux pour difpofer la peau à fe prêter à leurs effets, ces mêmes effets font contrariés par l'air froid auquel on les expofe & qu'ils refpirent, cet air crifpant & refferrant les fibres cutanées, bouchant & obftruant les pores & interceptant par conféquent la tranfpiration , &c.

Ils font falutaires dans les maladies produites par le froid extérieur ; dans la fuppreffion de la tranfpiration ; dans la fourbure qu'elle occafionne ; dans le gonflement des glandes ; dans les maladies cutanées ; dans les cas où l'animal en fueur fe feroit ou auroit été inconfidérément abreuvé d'eau froide & dans cette circonftance l'adminiftration en doit être fubite ; dans celles où l'on doit s'occuper du foin de purifier la maffe ; dans la pefte ; dans les attaques d'un ferment contagieux & épidémique caufé par la difpofition humide d'un air trop long-tems chargé de brouillards & appauvri de principes vivifians , ou par le long féjour des eaux débordées ou croupies ; alors on a recours avec le plus grand fuccès à ces fubftances , comme à des alexiteres très-efficaces , on les donne dans du vinaigre de vin affoibli par l'eau , ou on les fait infufer dans ce même vinaigre qui fe charge de leurs vertus & qu'on regarde avec raifon comme un préfervatif & comme un curatif affuré , furtout fi le camphre cet alexipharmaque puiffant n'eft pas oublié , &c.

On affocie les diaphorétiques avec les narcotiques, quand pour en faciliter l'action on a en vue de relâcher les fibres ; avec les purgatifs ainfi que nous l'avons dit (XIX) , nous les regardons alors comme incififs ; avec les béchiques, pour déterminer vers la peau une

partie des humeurs qui se portent en trop
grande abondance aux poumons ; avec
les délayans qui en font le véhicule
naturel ; avec les apéritifs lorsque l'é-
paississement qui est à détruire n'est pas
tel qu'il y ait des obstructions formées,
ou lorsqu'il ne s'agit, les obstructions
étant presque détruites, que de donner
quelques secousses heureuses, &c.

X X I.

Le spasme violent & la contraction
contre nature des canaux secrétoires de
l'urine, la compression de ces mêmes
tuyaux opérée par la distention des
vaisseaux sanguins lors de la raréfaction de la masse, leur engorgement ou
leur obstruction soit à raison des parties
fa i es tartareuses & grossieres que cette
liqueur charie & qu'elle entraîne avec
elle, soit à raison de la ténacité & de
la viscosité d'un sang épais qui circule
avec peine & dont la marche est toujours lente & tardive, le défaut de
férosité conséquemment à l'acrimonie
des humeurs ou à l'épaississement qui
en souffre plus difficilement le dégagement & la séparation, la dérivation des

parties les plus fluides fur d'autres parties, le relâchement, la paralyfie de
celles dont il s'agit, font autant de caufes
de la fuppreffion, de la diminution ou
de la difficulté de l'écoulement fi néceffaire de cette humeur excrémentitielle
qui dans les animaux comme dans l'homme eft vraiment une forte de leffive
univerfelle du fang.

Le moyen de fubjuguer & de vaincre
ces mêmes caufes fe trouve dans les
médicamens que nous nommons diurétiques. Il en eft qui operent le relâchement des fibres fpafmodiquement con-
tractées, d'autres qui portent dans le
fang des fluides qui favorifent & augmentent la fecrétion defirée, d'autres
qui diffolvent les fels lixiviels & qui divifent les humeurs vifqueufes & épaiffes
qui s'oppofent à cette même fecrétion.
Quelques-uns fortifient & refferrent les
couloirs relâchés, quelques autres les
irritent puiffamment & avec fuccès,
&c.

De tous ces différens effets eft née
la diftinction de ces fubftances en diurétiques froids, en diurétiques aqueux,
en diurétiques chauds, en diurétiques

âcres & ftimulans, comme de la différence des caufes à combattre naît l'indication de leur emploi.

Les diurétiques froids n'agiffent point
en ftimulant & en incifant. Ils calment
les ofcillations des folides & temperent
l'effervefcence du fang. Plufieurs d'entre
eux en embarraffant & en refferrant fa
partie fibreufe operent d'une part l'union
plus intime de fes globules & de l'autre
l'expreffion de fa férofité, tandis que
d'autres pourvus d'un mucilage fin dé-
truifant la tenfion exceffive des vaiffeaux
& modérant le cours des fluides qui
étant dégagés ont auffi trop de mouvement, fouftraifent les tuyaux fecrétoires
à la compreffion qu'ils éprouvoient.
Tous ces diurétiques font le nitre, l'efprit de fel, l'efprit de vitriol, l'ofeille,
l'alleluia, le fuc de citron, tous les
acides fixes, &c. les quatre femences
froides majeures & mineures, celles de
navet, de pavot, de lin, les racines de
guimauve, de fraifier, de nénufar, le
firop d'althæa, &c.

Le propre des diurétiques aqueux eft
non feulement de remédier au défaut de
férofité & de donner aux fibres plus de

souplesse ; en détrempant les fluides , ils
dissolvent encore les sels & les parties
tartareuses & rétablissent de ces diffé--
rentes manieres la secrétion interceptée.
Tels sont les effets de tous les délayans
aqueux, des boissons abondantes simples , ou chargées de la teinture des
plantes diurétiques , ou dans lesquelles
on noie quelquefois une certaine quantité de nitre selon le besoin.

Le pouvoir des diurétiques chauds a
sa source dans des opérations totalement
contraires à celles des diurétiques froids.
Je les vois sollicitant la force contractive des solides & brisant avec force la
tissure trop compacte des globules sanguins , donner aux fluides une impulsion
& leur imprimer une vélocité qui les
fait triompher de la résistance des tuyaux
engorgés. On place au rang de ces substances une grande partie de celles qui
sont apéritives, ainsi que la plupart de
celles qui sont atténuantes & incisives ,
(XV) les quatre semences chaudes majeures & mineures , les baies de genievre , de laurier , d'églantier , d'alkekenge , l'écorce moyenne de tamarisc ,
celle de sassafras, le frêne , le lierre

terreftre , la filipendule , le pareira
brava , le bois néphrétique , le fel de
genêt, de farment de vigne , la colophone en poudre , l'efprit de térébenthine , les baumes de copahu , de tolu ,
celui de foufre fait avec l'huile de térébenthine ou de genievre , l'huile de
genievre , le fel ammoniac , fon efprit
volatil , les coquilles d'efcargot , &c.
Ceux de ces mixtes qui remédient au relâchement des couloirs & qui les rappellent à leur ton font principalement
le genievre , fon bois , fes baies , celles
d'églantier , le faffafras, le pareira brava,
la filipendule , &c ; & quant à ceux qui
conftituent ce que nous appellons les
diurétiques âcres , attendu l'irritation
vive qu'ils provoquent plus direftement
fur ces mêmes couloirs & qu'il eft à
propos d'y fufciter quand ils font dans
une inertie entiere , nous les trouverons
dans les poireaux , dans l'ail , les cloportes , les abeilles , les cantharides ,
le meloë , les vers de terre , les crapauds,
l'efprit de fourmi &c.

D'après ces détails , quelqu'abrégés
qu'ils foient , les indications & les con-
tre-indications ne fauroient échapper.

Ordonner les diurétiques froids dans le
cas de l'épaiffiffement, de la lenteur
du fang, du relâchement des couloirs,
de la perte entiere de leur tenfion ; pref-
crire dans ces dernieres circonftances
& dans celle de l'excès du dégagement
& de la vélocité du cours des fluides
les diurétiques aqueux ; recommander
les diurétiques chauds ainfi que les diurétiques âcres & ftimulans dans la rarefcence, dans la pléthore, dans une
fievre ardente, dans l'inflammation des
vifceres uropoïétiques, dans des contractions fpafmodiques, dans le cas de
la préfence de quelques calculs, dans
le piffement de fang &c. ce feroit faire
un emploi meurtrier de fubftances d'autant plus utiles que leur faculté n'eft pas
bornée, fur-tout celle des diurétiques
chauds quand l'application en eft jufte
& raifonnée, au feul rétabliffement de
la fecrétion dont il s'agit, car elle fe
manifefte très-avantageufement dans
les obftructions des glandes, des vifceres, des vaiffeaux excrétoires, dans l'hy-
dropifie, dans l'ictère, dans les affections cutanées, dans toutes les maladies dont on peut accufer une férofité
âcre, tartareufe &c.

Nous adminiſtrons les diurétiques en breuvages, en boiſſons, en bols, en lavemens. Cette derniere méthode eſt toujours la premiere à tenter ſur les animaux dans la ſuppreſſion d'urine, dans la difficulté d'uriner. On fomente, on détend par ce moyen les parties, on les diſpoſe à céder à l'impreſſion des diurétiques actifs, & ſouvent les injections de décoctions émollientes ſeules ou aidées par la térébenthine, le nitre, &c. produiſent ſans aucun autre ſecours les effets que nous avons à ſolliciter. D'ailleurs le défaut de l'aveu de nos malades ſur le ſiege, ſur-le commencement, ſur les progrès de la douleur, & la fréquente équivocité des ſignes ne pouvant rendre ici la connoiſſance des cauſes que très-difficile & les inductions tirées de ce qu'il nous eſt permis d'appercevoir que très-obliques, la prudence doit nous porter à inviter la nature à ſe faire entendre & à la ſonder par les voies les plus douces qui ſont toujours les moins dangereuſes, ſauf à paſſer inſenſiblement & ſelon ce qu'elle exige de nous, de ces ſubſtances les moins fortes à celles qui ont le plus d'activité & d'énergie.

On peut au furplus affocier aux diurétiques les narcotiques dans l'intention
de calmer les douleurs occafionnées par
l'arrêt & la préfence de quelques matieres fablonneufes, dans l'érétifme des
canaux fecrétoires , pour prévenir les
inflammations auxquelles ces remedes
pourroient donner lieu , &c.

On ne doit pas oublier auffi par rapport à l'ufage de ces médicamens le danger qu'il y auroit de confondre ce que
nous appellons véritablement fuppreffion d'urine avec ce que nous nommons
rétention. L'inflammation du fphinêter
de la veffie &.de l'uretre, la préfence
d'un corps étranger ou dans la veffie
ou dans ce canal , le relâchement de
ce fac ou de cette poche conféquemment à la forte diftention occafionnée
par le féjour d'une urine abondante &
long-tems retenue &c. font des cas où
l'emploi des diurétiques feroit vraiment
funefte, parce qu'il eft certain & évident
que plus on folliciteroit la fécrétion &
l'abord de cette liqueur dans la veffie ,
plus on accroîtroit le mal & le péril.

XXII.

Dans les animaux comme dans l'homme, les parois intérieures de la trachée-artere, des bronches & des véficules pulmonaires font enduites d'une humeur qui peut pécher par vifcofité, par excès de fluidité & par acrimonie : par vifcofité, alors les glandes qui la fourniffent s'engorgent néceffairement, le flux & le reflux de l'air dans les canaux que ce fluide doit parcourir n'étant point auffi libre qu'il doit l'être, la circulation du fang dans le tiffu du vifcere eft gênée & la refpiration s'exécute avec peine &c; par excès de fluidité, c'eft ainfi qu'il n'eft que trop ordinaire que l'amas en devenant toujours plus confidérable les véficules en foient inondées & que l'oppreffion accroiffe fans ceffe &c. Enfin par acrimonie, & alors toutes ces parties fouffrent une irritation fi vive que l'animal fuccomberoit, fi l'on ne fe hâtoit d'y remédier.

La nature non moins prévoyante dans la fabrication du corps des brutes que dans celle du corps humain & également foigneufe & jaloufe de la confer-

vation

vation de l'un & de l'autre a difpofé les
animaux ainfi que nous par l'étonnante
fenfibilité de la membrane qui revêt la
trachée & les tuyaux bronchiques à un
mouvement automatique & machinal
qui tend à délivrer ces canaux de toute
matiere importune & nuifible & à
fouftraire cette même membrane à fes
effets. Ce mouvement n'eft autre chofe
que celui qui conftitue la toux dans
lequel l'air expiré & chaffé avec violence peut, d'une part, entraîner cette
matiere incommode & folliciter, de
l'autre, par les diverfes fecouffes qu'é-
prouvent alors les poumons, la fortie
des liqueurs arrêtées dans quelques couloirs ainfi que l'accélération de la marche du fang & de la lymphe dont le
féjour ou la lenteur pouvoient être une
caufe d'irritation ; mais fi ce mouvement eft infuffifant à raifon de la ténacité de l'humeur à expulfer, ténacité
qui la fait adhérer fortement aux parois
à lubrefier & qui dénie à l'air la force
& le pouvoir de l'entraîner, ou à raifon du défaut de corps & de confiftance
de cette même humeur, défaut au
moyen duquel elle n'eft pas moins fou-

F

ftraite à l'action de ce même air qui
dès-lors n'a pas affez de prife fur elle,
il eft de toute néceffité de s'occuper
promptement du foin de mettre en ufage
les fubftances capables d'en corriger les
qualités vicieufes, d'autant plus qu'il eft
toujours à craindre qu'une toux longue,
vive & continuelle bien loin de favorifer le cours des liqueurs n'occafionne
à la fin elle-même des engorgemens
dans les vaiffeaux & dans les couloirs
& ne produife les plus grands défordres.

De ces fubftances appellées en général béchiques ou pectorales, les unes
épaiffiffent & enveloppent l'humeur
bronchiale devenue trop fluide & trop
âcre, la rappellent au degré de confiftance qu'elle doit avoir & en émouffent
les parties irritantes; les autres l'atténuent, la divifent, la rendent mobile
& méable & la difpofent non-feulement ainfi à être évacuée, mais elles
ftimulent, elles irritent le fyftême de
la refpiration & provoquent les mouvemens ou les efforts qui en effectuent
l'expectoration. Les premieres comprennent les médicamens que l'on nomme
proprement béchiques froids, incraf-

fans, adouciffans ; les fecondes, celles
que l'on connoît fous le nom de béchiques chauds, fondans, atténuans, incififs & particuliérement fous celui d'ex-
pectorans. Cette dénomination annonce
les effets de ceux-ci, effets qui ne font
point ici auffi fenfibles que dans l'homme, attendu qu'ils fe manifeftent en lui
par des crachemens copieux & fréquens, à moins que dans l'animal l'humeur expectorée, c'eft-à-dire, vraiment
expulfée hors de la poitrine ne flue par
les nafeaux ou ne forte étant mêlée
avec la falive en bave par la bouche,
comme il arrive quelquefois ; car le
plus communément la toux en lui n'eft
pas fuivie d'une expectoration aperce-
vable, & en ce cas on doit croire que
la matiere qui a été chaffée & entraî-
née par l'air eft conduite de l'arriere-
bouche ou de la bouche où elle étoit
parvenue, dans le ventricule par la voie
des organes de la déglutition.

Quoi qu'il en foit les béchiques froids
font tous les remedes dont nous avons
déja parlé (XVl) & auxquels on peut
ajouter, l'eau d'orge, l'eau blanchie
avec le fon de froment, la buglofe,

la bourrache, les fleurs de mauve, de pied de chat, les figues, les jujubes, les dattes, le choux rouge, le ros folis, le navet, le tuffilage, les firops de violettes & de pavots blancs, la décoction gélatineuse de corne de cerf, la gomme arabique, &c, & quant aux béchiques incififs, outre l'énumération qu'on en trouve (XV) & que nous en avons faite, on peut en augmenter le nombre en plaçant parmi ces médicamens l'hyfope, le pouliot, la fcabieufe, l'origan, le marrube blanc, la camphrée, l'angélique, l'impératoire, la fquine, la falfe-pareille, le gayac, le faffafras, le caffia lignea, la gomme ammoniac, la myrrhe & leurs teintures, le fuccin & fon fel volatil, l'efprit de fel ammoniac anifé, les cloportes, l'antimoine diaphorétique, l'oxymel fcillitique, le baume de foufre anifé, &c.

On conçoit aifément combien il importe que des armes fi différentes foient maniées avec fagacité & avec prudence & quels feroient les inconvéniens de l'adminiftration des béchiques incififs avant que la matiere âcre, déliée & morbifique eût reçu les changemens qui peuvent d'une part la tempérer & de l'autre la foumettre à l'action de l'air; dans le commencement des maladies aiguës de la poitrine, d'une péripneumonie où ces médicamens augmenteroient infailliblement la ftafe & la ftagnation inflammatoire du fang, & où leur emploi n'eft indiqué que quand l'inflammation eft en partie réfolue; dans des difpofitions à la phthifie; dans la pouffe feche & convulfive; dans des toux violentes & opiniâtres; dans le cas d'une refpiration courte & difficile, fouvent ces derniers accidens étant plutôt occafionnés par la congeftion du fang que par une matiere à expectorer. On ne doit pas moins facilement prévoir le danger de l'ufage des béchiques adouciffans dans cette derniere circonftance, car ils n'attireroient pas moins que les béchiques irritans le fang & les humeurs fur les poumons; dans celle où l'humeur bronchique auroit été affez digérée; fur la fin des maladies inflammatoires de la poitrine, dans la pouffe humide où il peut y avoir abondance de pituite fur les bronches & où ces remedes ne pourroient qu'affoiblir, &c.

F iij

Les fubftances dont il s'agit contenant du refte en elles plufieurs vertus ,
il faut néceffairement avoir égard aux
propriétés qu'elles réuniffent à l'effet de
concilier les indications qui fe compli-
quent ; ainfi par exemple, s'il étoit
queftion de déterminer l'expeftoration
dans un fujet dont l'eftomac feroit débile , on pourroit préférer la racine
d'aunée , comme ceux de ces médicamens qui font diaphorétiques , diurétiques &c , dans les cas où il feroit effentiel de détourner une portion des humeurs qui affluent fur les poumons &
d'opérer une révulfion heureufe. Souvent auffi on les affocie & on les combine avec d'autres remedes dans l'in--
tention de remplir plus efficacement les
différentes vues qu'on doit avoir. C'eft
ainfi qu'on unit les expeftorans avec
les narcotiques pour modérer l'irritation qui a lieu fur - tout dans l'éréthifme des vaiffeaux pulmonaires , les narcotiques ne s'oppofant point à l'excrétion de l'humeur bronchique & en fufpendant feulement jufqu'à un certain
degré la fecrétion ; avec les cordiaux
quand il eft indifpenfable de foutenir

les forces abattues ; avec des déterfifs tels que le baume de la Mecque
pour réfifter à la pourriture des poumons & aider en même tems l'expectoration ; avec les béchiques adouciffans pour modérer l'action des premiers, &c.

Au furplus les uns & les autres agiffent en général fur le fang & fur la
lymphe , mais il feroit encore très-pof-
fible que par une action plus immédiate
ils réparaffent ou favorifaffent la répa-
ration des vices quelconques de l'humeur bronchiale , ce qui arriveroit au
moyen de leur féjour dans la bouche à
l'aide des billots qui feroient chargés
de ces fubftances, quelques-unes des
parties de celles qui font incifives diffoutes par la falive pouvant alors en pénétrant avec l'air qui les charieroit dans
l'intérieur du vifcere faire une impreffion plus fubite fur le tiffu glanduleux,
réveiller l'ofcillation des fibres , folliciter l'expreffion de la lymphe, donner
à celle qui eft déja féparée la fluidité
qu'elle doit avoir, &c. & les particules des béchiques adouciffans délayées
& entraînées de même pouvant opérer

pareillement & en moins de tems les
effets qu'elles doivent produire.

XXIII.

Les falivans ou fialogogues different
des médicamens appellés mafticatoires
ou apophlegmatifans, en ce que ceux-
ci, quoique évacuans comme eux, font
des remedes purement locaux, puifque
leur action ne s'exerce que dans la bouche, comme celle des errhines n'a lieu
que fur la membrane muqueufe, tandis
que l'effet des autres eft d'imprimer
après avoir pénétré dans le torrent circulaire un mouvement violent à toute
la maffe lymphatique, & de la déterminer fi fortement vers les glandes falivaires qu'elle en force les tuyaux fecrétoires & qu'il en réfulte une abondante & longue falivation.

Cet effet femble avoir été dans l'homme & dans les animaux particuliérement
réfervé au mercure appliqué à l'extérieur fous la forme d'un onguent fait
avec des matieres graffes dans lefquelles on l'éteint, ou pris intérieurement & à une certaine dofe fous différentes préparations telles que celles

qui conftituent l'aquila-alba ou le mercure doux, la panacée mercurielle, le
turbith minéral, le mercure diaphorétique jovial & folaire, le cinabre, l'æ-
thiops minéral, le fublimé corrofif &c.

Ce n'eft qu'en confidération du pouvoir réel qu'a ce minéral le plus pefant
& le plus divifible des fluides de provoquer un flux copieux par la bouche
que je le place ici au rang des fubftances que j'examine, car dans la pratique
vétérinaire, je ne connois encore aucuns cas où il puiffe & où il doive être
employé dans d'autres vues que dans
celles d'altérer. Je l'ai mis en ufage &
j'en ai follicité la vertu évacuante de
toutes les manieres poffibles, foit par
des frictions, foit autrement pour combattre le virus morveux & pour réfoudre les obftructions, les ftagnations &
les ftafes que la lymphe coagulée forme
dans les glandes en pareille circonftance, j'en ai de plus dans ce même
deffein fondé l'efficacité par la fimple
voie de l'altération, toutes mes tentatives ont été également inutiles & mes
efforts fort au - deffous de la maladie
formidable que je defirois de vaincre

par ce moyen. Ces différentes épreuves
m'ont appris feulement 1°. que le virus
dont il s'agit n'a fans doute aucune
affinité & aucune analogie avec le virus
fiphillitique ou vénérien ; 2°. qu'il en
eft des chevaux comme des hommes,
c'eft-à-dire , que les glandes falivaires
étant infiniment plus difpofées dans les
uns que dans les autres à céder à l'action
du mercure , tel animal peut faliver à
une dofe très-médiocre , tandis qu'une
dofe bien plus forte n'excitera pas la
falivation dans tel autre ; 3°. qu'il en
eft qui font fi fufceptibles de fon impreffion qu'à dofe égale & efficace en
eux elle ne fe manifefteroit pas dans
la bouche humaine , c'eft ainfi que j'ai
vu dans un de ces animaux un flux abondant occafionné par quatre-vingt grains
d'æthiops minéral fait fans feu. 4°. Que
l'adminiftration de ce minéral en tant
que fialogogue ne fauroit fe concilier
avec la néceffité de foutenir par des
alimens convenables cet animal malade,
parce que le voile du palais en lui eft
tellement rapproché de la bafe de la
langue que , pour peu que cette partie
éprouve de gonflement , tout paffage

eft interdit aux alimens quelconques
folides ou liquides qu'on voudroit lui
donner, inconvénient très-grand & qui
n'auroit pas lieu vraifemblablement
dans le bœuf, en qui ce même voile
plus exactement appliqué aux arriere-
narines, moins épais & moins large
laiffe entre lui & cette même partie un
intervalle très-fenfible.

X X I V.

Les fubftances capables de remédier
infenfiblement à l'épuifement de la machine, celles qui peuvent en rétablir
& en augmenter promptement les forces d'une maniere un peu durable,
celles dont l'action ftimulante eft telle
que fans étonner la nature par des fecouffes vives & violentes elles l'aiguil-
lonnent & amenent ainfi les fibres à
un certain degré de tenfion & de jeu,
celles qui rappellent à leurs fonctions
les vifceres fanguins tels que le foie,
la rate, l'uterus, les reins, les poumons
en leur rendant leur fermeté & leur vigueur, celles qui accroiffent ou réveillent le reffort affoibli de l'eftomac &
des inteftins, celles qui occafionnent le

refferrement, le ●●cement & la crif-
pation des fibres ; ●●●es enfin dont l'effet
eft de remédier à l'affoibliffement du
ton des vaiffeaux, à la folution de con-
tinuité qui les menace ou qu'ils éprouvent, au relâchement des différentes
parties tendineufes & mufculaires &c.
compofent la claffe des médicamens
qui fortifient ; ainfi cette claffe comprend & embraffe ceux que l'on défigne par les noms d'analeptiques ou reftaurans, de cordiaux, de toniques ou
nervins ou céphaliques, d'hépatiques,
de fpléniques, d'utérins, de pneumoniques, de ftomachiques, de carminatifs, d'aftringens, de vulnéraires ou
traumatiques.

X X V.

Ce feroit une très-grande erreur que
d'imaginer & de croire que la langueur
ou la deftruction des forces naturelles
de l'animal enfuite de quelques maladies opiniâtres ou d'une marche longue
& pénible puiffent être réparées par
l'action des remedes qui ftimulent les
folides & qui animent la circulation des
efprits ; il eft des circonftances mala-

dives où le cœur, les arteres & les
nerfs jouiſſent de toute l'étendue de
leur puiſſance motrice & où cependant
les animaux ſont, ainſi que l'homme,
dans un abattement entier ; la vigueur
& la fermeté réelle du corps & des
membres dépend donc en partie dans
l'un & dans l'autre de l'adminiſtration
des ſubſtances dont l'aſſimilation ſup-
plée aux pertes qu'ils ont faites, & il
eſt par conſéquent indiſpenſable de
fournir dans certaines occaſions à la
maſſe les ſucs nouveaux & bien condi-
tionnés dont elle a beſoin.

Les analeptiques n'offrent proprement que des ſecours alimenteux & ce
n'eſt que d'eux ſeuls qu'on peut eſpérer
dans les cas dont il s'agit le rétabliſſe-
ment à opérer des forces languiſſantes
ou éteintes. Celles du corps humain
ſont reſtituées dans leur état naturel au
moyen des conſommés, des bouillons
gélatineux &c. celles de l'animal le
feront pareillement par une nourriture
bien choiſie telle que le foin le plus
fin & le plus délicat formé du mélange
des meilleures herbes, c'eſt-à-dire, de
la jaçée noire, de l'aunée, de la pim-

prenelle des prés, des pâquerettes, du tuffilage, de la pédiculaire, des chiendents, de la fcabieufe, du fain-foin, de la farriette, du carvi, de la petite chélidoine, des efpeces d'orchis ou fatyrion, de la reine & du trèfle des prés &c. l'efpece de faltrank qui réfulte de l'affemblage de la carda-mine, du daucus, de l'eupatoire, de la jacobée, de l'eufraife, de la linaire, de la dent de lion, de la lyfimachie, de la mouffe terreftre, du pouliot, des marguerites, du trèfle fauvage &c. n'étant point auffi appétiffant & auffi fucculent, & celui du juncago, de la leche, du jonc fleuri, de l'aconit, de la gratiole, des tithymales, de la ptarmi-que, de la catapuce &c. pouvant nuire à l'animal en fanté, & devant par con-féquent être abfolument interdit & re-jetté en ce qui concerne des animaux qui font dans un état de convalefcence.

Le fainfoin mêlé avec le premier de ces foins, la luzerne donnée en petite quantité, l'avoine noire, luifante, pe-fante à la main, bien nourrie, qui n'a fouffert d'altération ni dans le champ, ni dans le grenier & qui n'eft point

chargée d'une infinité de mauvaifes
femences que le coquelicot, la carda-
mine, le fenevé, la nielle, le pfyllium,
le colfas y dépofent, fon mélange avec
le fon de froment dans les commencemens, avec une jointée d'orge en
grain, ou de fenu-grec, ou de graine
d'ortie dans la fuite, l'eau blanchie
avec la farine de feve ou de froment,
une jointée de ce grain qui précede
pendant quelque tems cette boiffon
tiede ou froide &c, voilà rélativement
aux animaux que nous envifageons de
véritables reftaurans auxquels on doit
avoir recours. On peut y ajouter en
ce qui regarde les bêtes à cornes les
raves & les navets hachés & cuits,
dont deux ou trois mefures égales à
celle du picotin ordinaire leur fuffiront
chaque jour, ainfi que toutes les autres
fubftances bonnes & nourriffantes qui
leur font familieres & propres dans les
divers lieux & dans les divers climats.
Quant aux moutons & aux chevres en
les alimentant pendant quelques jours
des productions dont on reftaure le cheval, productions qui font infiniment plus
fubftantielles que celles qu'ils paiffent

ou qu'on leur donne, on les rétablira
bientôt.

Du reste les analeptiques produifent
un chyle copieux & par conféquent une
plus grande quantité de lait & de femence, auffi les appelle-t-on galacto-
phores dans le premier cas & fperma-
topés dans le fecond ; mais quand on
les emploie dans la circonftance de
l'épuifement du malade, on ne doit les
donner qu'avec le plus grand ménagement & la plus grande difcrétion,
& qu'après avoir furmonté exactement
& détruit les caufes morbifiques qui
en ont altéré les forces, car leur adminiftration avant ce tems accroîtroit
inévitablement le mal & en augmenteroit le danger ; d'ailleurs fi dans tous
les animaux attaqués de maladies gra-
ves la digeftion eft conftamment en
défaut, bien loin de tenter de les ref-
taurer par la voie des fubftances les
plus alimenteufes, qui fe corromproient
plutôt qu'elles ne nourriroient, on doit
au contraire néceffairement les condamner & les tenir au régime & à la diete
la plus févere.

XXVI.

XXVI.

Il en eſt tout autrement des médicamens cordiaux qui dans la pratique de
la Médecine vétérinaire ſont la plupart
tirés des remedes alexipharmaques ,
(XX) ceux-ci ne différant eſſentiellement des premiers que par leur plus
d'énergie & leur plus d'activité. Nous
ne les adminiſtrons pas comme les analeptiques dans la ſeule convaleſcence
& dans le cas d'un manquement de
forces uniquement dû à de grandes
déperditions , mais dans le tems de la
maladie même. Ils ont un empire réel ſur
le genre nerveux , ils le raniment , ils
rappellent à elle - même la nature qui
s'oublie en ſollicitant l'action des fibres
lentes à ſe mouvoir , ils ſoutiennent les
forces vitales , ils développent , ils purifient la maſſe , ils la prémuniſſent &
la fortifient contre la pourriture.

Dans la foibleſſe , dans cette défaillance & cette diminution ſubite & conſidérable des actions vitales & animales qui arrivent aſſez fréquemment aux
chevaux expoſés pendant le cours de
travaux durs & pénibles aux rayons &

G

à l'ardeur d'un foleil brûlant, dans l'en-
gourdiffement, dans la ftupeur, dans les
égaremens du genre nerveux comme
dans certaines maladies convulfives,
dans la paralyfie, dans l'apoplexie,
dans tous les cas enfin où il n'y a pas
appauvriffement des organes vitaux,
tous les moyens d'aiguillonner & d'irriter la fenfibilité des fibres peuvent
nous en tenir lieu. Nous recourons alors
communément avec fuccès à l'action
d'agiter, de piquer & de battre l'animal, à l'eau froide verfée en abondance fur fa tête & dans fes oreilles,
au vin, au vinaigre fimple ou au vinaigre concentré foufflés ou injectés dans
cette même partie, dans fa bouche &
dans fes nafeaux, à des odeurs fortes,
à des fumigations faites avec de vieux
cuirs, ou à tous parfums irritans, à de
violens ptarmiques, à des bourdonnets
chargés de poudres d'euphorbe & de
nicotiane liées par une certaine quantité de vinaigre & d'effence de lavande
& que l'on introduit dans les nafeaux,
à l'efprit volatil de fel ammoniac pré-
fenté à leurs orifices, à l'application
des véficatoires ou du cautere actuel

en forme de féton ou autrement fur
une partie quelconque, à des lavemens
préparés avec des feuilles de tabac,
la pulpe de coloquinte, la racine de
pyrèthre, le fel gemme, le fel commun, le vin émétique trouble &c. Que
fi ces fecours demeurent infuffifans,
l'efpoir du fuccès ne peut être fondé
que fur l'efficacité des ftimulans internes
tels que le vinaigre, l'efprit de vitriol,
d'autres acides fixes, l'efprit de fel ammoniac, fon fel volatil &c, les premiers
donnés dans quelques liqueurs appropriées & jufques à une certaine acidité,
les autres donnés pareillement & à une
certaine dofe, fauf à foutenir enfuite les
forces ranimées par l'ufage des fubftances véritablement cordiales.

Celles-ci font le vin rouge & vieux,
le poivre, la canelle, le macis, la
mufcade, les clous de girofle, le caf-
toreum, les baies de laurier, de genievre, les infufions de fcordium, de
germandrée, de fauge, de romarin,
de genévrier, d'agripaume, de menthe, &c. les confeétions d'hyacinthe,
d'alkermès, la thériaque célefte, l'or-
viétan, le vinaigre d'eftragon, le vi-

naigre de fureau, les baumes, les huiles effentielles aromatiques, l'eau-de-vie, les eaux fpiritueufes, comme l'eau vulnéraire, l'eau divine cordiale, l'eau magiftrale, &c. Tous ces divers agens opéreront l'augmentation du reffort des nerfs & de tout le fyftême vafculeux, l'accélération de la circulation & le rappel de cette liberté dans les fecrétions & dans les excrétions qui affure d'une maniere inconteftable la dépuration des humeurs. S'agit-il d'en prévenir la pourriture & la perverfion ainfi que d'une inertie effrayante & confidérable ? les fpiritueux volatils, tels que les teintures de myrrhe & d'aloès, de fafran, l'élixir de propriété, l'efprit volatil de fel ammoniac, de vipere, de corne de cerf, la teinture folaire, l'effence d'ambre, &c, exciteront, pour ainfi dire, un mouvement nouveau dans les folides, & en même tems que leurs particules fubtiles agiteront la maffe, ils la fortifieront contre le venin par les corpufcules incorruptibles qu'ils y porteront ; c'eft ainfi qu'à l'aide de ces médicamens plutôt alexiteres que cardiaques, nous pouvons triompher de certains

poifons, des fuites de la morfure des
bêtes venimeufes, des fievres malignes,
de plufieurs maladies contagieufes &
peftilentielles, de celles où la chaleur
naturelle eft prefque éteinte, &c.

L'abus énorme des cordiaux & les
maux qu'ils ont fait dans le cours d'une
pratique aveugle où ils ont été employés
inconfidérément & en toute occafion,
(XIV) doit nous rendre encore plus
circonfpects dans celles où ils femblent
indiqués. Il n'eft que trop aifé de confondre l'oppreffion des forces avec leur
extinction ou leur épuifement, & du
défaut de cette diftinction effentielle
naîtroient les plus grands écarts. Ces
mêmes forces ne font-elles qu'étouffées
par la pléthore, par la rarefcence &
le bourfouflement du fang & des humeurs, par le fpafme des folides, ou
leur épuifement réel a-t-il pour caufe la
diffolution des fluides ? La faignée dans
le premier cas, les acides qui dans le
fecond condenferont puiffamment d'un
côté & ftimuleront & refferreront vivement de l'autre, les antifpafmodiques
dans le troifieme, les incraffans enfin
dans le quatrieme feront & deviendront

G iij

alors des cardiaques à subftituer & à préférer aux subftances dont j'ai parlé & qui feroient très-nuifibles en pareilles circonftances.

Souvent par de prudentes combinaifons nous parvenons à d'heureufes fins. Nous affocions, par exemple, ces mêmes fubftances avec des narcotiques quand la foibleffe a lieu par l'éréthifme des vaiffeaux ou par une irritation violente ; avec les diaphorétiques à l'effet d'en augmenter l'activité mutuelle ; avec les acides pour la modérer ; &c. Et nous fommes d'ailleurs très-réfervés tant fur les dofes que fur le choix, l'expérience nous ayant appris qu'il eft infiniment plus fage de paffer infenfiblement des cordiaux les plus mitigés aux cordiaux les plus énergiques qui fréquemment laiffent, après eux une forte de langueur, fuite de la grande raréfaction qu'ils ont produite & de l'irritation exceffive qu'ils ont fufcitée dans les folides.

XXVII.

Les tréfors que nous offre la Médecine humaine font immenfes, mais il importe de ne pas y puifer indifférem-

ment, de n'en faifir que les vérités &
d'en rejetter foigneufement les erreurs.
Il fut un tems où fans égard à la circulation, aux fecrétions & aux excrétions, au mouvement, à fa nature, à
fes caufes, à fes loix & à fes effets,
tous les raifonnemens, toutes les ex-
plications, tant en ce qui concerne les
maladies que les opérations des remedes, portoient fur des idées totalement
abfurdes. Les uns fubftituoient à des
caufes prochaines & fenfibles des puif-
fances fpirituelles ou morales, les autres
des êtres doués d'une forte d'intelli-
gence, de difcernement & d'inftinct,
ceux-ci une fympathie, une affinité &
une analogie particuliere entre certaines
fubftances & certaines parties du corps
malade ; de là cette foule de principes
purement imaginaires, ces diftinctions
ridicules, frivoles & néanmoins multipliées, ces termes vuides de fens & ces
noms qui fembloient affignés pour préfenter quelque chofe de certain à l'efprit,
tandis qu'ils ne pouvoient que l'égarer,
mais qui doivent d'autant moins nous en
impofer aujourd'hui que la Médecine
moderne éclairée par la découverte de

l'immortel Harvée les a réduit à leur véritable fignification & à leur jufte valeur.

Elle ne voit & nous ne devons voir comme elle dans les différentes fubf-tances auxquelles on a formé, pour ainfi dire, des départemens particuliers que les effets généraux qu'elles produi-fent, fauf à rapporter à ces mêmes effets ceux qui n'en font qu'une fuite naturelle & qu'on avoit très-mal à pro-pos regardés comme des effets uniques & primitifs dûs à la vertu fpécifique des médicamens employés.

Le pouvoir de fortifier tel ou tel vifcere dans ceux en qui nous recon-noiffons ce droit, ne confifte donc pas dans une action immédiate de leur part fur ces mêmes parties ; l'augmentation des forces du cœur eft un effet affuré-ment indirect des cordiaux, & il en eft de même de celui des remedes que l'on a cru fpécialement propres aux ma-ladies du cerveau, du foie, de la rate, de l'uterus, des reins, des poumons, &c. L'empire des uns & des autres s'étend en général fur les folides & fur les fluides, & lorfqu'ils triomphent des engorgemens, des obſtructions & du relâchement des fibres de ces viſceres, ce n'eſt que parce que l'altération, le changement & le bien qu'ils effectuent par le réveil des oſcillations des premiers & par la diviſion & l'atténuation des ſeconds ſe manifeſtent néceſſairement dans toutes les portions de la machine. Si cette impreſſion eſt moins ſenſible dans les uns que dans les autres, ce ne peut être qu'à raiſon de la différence de leur activité & de leur force. Pour ſoutenir le mouvement du ſang fluide & ſubtil qui arroſe le cerveau, pour diſſiper les foibles embarras qui s'y forment, pour favoriſer, en un mot, la ſecrétion de la lymphe nervale & en accélérer la progreſſion dans les canaux déliés qui la charient, il eſt inconteſtable que les efforts doivent être moindres que ſi l'on avoit à rétablir la circulation dans le foie en qui les obſtructions ſont & doivent être bien plus rebelles attendu la lenteur, l'épaiſſiſſement & la groſſiéreté du ſang veineux, qui y revenant de preſque tous les viſceres du bas ventre y fait fonction de ſang artériel, comme dans les circonſ tances de celles de la rate où le fluide ne souffre & n'éprouve aucune secrétion connue & qui sort de ce viscere aussi vif & aussi animé qu'il l'étoit dans l'artere qui le lui porte, il seroit non-seulement superflu, mais même dangereux d'employer des substances aussi puissantes & dont l'action se soutiendroit aussi long-tems dans les voies circulaires, que celles auxquelles nous proposerions de surmonter des engorgemens les plus difficiles à détruire.

Quoi qu'il en soit, les médicamens à mettre en usage dans l'épaississement des liqueurs, dans l'atonie des parties nerveuses & musculeuses, dans la paralysie, dans l'apoplexie, dans l'épilepsie, dans l'engourdissement & la stupeur des sens ont été appellés céphaliques, & sont la bétoine, la mélisse, la marjolaine, le thym, la lavande, l'hysope, le chamæpitys, le romarin, le serpolet, le stæchas arabique, le muguet, le giroflier, la sauge, le tilleul, le succin, le cinabre, la poudre de crâne de cheval, celle de guttete, le benjoin, le stirax calamite, l'eau apoplectique de Sennert, &c.

Ceux qui fous le nom d'hépatiques conviennent dans les obftructions du foie, font l'abfinthe, l'aigremoine, la fcolopendre, la fumeterre, l'hépatique de fontaine, la petite centaurée, la chicorée fauvage, la racine d'ofeille, les cinq racines apéritives, l'opopanax, le bdellium, le favon de Venife, le fafran bâtard, la rhubarbe, la teinture de trèfle d'eau, tous les remedes martiaux, &c.

Ceux par le moyen defquels on pourvoit au relâchement & à l'engorgement des poumons & qui font nommés par quelques-uns pneumoniques, ne font autre chofe que les béchiques incififs & atténuans, tels que ceux dont nous avons parlé (XXII), auxquels on peut en ajouter d'autres, comme la véronique, le cerfeuil, le foufre en ftalactite, la pulmonaire, le capillaire, &c.

Les fpléniques ou ceux qui remédient au gonflement & à l'engorgement de la rate, font la petite éclaire, le bouis, le genêt, le frêne, le pêcher de vigne, les branches de farment, les écorces de tamarifc, de câprier, la fumeterre, la fcolopendre, la cufcute, &c.

Dans la foiblesse, dans le relâchement du ton des reins on a recours
aux diurétiques chauds (XXI) & sûr-
tout à ceux de ces mixtes que nous
avons principalement désignés pour pareil cas d'après une mûre expérience.

Les utérins capables de solliciter la
force contractile de la matrice dans les
femelles en qui ce viscere est affoibli,
& d'aider à l'expulsion du fœtus & au
détachement du placenta, font la sa-
bine, la rhue, l'armoise, les aristo-
loches, la matricaire, la fraxinelle, le
dictame de Crete, le safran, la giroflée
jaune, le souci, les cinq racines apéritives, le galbanum, le bdellium, l'opopanax, le succin, &c.

Tous ces médicamens qui souvent se
suffisent à eux-mêmes & qu'on peut
associer d'ailleurs avec d'autres substances selon les circonstances & le besoin
se concilient donc dans leurs effets, puis-
que conséquemment à l'énergie dont
ils sont doués, ils sollicitent avec plus
ou moins de succès la force de tels ou
tels organes & rendent plus ou moins
fluides le sang & les humeurs ; la connoissance la plus légere de leurs pro-

priétés nous apprend au furplus qu'ils
doivent être également bannis les uns
& les autres dans la rarefcence, dans
les cas d'inflammation, de difpofitions
inflammatoires &c. & que le moyen
le plus fûr d'en tirer de véritables avantages feroit de les adminiftrer en décoction ou en infufion, après avoir
défempli les vaiffeaux & difpofé les
premieres voies, fur-tout fi les principales vues qu'on fe propofe font de
donner plus de mobilité aux liqueurs.

X X V I I I.

Si je reconnoiffois dans les remedes
qu'on a trouvé à propos d'appeller carminatifs une faculté particuliere de diffiper l'air qui contenu dans les alimens
avec lefquels il parvient dans le ventricule & dans les inteftins s'y raréfie
quelquefois de maniere à diftendre les
membranes de ces parties au point d'y
fufciter de vives douleurs, je ne les
confondrois pas ici avec les médicamens qui réveillent le reffort des fibres
de l'eftomac, qui follicitent l'expreffion, l'activité & la fluidité des fucs
prépofés à la diffolution des fubftances

alimenteufes ainfi qu'à la préparation
& à la perfe, tion du chyle, & qui excitent ou foutiennent enfin la chaleur
douce & modérée qu'exige la digeftion. Je n'apperçois en effet aucune
différence entr'eux quand j'en confi-
dere l'action , car la deftruction &
l'expulfion des vents qui peuvent tour-
menter cruellement l'animal ne fauroit
être opérée que par le rétabliffement
de cette fonction, ainfi fon dérangement a-t-il lieu par la foibleffe des
fibres du vifcere , par la lenteur des
fucs digeftifs, ou eft-il produit au contraire par la rarefcence des humeurs,
par l'irritation & le fpafme des membranes ? foit que l'air fe trouve entravé
& emprifonné comme il eft ordinairement dans le premier cas dans des
matieres épaiffes & vifqueufes , foit que
la chaleur inféparable d'une irritation
violente le porte dans le fecond à cet
énorme degré de raréfaction auquel il
parvient dans des bœufs avides qui
après avoir dévoré les premieres herbes & fur-tout une certaine quantité
de luzerne fe montrent avec un em-
phyfème général & périffent s'ils ne

font promptement fecourus , nous ne
devons point l'envifager en lui-même ,
mais par les caufes qui le tiennent
affervi & qui en déterminent l'expanfion ou l'expulfion tumultueufe.

Les carminatifs font donc de véritables ftomachiques & les ftomachiques de véritables carminatifs , & tels
font l'abfinthe , la menthe , la camomille Romaine , les quatre grandes femences chaudes , celles d'anet & de
coriandre , la petite centaurée , la germandrée , les racines d'angélique , de
gentiane , d'aunée , de carline , de calamus aromaticus , le petit chêne , les
baies de laurier & de genievre , l'ail ,
la canelle , les cloux de girofle , la
mufcade , le macis , le fafran , l'efprit
carminatif de Sylvius , les confeƈtions ,
l'extrait de genievre , la thériaque &c.
mais il eft de la plus grande importance
d'obferver ici que l'emploi de ces différentes fubftances doit être néceffairement reftreint à la circonftance de la
langueur du ventricule , de l'inaƈtivité
du fuc gaftrique & d'une abondance
de matieres glaireufes , car il eft abfolument contre-indiqué dans celle de

la chaleur exceſſive du viſcere ainſi que de l'âcreté de la bile, tous remedes qui augmentent le ton d'une partie ne pouvant que produire des effets finiſtres, lorſque cette même partie ſe trouve irritée & enflammée. Dans ce dernier cas les narcotiques, les antiſpaſmodiques, les ſédatifs deviendront accidentellement ſtomachiques, les différentes préparations d'opium, l'éther, la liqueur anodine minérale d'Hoffmann, le tartre vitriolé, l'eſprit de ſel & celui de nitre dulcifié, le nitre pur feront mis en uſage avec le plus grand fuccès ; c'eſt ainſi, par exemple, qu'avec le nitre donné dans un demi-verre d'eau-de-vie & ſouvent même avec des lavemens émolliens ſeuls, nous ſommes parvenus à ſauver dans les pâturages une quantité conſidérable de bœufs expirans, qu'on tentoit vainement de ſoulager, ſuivant la pratique ordinaire, par maintes inciſions faites à la peau dans l'intention ſans doute de dégager le tiſſu cellulaire de l'air qui le rempliſſoit, & dont les carminatifs auroient inévitablement aggravé le mal & accéléré la perte.

Nous

Nous avouerons que la diftinétion des caufes eft affez difficile & qu'elles peuvent aifément nous échapper ; il eft néanmoins des moyens de les reconnoî-tre, & d'ailleurs nous attribuerons plu-tôt dans un vieux animal les vices des digeftions à la foibleffe de l'organe que dans un animal jeune & jouiffant de toute fa vigueur. J'ajouterai & je ne me lafferai jamais de répéter qu'il y a beaucoup moins de rifques à courir en n'employant d'abord que des fubf-tances tempérées & dont l'action eft paifible qu'en employant fur le champ des médicamens chauds & irritans, 1°. parce que nos reffources en ce qui concerne les inflammations que nous aurions augmentées ou excitées par les remedes font en général infiniment in-férieures à celles auxquelles nous pou-vons recourir à l'effet de réveiller des parties relâchées ou dans l'inertie ; 2°. parce que dans des cas où la nature femble fe plaire à s'enfévelir dans une profonde obfcurité, le moyen de per-cer les ténebres qui nous dérobent les fignes & les caufes eft de la fonder par de légeres attaques & de la forcer

H

infenfiblement à s'expliquer & à nous
répondre ; 3°. enfin parce que quand
il s'agit de rétablir une fonction léfée
& dont l'accompliffement ne demande
qu'un degré modéré de chaleur, il ne
faut, pour y réuffir, porter ce degré ni
à des augmentations ni à des diminutions
fubites & exceffives.

XXIX.

L'action des aftringens adminiftrés
intérieurement eft telle qu'ils s'exercent fur les folides & fur les fluides.
En dégageant les fibres de l'humidité
fuperflue qui en occafionnoit le relâchement, ils en augmentent le reffort,
ils diminuent le diametre des canaux,
refferrent les orifices des tuyaux fecrétoires & donnent aux vaiffeaux qu'ils
rappellent à une plus grande élafticité
la force dont ils ont befoin pour réfifter au choc & à l'impulfion des liqueurs qu'ils épaififfent, car ils en rap-
prochent & en lient encore les particules de façon qu'elles acquierent une
confiftance qui en modere néceffairement la vélocité & la marche.

Les fubftances en général capables

de ces effets font les unes auftères, les autres terreufes & abforbantes, d'autres enfin font acidules.

Le regne végétal nous fournit les premieres, c'eft-à-dire, les racines de biftorte, de quintefeuille, de grande confoude, de tormentille, de rhapontic, l'aigremoine, la verveine, les différentes efpeces de plantain, les feuilles de chêne, les orties, les fleurs de rofes, de grenadier, l'écorce de quinquina, de grenade, de racine d'acacia, le fuc d'acacia, le fang-dragon, les fruits de myrte ou mirtilles, ceux de kinorrodon, fa conferve, ceux de cyprès, de néflier, de fumac, la noix de gale, la rhubarbe torréfiée &c.

Les fecondes font le bol d'Arménie, les terres figillées, les coraux, le fuccin, le diafcordium, &c.

Les troifiemes enfin font l'alun, le fel de nitre, le fel de Saturne, le vinaigre, le fuc de citron, le mars, les vitriols & les préparations de l'un & des autres, fpécialement la terre douce de vitriol, &c.

Il fuffit de réfléchir fur le méchanifme des corps animés qui font l'objet

de notre étude & de nos foins, pour
trembler fur le danger de la fauſſe application de remedes, qui adminiſtrés
imprudemment & fans lumieres pourroient aifément en détruire & en ren-
verfer l'économie en portant les folides
à une rigidité exceffive, les fluides à
une confiftance extrême & en occafion-
nant une trop grande diminution &
même une forte de fuppreffion des fecrétions & des excrétions dont la régularité eft le foutien effentiel de la fanté
& de la vie. Nous devons donc les
bannir abfolument dans tous les cas
d'inflammation formée & même de difpofition inflammatoire, comme dans
ceux où les évacuations dont nous ten-
terions d'arrêter le cours pourroient
être envifagées comme critiques, &
l'ufage n'en peut être falutaire & admis
que dans la circonftance de fecrétions &
d'excrétions trop abondantes, dans les
diarrhées, dans le diabetès, dans le flux
trop copieux de la matiere filtrée par
les glandes de la membrane muqueufe,
ou par les falivales, ou par les bronchiques ; dans des fuperpurgations auxquelles les aftringens acidules remédient par-

ticuliérement, dans le relâchement des
folides, dans leur rupture & leur dilacé-
ration, dans la diffolution des fluides,
dans les piffemens de fang, &c. que s'il
s'agiffoit d'hémorragies confidérables
dues à des fpafmes & à des mouvemens
violens & défordonnés, on ne pourroit
fe difpenfer avant d'y recourir de rappeller le calme & de folliciter une révulfion du fluide qui fe porte avec violence fur la partie d'où l'écoulement a
lieu.

Au furplus fi eu égard à la plus grande
partie des fubftances médicamenteufes
dont j'ai parlé jufqu'ici, les plus énergiques & les dofes les plus fortes ne
font pas celles dont j'ai recommandé
l'emploi dès les premiers momens, il
eft évident que celui des médicamens
dont il eft. queftion ainfi que leur
choix n'exigent pas moins de circonf-
peftion & de fageffe. Nous les affocions quelquefois avec les ftomachiques
dans les diarrhées & dans les dyffenteries, avec des adouciffans dans ce dernier cas, avec les narcotiques dans le
deffein d'en augmenter l'efficacité, &
nous ne réuniffons à ceux qui ont une

vertu abforbante aucun de ceux qui
font acidules, cette union produifant
un compofé nouveau d'où réfulte en
eux une faculté purgative ou diurétique
très-éloignée par conféquent de ce
qu'on appelle aftriction.

En ce qui concerne les fubftances
dites traumatiques ou vulnéraires & qui
font, outre celles que nous avons décrit (XV), la bugle, la brunelle, la
fanicle, le pied de lion, la pervenche,
la pirolle, la verge d'or, la véronique,
les fleurs de mille-pertuis, les feuilles
d'armoife, de bétoine, de chamædris,
l'herbe à Robert, le lierre terreftre, en
un mot le faltrank ou cet enfemble de
plantes qui font apportées des montagnes de la Suiffe, les baumes naturels
comme la térébenthine, les baumes de
Tolu, de Copahu, le camphre, &c.
leur effet eft de maintenir les humeurs
dans un état de fluidité naturelle, de
remédier à la coagulation de celles qui
font extravafées, de rappeller les folides à leur ton, &c. ainfi elles font
indiquées dans des coups, des chûtes,
des efforts dont on foupçonne que les
fuites peuvent être la commotion, la

ſtupeur, l'affaiſſement des ſolides, l'ex-
travaſion, la coagulation, la congeſtion, l'épanchement des fluides, &c,
comme elles ſont contre-indiquées dans
des cas de fievre, d'inflammation &
dans toutes les circonſtances où des médicamens échauffans ſeroient nuiſibles
par le ſoulevement qu'ils pourroient
occaſionner dans la maſſe des humeurs.

X X X.

La nature qui prévoit tout & qui a
mis dans nos mains cette infinité de
mixtes qui alterent, qui évacuent &
qui fortifient ne nous a pas laiſſé dénués
de reſſources dans les circonſtances où
il eſt indiſpenſable & urgent de parer
aux déſordres & à la véhémence des
mouvemens des ſolides, à la fougue &
à l'impétuoſité des liqueurs & à des
contractions ſpaſmodiques le plus ſouvent ſuivies & accompagnées de douleurs vives & cruelles. Outre les ſubſtances tempérantes (XIV) & les ſubſtances adouciſſantes (XVI) que nous
lui devons, elle nous fournit encore des
moyens très-efficaces & très-réprimans
dans les médicamens que nous nom-

mons fédatifs & dans ceux que nous
appellons narcotiques.

Les premiers appaifent les troubles
de la machine, en rabattent les feux,
calment les ofcillations violentes & forcées des fibres, triomphent des empor-
temens du fang & font très-utilement
employées dans diverfes affeétions convulfives, & fur-tout pour la cure des
maladies aigues.

Les feconds operent auffi fur les fluides, mais ils agiffent plus direétement
& plus finguliérement encore fur les
forces des nerfs. Ils corrigent l'excès de
ces mêmes forces qui le plus fouvent
eft la caufe de ces affeétions fpafmodiques d'où naiffent le dérangement des
fecrétions, leur accélération, leur diminution, le fourvoiement des fucs, le
changement des direétions, &c. Ils les
rétabliffent dans le ton qui leur eft propre, c'eft-à-dire, qu'ils les rappellent
à l'état habituel, au point, à la mefure
naturelle de la tenfion ou de l'étendue
parfaite & achevée de leurs fibres, ils
remédient à l'ataxie ou à l'irrégularité
de la marche alors tumultueufe & précipitée des efprits animaux, irrégularité

dont la fource, fi l'on en croit le plus
grand nombre des Auteurs, eſt bien
différente de celle qui conſtitue l'épi-
lepſie, puiſque, felon eux, il ne s'agit
pas proprement dans celle-ci de l'irritation des tuyaux nerveux mais, abſ-
traction faite de toute conformation vi-
cieuſe du crâne, de quelque obſtruc-
tion dans ces mêmes tuyaux ou dans
la ſubſtance cérébrale, ou de l'épaiſſiſ-
fement du fluide qui y circule, & puiſque, d'une autre part, les remedes
preſcrits dans ces derniers cas (XXVII)
& parmi leſquels on compte encore la
racine de valériane, de pivoine, la
poudre de vers de terre, l'ongle de
pied d'élan, l'eſprit d'urine, la fiente de
paon, l'huile animale de Dipellius &c,
ont plutôt un véritable rapport avec les
céphaliques qu'ils imitent par leurs effets
qu'avec les ſubſtances qui fixent ici notre attention.

Quoi qu'il en ſoit, les ſédatifs dont
nous faiſons uſage ſont le coquelicot,
la morelle, la cynogloſſe, la caſcarille,
le camphre, le nitre, le cinabre, la
liqueur anodine minérale d'Hoffmann,
l'eſprit de nitre dulcifié, le ſel ſédatif
d'Homberg &c.

Leur pouvoir eft-il infuffifant ? nous recourons aux narcotiques & nous y fommes le plus fouvent forcés, 1°. dans des douleurs extrêmement aigues & qu'il importe d'appaifer, promptement, fur-tout lorfqu'il n'eft pas à craindre d'ôter à la nature les forces dont elle a befoin pour fe débarraffer elle-même ; 2°. dans certains mouvemens convulfifs & fpaf-modiques que nous entreprenons vai-nement de réprimer par d'autres fe-cours ; 3°. dans les cas d'évacuations immodérées & contre nature ; 4°. dans celles qui fe trouvent diminuées ou fup-primées conféquemment à l'éréthifme des parties , &c.

Ces narcotiques font les têtes de pa-vots blancs infufées & foumifes enfuite à une légere ébullition, l'opium & fes pré-parations diverfes ; mais plus les effets de ces fubftances font certains & affurés, plus ils font redoutables fi elles ne font placées avec fageffe & avec méthode. L'emploi en feroit auffi infiniment plus fréquent fi nous étions affez éclairés pour prévoir toujours la part que le genre nerveux a, ou doit avoir à une maladie ainfi que toutes celles dans lef-

quelles il est menacé , & les succès
alors en seroient encore plus constans,
parce que plus instruits du vrai moment de leur administration, nous n'at-
tendrions pas pour nous déterminer à
les prescrire l'urgence de la douleur
& la survenance de ces accidens pres-
sans qui forment le plus souvent autant
d'orages affreux qu'il est comme impossible de dissiper. Enfin il seroit à désirer
que des observations plus exactes, si ce
n'est sur l'homme , du moins sur les
animaux , apprissent à ceux qui font
profession de l'une & de l'autre médecine le vrai maniement de ces remedes
qui ménagés habilement & donnés à
petites doses réitérées pourroient ramener insensiblement les fibres à leur ton ,
à peu près comme l'artiste retrouve le
point juste de la régularité d'une pen-
dule dans l'allongement ou dans le ra-
courcissement insensibles du balancier.

L'usage de ces médicamens que nous
administrons quelquefois en lavemens
exige que l'estomac ne soit point farci
de fourage. Il est interdit dans les
accès épileptiques qu'ils peuvent faire
dégénérer en apoplexie , dans l'abbat-

tement des forces qui a pour caufe la perte du reffort des folides, dans la foibleffe du ventricule, dans le cas d'évacuations critiques &c.

Du refte leur affociation avec d'autres fubftances remplit toujours parmi nous une intention vraiment médicinale & fuggérée par l'art, & elle n'a jamais pour objet comme il arrive fouvent dans la pratique de la médecine de l'homme de déguifer la fubftance, de la rendre moins défagréable au malade & d'en faciliter l'emploi, ce qui quelquefois en change, en affoiblit & en ruine en même tems la vertu. Tous les mélanges que nous adoptons ont donc pour but d'étendre l'application de ces remedes à un plus grand nombre de maux & à une infinité plus confidérable de cas, c'eft ainfi que nous les uniffons avec les tempérans (XIV), avec les adouciffans pour appaifer certaines tranchées (XVI), avec les purgatifs lorfque le fujet eft fi irritable que l'inflammation eft toujours à redouter, les narcotiques loin d'en diminuer alors la vertu l'augmentant par la ceffation qu'ils procurent de l'éréthifme des tuyaux fecré-

toires des inteſtins (XIX), avec les diaphorétiques (XX), avec les diurétiques
(XXI), avec les béchiques (XXII),
avec les cordiaux (XXVI), avec les
aſtringens (XXIX) &c.

X X X I.

Qu'eſt-ce que le charlataniſme & la
mauvaiſe foi n'ont pas imaginé, &
qu'eſt-ce qu'une aveugle crédulité née
du fein de l'imbécillité & de l'ignorance
n'ont pas avidement faiſi & ne faiſit pas
avidement encore? Des charmes, des
pactes, des paroles myſtérieuſes dont
une puiſſance magique aſſure l'efficacité
dans la rage, dans les avives, c'eſt-à-dire
dans la tuméfaction des parotides, dans
la claudication à guérir, ou qu'on fe
vante d'occaſionner &c. Des eſprits fol-
lets qui panſent les animaux & qui ja-
loux de ce foin rendent les hommes qui
ofent le partager avec eux la victime
de leur imprudence & de leur audace,
des compoſitions fecrettes appropriées
à toutes fortes de maux & également
victorieuſes de tous ceux qui attaquent
différens fujets, telles font les fables
puériles & ridicules qui en impoſent à

l'enfance de l'efprit & de la raifon.
Mûris & éclairés l'un & l'autre, ils
rejettent bientôt avec le dernier mé-
pris des idées dont le crédit eft refler-
ré dans l'efpace malheureufement trop
étendu que la fuperftition & la barbarie
fe ménagent toujours dans les fiecles
même les plus lumineux, & s'il eft des
médicamens qu'ils honorent du nom de
fpécifiques & qu'ils envifagent comme
tels, ce n'eft pas dans la perfuafion que
l'effet en eft conftamment sûr & évidemment infaillible (V), mais parce
qu'une longue expérience a appris &
prouvé que ce même effet étoit plus
certain, plus puiffant & plus avantageux dans certaines maladies.

1°. Il eft des fubftances appellées fébrifuges, parce qu'en corrigeant la qualité des fucs des premieres voies, en
rappellant les fibres du ventricule &
des inteftins à un jufte degré de tenfion,
en pénétrant dans les voies circulaires,
en y décompofant les molécules groffieres & vifqueufes qu'elles y rencontrent, en rétabliffant la liberté de la
circulation dans tous les canaux & les
vaiffeaux capillaires &c, elles triom-

phent communément, après avoir été
précédées des tempérans & des remedes généraux adminiftrés felon les indications, des fievres intermittentes auxquelles les animaux ne font pas moins
fujets que les hommes & qui terminent
quelquefois des maladies épidémiques.

Ces fubftances font la racine de gentiane, la petite centaurée, la grande
& la petite abfinthe, la verveine, la
fumeterre, les fleurs de camomille
ordinaire, l'argentine, les racines de
tormentille & de biftorte, la quintefeuille, la femence de thaliftron,
l'écorce de tamarifc, de frêne, de
marronier d'Inde, l'efprit de vitriol,
le quinquina dit encore l'écorce du
Pérou &c, mais de tous ces fébrifuges,
celui-ci, par la conftance & la certitude
de fes bons effets enfuite d'une application raifonnée, eft le feul qui de
même que dans la Médecine humaine
peut être regardé comme vraiment fpécifique. Nous le donnons en fubftance
foit en bol, foit en infufion dans de
l'eau commune, dans du vin, & quelquefois dans des décoftions de petite
centaurée & d'abfinthe pour en aug-

menter la vertu. Nous le combinons
aussi avec des purgatifs ainsi qu'avec
des apéritifs tels que le tartre vitriolé,
le safran de Mars, le sel ammoniac
purifié &c, quand malgré l'attention que
nous avons eue d'en faciliter les succès
par des purgatifs réitérés, les fievres
sont toujours opiniâtres & rebelles.
Nous l'unissons enfin avec des adoucissans pour en modifier l'action. Il est
au surplus toujours à redouter dans
les circonstances où les médicamens
échauffans pourroient occasionner du
ravage.

2°. D'autres remedes détruisent les
vers & ont été appellés par cette raison anthelmentiques, vermifuges, antivermineux.

Il s'en faut de beaucoup que le corps
humain serve aussi fréquemment de demeure & de nourriture à ces animaux
que le corps des brutes. On en trouve
toujours & de différentes especes dans
le plus grand nombre des chevaux, des
mulets, des ânes, des bœufs, des moutons, des boucs &c.

Les uns habitent les voies de la digestion, c'est-à-dire, l'arriere-bouche,
l'œsophage,

l'œfophage, le ventricule & les inteftins jufqu'à l'anus. J'en ai vu fouvent
dans ces parties une quantité énorme &
effrayante, principalement dans les trois
premiers de ces animaux. Les autres
occupent les voies circulaires, ils fe lo-
gent dans les arteres & les veines fanguines & plus particuliérement dans
celles du ventre comme dans la veine
porte, dans les vaiffeaux urinaires, dans
les vaiffeaux biliferes &c. qui dans l'âne,
le bœuf, le mouton & le bouc, font
fréquemment pleins & garnis de vers
appellés communément douves, ces
vers n'étant proprement que les fangfues-limaces ou le *fafciola hepatica* de
Linnæus; (*) enfin il en eft d'autres qui
fe nichent indiftinctement par-tout, dans
le nez, dans les finus, à l'origine des
cornes, dans le crâne, dans les oreilles,
dans les poumons, entre les membranes
des inteftins, hors même du canal intef-
rinal, dans la rate, dans le tiffu cellulaire au-deffous de la peau, dans les
ulceres avec pourriture &c.

Les fubftances qui peuvent expulfer
ces hôtes meurtriers font l'aloès, la

(*) *Syft. nat.* 648.

I

fcammonée , le jalap, la coloquinte, la rhubarbe , la coraline , la gratiole , la petite centaurée , l'abfinthe , la fementine, la femence de tanaifie , la verveine , l'auronne , la fabine , les racines de fougere , de fraxinelle , de lierre rampant, les gouffes d'ail , toutes les huiles qui n'ont rien de cauftique , le vinaigre , des diffolutions de fels dans l'eau ou dans des infufions de plantes ameres , les vins acides , la cendre de vers , l'affa-fœtida , le fagapenum , le crocus-metallorum, le mercure, fes préparations &c.

Nous ne dirons pas que chacune d'elles ait un pouvoir égal contre toutes fortes de vers, car tels d'entre ces médicamens femblent très-énergiques contre ceux-ci & ne font qu'une très-légere impreffion fur ceux-là. D'ailleurs il eft évident que lorfqu'ils peuvent porter directement fur l'infecte , ils doivent toujours avoir plus d'efficacité que fi leur action n'eft que médiate. L'anéantiffement des vers qui féjournent dans les organes de la digeftion & des vers qui font à l'extérieur du corps doit donc être plus fûr & plus aifé que la def-

truction de ceux qui font recelés dans
les routes circulaires & dans d'autres
lieux détournés ; auffi les purgatifs qui
peuvent immédiatement diffiper la femence vermineufe & l'entraîner avec
eux ainfi que les vers mêmes, les amers,
ces ennemis naturels de la plupart d'entr'eux, qui rétabliffant les fonctions de
l'eftomac & des inteftins & foutenant
les digeftions préviennent des dévelop-
pemens nouveaux & changent le caractere des fucs propres à l'entretien de
la vie de ces animaux, les huileux dont
les parties rameufes & branchues bouchant en eux les trachées les fuffoquent
& les étouffent, enfin les mercuriels qui
brifant & qui rompant la tiffure de leurs
parties en affurent la ruine & forment
un antivermineux fpécifique, feront-ils
employés avec fruit rélativement à ceux
des premieres voies, tandis qu'à l'égard
des autres nous ne pouvons les attein-
dre auffi certainement dans les lieux
écartés qui les dérobent à nos coups,
& nous n'avons d'autres moyens de les
attaquer que ces mêmes mercuriels,
qui de toutes les fubftances à adminiftrer & qui paffent dans le fang, font

celles qui y éprouvent le moins d'altération. Quant aux fangfues-limaces plus
communes encore dans les moutons que
dans les autres animaux, elles démon-
trent la néceffité qu'il y auroit de les
faler plus fouvent que nous ne le faifons;
& en ce qui concerne le ténia autrement dit le ver folitaire, la femence de
tanaifie, la coraline, la gratiole, la
fcammonée, l'angélique, le pourpier,
cette derniere plante étant prife pour
toute nourriture pendant quelques jours,
ont eu quelquefois du fuccès; mais le
médicament le plus puiffant & le moins
infidele eft celui qui a été découvert
par Mr. le Doĉteur Nuffer; fa mort a
fait paffer ce fpécifique dans les mains
de Mr. Pouteau, Doĉteur en Médecine
& en Chirurgie à Lyon, & le bien de
l'humanité exigeroit après les cures multipliées qui ont été opérées publique-
ment & fous mes yeux qu'un femblable
remede ne reftât pas inconnu. La Médecine vétérinaire joindroit d'ailleurs
vraifemblablement alors ce nouveau
bienfait à tous ceux dont elle eft déja
redevable à la Médecine humaine, car
quelque différence qu'on puiffe obferver

dans le ténia du chien & fur-tout dans celui du mouton plus ténu, plus étroit, plus liffe, moins fenfiblement articulé, plus plat, plus droit &c, que le ténia de l'homme, je ne doute point que ce fpécifique dofé convenablement n'eût le même droit fur ce deftructeur fatal & caché de ces brutes.

3°. En cherche-t-on & y en a-t-il un pour combattre les inflammations ? on le trouvera dans les acides, dans le nitre (XIV) ; dans le camphre s'il y a difpofition à la putréfaction ; dans le nitre & dans le camphre enfemble fi l'inflammation eft compliquée à la malignité ; dans le quinquina fi les progrès de l'inflammation font tels que la gangrene foit à craindre ; dans le vinaigre chargé de la teinture des racines alexiteres, fi la malignité eft portée au plus haut degré & fi les animaux font dans un grand abattement, &c.

4°. Dans la circonftance où les bœufs enfuite d'une longue abfence des pâturages & d'une nourriture feche continuée pendant quelques mois font atteints, comme ils le font fouvent, de tranchées caufées par des calculs &

font expofés à des rétentions d'urine confidérables, peut-être que *l'uva urfi*, le favon & l'eau de chaux feroient des fpécifiques.

5°. Le reméde indiqué pour la rage dans l'ouvrage de M^r. de Solleyfel en eft un véritable, mais la plante appellée *anagallis flore puniceo*, (*) qui eft un mouron qui croît dans les terres labourées & qui eft bien différent de celui que l'on nomme alfine, en eft un bien plus fimple.

6°. Dans l'afthme ou la pouffe humide, le foufre & le plomb ou le foufre & l'acier operent avec une certitude qui ne laiffe rien à defirer.

7°. Dans les dyffenteries contagieufes comme dans celles qui ne font qu'épidémiques & dans celles qui attaquent feulement quelques individus, l'ipecacuanha n'agit pas avec moins d'efficacité fur les animaux que fur l'homme.

8°. Le nitre diffous dans de l'eau commune & donné fucceffivement eft un fecours prompt & actif dans les hé-

(*) *Voyez* le Recueil des Mémoires par une Société établie à Berne, T. I. Part. I. pag. 213. *A Zurich.*

morragies internes dont on prévient enfuite le retour par les moyens indiqués.

9°. La tifane des bois, l'antimoine,
la poudre de vipere, les différentes préparations mercurielles font autant de
fpécifiques dans les maladies cutanées
telles que le farcin, les eaux aux jambes, les crevaffes, les mules traver-
fines, &c. la poudre de ciguë ou la
ciguë récente a été regardée comme
fouveraine dans la premiere de ces maladies lors même que fes effets au dehors
paroiffent ne laiffer aucune reffource.

10°. Eu égard à la morve, cette
maladie formidable auffi inconnue à
tous ceux qui en différent qu'à ceux
que quelques lumieres contiennent au
moins dans les bornes d'une fage timi-
dité, tous les efforts que l'on a fait
jufqu'à préfent font demeurés inutiles.
Le trépan pratiqué fur différens chevaux
en en appliquant deux couronnes l'une
fur le finus frontal, l'autre à la partie
inférieure du finus maxillaire, toutes
les injections déterfives faites & pouffées
enfuite dans la vue de nettoyer les ulceres de la membrane muqueufe & d'en
rétablir le reffort, des traitemens inté-

rieurs délayans & fimplement adouciffans, le mercure adminiftré par frictions, en lavement & de toute maniere (XXIII), les purgatifs réitérés, l'adminiftration de l'æthiops antimonial & de la pervenche d'après les idées de Mr. Maloüin, la liqueur diftillée des bois fudorifiques & mêlée à l'antimoine & au mercure, les dépuratoires les plus actifs, la coloquinte, l'élaterium, le laurier cerife donnés comme altérans quoique pouffés à de très-fortes dofes, la poudre de ciguë enfin, rien n'a pu triompher de ce funefte virus. M. le Baron de Zind, Colonel de Cavalerie & premier Ecuyer de M. l'Electeur de Cologne, a fans doute approché du but puifqu'il prétend avoir un électuaire préfervatif de cette maladie & même capable de la guérir quand elle n'a pas offenfé les vifceres. Peut-être que ce nouveau remede auroit acquis plus de confiance, s'il n'avoit pas été annoncé comme une panacée, & fi la vente qui en a été propofée dans toute l'Europe par une perfonne de ce rang n'eût fait craindre à gens difficiles & prêts à toujours tout condamner, qu'un intérêt particulier n'ait eu plus de part au defir de la découverte que l'amour du bien public.

Quoi qu'il en foit, confulté plufieurs fois par M. de Zind, j'ai été hors d'état de le fatisfaire fur tous les points, d'autant plus que je n'ai ni la connoiffance des ingrédiens qui entrent dans la compofition de fon électuaire, ni la preuve des effets que cet électuaire produit ; mais interrogé en 1762 par M. le Marquis de Beauffet, alors Miniftre de Sa Majefté à la Cour de Bonn, fur les moyens les plus certains d'éprouver ce préfervatif fur dix - neuf chevaux que fon deffein étoit de foumettre à des expériences, j'eus l'honneur de lui fuggérer des idées que je crois devoir rappeller ici en peu de mots pour l'inftruction des Eleves. On doit

1°. S'affurer que les chevaux choifis pour infecter les autres font réellement morveux.

2°. L'exiftence de la morve n'étant plus l'objet d'un doute, il ne fuffiroit pas de n'expofer à l'infection que deux chevaux qui n'auroient pas pris le préfervatif & qui néanmoins pourroient ne

pas participer au virus ainſi que le fait
a lieu très-ſouvent, car ſelon l'âcreté de
ce même virus & ſelon le plus ou le
moins de diſpoſition des chevaux ſains
à le contracter, ſes effets ſont plus ou
moins contagieux & quelquefois ne ſe
manifeſtent point : ainſi de ſeize chevaux choiſis ſur les dix-neuf, il en eſt
huit qui doivent être nuement mis à
l'épreuve de la contagion & huit autres
qui auront pris le préſervatif.

3°. Il faut placer dans l'écurie préparée pour les expériences huit chevaux morveux bien reconnus pour tels,
ſoit par la longue durée du flux par un
des naſeaux ou par tous les deux,
ſoit par la conſiſtance, la couleur &
l'odeur de la matiere qui flue, ſoit par
les éroſions & par les chancres qu'elle
aura produit, ſoit par la tuméfaction
des glandes &c.

4°. Ces huit chevaux ſeront diſpoſés
de maniere qu'ils ſeront dans cette même écurie, le premier entre les deux
premiers chevaux ſoumis à l'eſſai, le
ſecond entre le troiſieme & le quatrieme, le troiſieme entre le cinquieme &
le ſixieme &c. obſervant toujours qu'il

y ait exactement à chaque côté des
chevaux morveux, d'une part un cheval auquel on aura donné le préfervatif,
& de l'autre un cheval qui n'aura pas
été préparé ; on s'affurera par ce moyen
ici de la contagion, & là de l'efficacité
du remede.

5°. On ne hâtera point la mort des
chevaux infectés du virus, il eft à propos de lui laiffer le tems de faire des im-
preffions profondes & fenfibles. Quand
on les ouvrira, on s'attachera à la confidération de l'état des vifceres fans en
omettre aucuns. Un coup d'œil jetté
rapidement fur les objets ne fuffit pas.
Tel qui n'examine que la fuperficie apperçoit & découvre rarement, & d'ailleurs combien de gens feuilletent le
livre de la nature & qui n'en favent
pas l'alphabet ?

6°. Pour rendre les expériences plus
fatisfaifantes & plus utiles, il s'agiroit
de faire à des époques diverfes & plus
ou moins rapprochées du tems de la
contagion l'ouverture des chevaux fur
lefquels le levain morveux aura eu
prife, de remarquer les différences de
fes progrès dans les uns & dans les

autres, & d'attendre enfin que deux d'entr'eux meurent pour décider des effets réels de ce venin.

7°. Si quatre des huit chevaux exposés nuement à la malignité du levain morveux en font attaqués & fi les huit qui auront été précautionnés contre cette même malignité n'en font point atteints, le remede de M. de Zind doit être déclaré un excellent préfervatif.

8°. Des dix-neuf chevaux confacrés à ces recherches il en refte trois à introduire dans l'écurie infectée ; on les y laissera avec les huit chevaux préfervés, le réfultat du féjour qu'ils y feront étant bien plus évident fur trois chevaux que fur un feul & l'efficacité du préfervatif étant encore plus folidement conftatée fur les huit chevaux qui l'auront primordialement pris.

Telle a été à peu près ma réponfe à M[r]. le Marquis de Beauffet, & je crois qu'il n'eft pas douteux qu'un pareil effai étoit fait pour accréditer l'électuaire.

Plufieurs perfonnes imaginent au furplus que la découverte d'un préfervatif eft inféparable de celle du remede cu-

ratif. On doit néanmoins réfléchir qu'il
eſt très-poſſible que l'action du préſervatif ſoit , ou de rendre les humeurs
de l'animal immiſcibles avec le virus ,
ou de matter & d'entraver ce même
virus avant qu'il ait eu le tems de les
dépraver , ou d'exciter enfin un mouvement dans la maſſe capable d'opérer
la diſperſion & l'évacuation du levain
introduit , car on ne ſauroit empêcher
l'abord de celui dont la communica-
tion par attouchement immédiat ſe fait
néceſſairement. Il eſt vrai que prévenir
la dépravation , c'eſt faire le premier
pas & peut-être que quiconque ſeroit
arrivé à ce point pourroit en multipliant
les doſes & en augmentant l'activité
des remedes parvenir à corriger cette
même dépravation quand elle eſt faite.

X X X I I.

Ce n'eſt point aſſez d'avoir conſidéré
les ſubſtances que nous adminiſtrons intérieurement dans ce qu'elles ſont, dans
leurs effets ſenſibles , dans ce qu'elles
offrent de nuiſible ou d'avantageux ſelon le choix & ſelon l'application qu'on
en peut faire , dans les divers mélanges

que fuggerent l'art & fur-tout une pratique éclairée &c. Il eft important d'envifager fous ces mêmes points de vue les
médicamens topiques ou locaux (IV)
dont les opérations étant à la portée
des yeux font toujours moins énigma-
tiques, plus fûres & plus connues.

XXXIII.

Nous placerons d'abord parmi ces
médicamens les errhines ou les ptarmiques, ainfi que les mafticatoires (XXIII)
ou les apophlegmatifans. L'effet des uns
& des autres de ces mixtes eft à la
vérité de produire une évacuation vu
l'abondance de la fécrétion qu'ils provoquent, mais leur action développée
& fixée précifément fur les parties mêmes qui les reçoivent les met inconteſ-
tablement au nombre des remedes à
l'examen defquels nous avons encore
à nous livrer.

Une membrane garnie d'une infinité
de cryptes, de follicules ou de corpufcules glanduleux tapiſſe exactement
les foſſes nafales, les volutes, les an-
fractuofités cellulaires de l'os ethmoïde,
les conques, les finus, les conduits la-

crymaux &c ; expofée fans ceffe ainfi
que tous les filets nerveux mous, prefque nuds & à découvert dont elle eft
parfemée & qui dans l'animal comme
dans l'homme font l'organe immédiat
de l'odorat, au defféchement qui feroit
une fuite inévitable du contaét continuel de l'air, toutes ces parties en font
défendues par la lymphe mucilagineufe
que ces corpufcules font conftamment
chargés de féparer, & en même tems
que cette même humeur humeéte &
abreuve cette tunique & les nerfs ol-
faétifs, elle préferve ceux-ci de l'impreffion des matieres trop âcres & les
poumons de l'abord des matieres trop
groffieres que l'air infpiré leur porteroit,
fi elles n'étoient en plus grande partie
retenues par la mucofité dans les différentes routes & dans les différens détours qu'il parcourt.

Ces mêmes nerfs communiquent avec
la cinquieme paire par l'entremife du
nerf nafal qui en eft un rameau & qui
s'épanouit dans toute la fubftance de la
membrane muqueufe ; or l'affociation,
l'union des deux cordons de cette cinquieme paire avec la huitieme, pour

former dans le cheval le nerf intercof-
tal commun, établit la correfpondance
qui regne entre les olfactifs & les organes de la refpiration.

Suppoferons-nous à préfent qu'un
mucus âcre & abondant agiffe fur cette
membrane, que certaines odeurs fortes
ou des fubftances médicamenteufes irritantes y foient parvenues ? La fubite
agitation qu'éprouveront auffi-tôt les
nerfs de la premiere paire s'étendant
inconteftablement à ceux qui ont une
relation médiate & immédiate avec
eux, ils ne tarderont pas à fe reffentir
les uns & les autres du premier ébranlement produit, & c'eft conféquemment à cette fympathie que fur le
champ le mouvement convulfif que
nous nommons particuliérement dans
le cheval *ébrouement* aura lieu. On
le compare avec raifon à celui que
nous appellons *éternument* dans l'homme. Les nerfs olfactifs irrités, la poitrine de l'animal fe dilatera d'abord
plus ou moins fortement & proportionnément à l'action des corps qui les auront follicités, mais la quantité confidérable de l'air alors infpiré bientôt
chaffée

chaſſée avec véhémence par une expiration prompte & forcée, ce fluide
parcourant impétueuſement dans ſa ſor-
tie les foſſes naſales & les ſinus balayera
& entraînera inévitablement avec lui
tout ce qu'il rencontrera ſur ſon paſ-
ſage. D'un autre côté l'impreſſion que
les fibres nerveuſes de chacun des cryptes ou des follicules dont j'ai parlé ſu-
biront de la part de ces mêmes irritans,
excitera une expreſſion plus copieuſe
des matieres qui pourroient engorger ces
glandules, ainſi en partant de ces différens effets nous devons juger de ceux qui
doivent réſulter de l'emploi des errhines
ou ptarmiques. Ils ſont univerſels ou
locaux : locaux, ſi nous ne les conſidérons qu'eu égard à l'excrétion & à l'ex-
pulſion de la mucoſité, univerſels à
raiſon de l'ébranlement & de la ſecouſſe
qui ſuivent l'ébrouement. Enviſagés
ſous le premier aſpect ces médicamens
dégagent la membrane pituitaire & procurent ſouvent accidentellement une
révulſion utile pour les parties voiſines
menacées de fluxions. Sous le ſecond
point de vue, nous en faiſons uſage
dans des cas de vertige, à moins que

K

la maladie ne reconnoisse pour cause
une trop grande abondance de sang
dans les vaisseaux ou dans les sinus de
la dure-mere ; dans celui des affections
catarrales de la tête ou de la poitrine ,
dans des affections soporeuses, dans l'a-
poplexie séreuse , dans la circonstance
d'un part laborieux & difficile &c.

Les errhines ou ptarmiques font le
thym , l'hysope , les sommités d'origan,
les fleurs de muguet , la marjolaine ,
le basilic , la rhue , la bétoine , la nielle
sauvage , la râpure très - fine de bois
d'aloès , les différentes especes de tabac , le poivre , le sel volatil ammoniac sec, la poudre d'antimoine, l'euphorbe , l'ellébore &c.

On en fait des décoctions, on les pulvérise. On injecte les décoctions, &
l'on souffle les poudres dans les naseaux.
Souvent aussi des fumigations toujours
irritantes suffisent & en tiennent lieu.
Les injections & les poudres font conftamment préférables à la fixation dans
les fosses de ce qu'on appelle *plumeaux*,
c'est-à-dire des barbes de plumes d'oie
qu'on a coutume d'y introduire & d'y
laisser après les avoir enduites d'huile

de laurier & faupoudrées de tabac ou
de poivre. Cette pratique eft plutôt à
bannir qu'à adopter. Elle fatigue extrêmement les chevaux en ce que l'irritation qui en réfulte eft trop durable
& les contraint à des efforts trop grands
& trop répétés, & en ce que d'ailleurs
ces plumes interceptent une partie de
la route principale que l'air fuit tant
dans l'infpiration que dans l'expiration ;
on pourroit tout au plus paffer inftan-
tanément une plume chargée de ces
poudres pour ftimuler légérement la
membrane.

Ces médicamens font contre - indiqués quand il s'agit de l'inflammation
de cette tunique , inflammation dont
les fignes font fa rougeur , fa fenfibilité ,
la grande chaleur de l'air expiré , la
fievre , le gonflement des vaiffeaux ex-
térieurs , le défaut de toute excrétion
muqueufe , &c. il faut préférer alors
les vapeurs douces que l'on fait humer
à l'animal , les injeftions adouciffantes
& émollientes capables de relâcher tout
le fyftême pituitaire &c.

En ce qui concerne les apophlegmatifans ou les mafticatoires leur effet eft

K ij

le même fur le tiffu des cryptes ou des
glandes muqueufes de la bouche & fur
les glandes falivales que celui des fubftances errhines fur les follicules de la
membrane pituitaire. Ils les obligent à
un dégorgement en agaçant, en irritant, & en augmentant l'action organique de ces parties ; auffi la plupart
de ces fubftances ne different-elles pas
de celles qui conftituent les premieres.
Nous nous contenterons d'y ajouter les
racines d'impératoire, d'angélique, de
zédoaire, de pimprenelle blanche, de
galéga, la myrrhe, le fel commun,
les gouffes d'ail, l'affa-fœtida que nous
employons plus fréquemment encore
que les autres apophlegmatifans &c.

Nous en faifons ufage en nouet ou
en billot : en nouet, ces remedes groffiérement pulvérifés & enfermés dans
un linge étant fufpendus à un maftigadour ; en billot, le linge qui les contient entourant un bois qui traverfe
comme le canon d'un mors de bride
la bouche d'un angle à l'autre, ou ce
linge étant fimplement roulé dans une
certaine confiftance & étant placé de
même.

Ils font indiqués lorfqu'il s'agit d'o-
pérer une révulfion telle que celle que
les ptarmiques peuvent produire , ainfi
que dans des cas de dégoût & d'inap-
pétence , parce que débarraffant les
houppes nerveufes des humeurs muqueufes qui les couvrent & qui fe mêlant
aux alimens peuvent encore en rendre
la faveur défagréable , ils réveillent la
fenfation & s'oppofent au féjour de ces
mêmes humeurs qui ne pourroient que
contracter une forte de putridité.

Enfin ils font très - efficaces & très-
utiles dans les maladies contagieufes
du bétail. Ils éloignent , pour ainfi dire ,
les corpufcules morbifiques qui s'exhalent, fe répandent, nagent & circulent
dans l'air que les animaux refpirent,
en les empêchant de fe mêler avec la
falive & de s'introduire avec elle dans
les eftomacs , & en pareille occurrence
les apophlegmatifans les plus convenables font un mélange de vinaigre , de
fel ammoniac, de camphre &c.

X X X I V.

Nous appellons du nom de médicamens reftreinctifs les topiques que la

Médecine humaine adopte fous celui de médicamens répercuffifs. La premiere de ces dénominations exprime l'action des fubftances qui compofent ces remedes, la feconde en défigne les effets.

Une aftriction à des degrés plus ou moins forts eft le moyen général de leurs opérations.

Ou fans altérer d'une maniere fenfible le diametre naturel des vaiffeaux elle les fortifie & les difpofe fimplement à réfifter à l'affluence des liqueurs qui pourroient les furcharger : ou ce diametre étant excédé, elle les y ramene infenfiblement. Dans le premier cas elle prévient la dilatation; dans le fecond elle y remédie.

Suppofons enfuite d'une caufe quelconque, de quelque contufion dans les parties charnues, de l'extenfion de quelques fibres mufculaires, tendineufes, aponévrotiques, ligamenteufes &c. une diminution, un affoibliffement dans le reffort des canaux qui puiffent faire craindre qu'ils ne foient bientôt fubjugués par l'impulfion des fluides, les fubftances qui parant à cet événement

confirmeront les vaiſſeaux dans le droit
de contenir les liqueurs dans les routes
que leur direction leur aſſigne & leur
a conſtamment tracées ſeront à proprement parler des médicamens dé-
fenſifs.

L'irruption a-t-elle triomphé de la
réſiſtance ? les liquides s'accumulent-
ils ? pénetrent-ils & errent-ils déja dans
des voies étrangeres ſans franchir néanmoins les bornes vaſculaires & ſans
perdre le point & le caractere de fluidité qui peut les ſoumettre encore à
l'empire des ſolides ? ceux-ci s'irritent-
ils de l'oppreſſion qu'ils éprouvent ?
l'engorgement en un mot commence-
t-il à ſe montrer au dehors ? Les topiques qui , par une action proportionnée aux ſecours que demandent les vaiſſeaux pour ſe rétablir, opéreront de
façon à les rappeller peu à peu à leur
premier état, contraindront les fluides
accumulés & dévoyés qui les en tiennent éloignés à profiter des iſſues que
leur préſentent les tuyaux collatéraux
pour rentrer dans le torrent circulaire ,
& ces topiques ſeront autant de médicamens reſtreinctifs.

K. iv

Les fubftances au moyen defquelles il eft poffible de fatisfaire à ces diffé-rentes intentions, font l'eau froide, le blanc d'œuf, le frai de grenouille, le mucilage des femences de pfillium & de coings, la morelle, la laitue, le pourpier, la joubarbe, l'alléluia, les eaux diftillées de rofes, de plantain & de nénufar, le camphre, le nitre, les vitriols & leurs préparations, le fel ammoniac, l'ofeille, le vinaigre ordi-naire, ceux de Saturne & de fureau, le vinaigre rofat, l'huile & l'onguent du même nom, le gros vin, la lie de vin, les feuilles de rofes rouges, les feuilles & les baies de myrte, l'écorce de grenade, le fumac feuilles & fruits, les noix de cyprès, l'oliban, l'alun, le bol d'Arménie, les terres figillées, la pierre hématite, &c.

Le froid des unes & des autres, l'a-cidité des fecondes, l'auftérité des der-nieres en conftituent les vertus.

On en fait des fomentations, des linimens, des cataplafmes, &c. & les applications peuvent en être faites à froid.

Toute partie menacée d'inflamma-

tion, de dépôt, d'engorgement, peut
en être défendue & préfervée à l'aide
de plufieurs de ces médicamens ; c'eft
ainfi, 1°. que dans la circonftance d'une
entorfe, on en prévient fouvent les
fuites fâcheufes en conduifant fur le
champ l'animal à l'eau, fi l'on eft à
portée d'une riviere, ou en étuvant fu-
bitement la partie avec de l'eau froide ;
2°. que dans le traitement de la fourbure on fe précautionne par des cataplafmes appliqués fur la couronne &
compofés de fuie de cheminée liée par
le vinaigre ou de toute autre fubftance
ayant un degré fuffifant d'aftriction ,
contre un dépôt funefte de l'humeur fur
les pieds, dépôt qui peut d'autant plus
aifément y avoir lieu que les parties
éloignées du centre de la circulation y
font toujours plus difpofées ; 3°. que
dans la fuppuration des parties que l'ongle recouvroit & nous déroboit, on en
ufe de même pour éviter que l'engorgement s'étende à celles qui les avoifinent & que la matiere, pour me fervir de l'expreffion ordinaire aux Maréchaux, *fouffle au poil* ; 4°. que les
mêmes vues conduifant & déterminant

dans le cas des plaies récentes & fan-
glantes, accidentelles ou dues à la
main du praticien qui a opéré, on ga-
rantit de l'irruption du fang les vaiſſeaux
voiſins par des fomentations ſur les environs de ces mêmes plaies, faites avec
le vin, l'oxycrat, l'eau alumineuſe,
la diſſolution de vitriol, les décoctions
des plantes auſteres & confortatives
ſuivant les indications & le beſoin ;
5°. que dans la plupart des maladies
qui affectent des parties d'un tiſſu lâche,
telles que les paupieres, la conjonctive,
l'anus, le fourreau, le ſcrotum, &c. on
fortifie ces mêmes parties en augmentant en elles la conſtriction des fibres,
comme on va au devant des accidens
auxquels leur foibleſſe naturelle les expoſe par le ſoin que l'on a ou que l'on
doit avoir de les laver journellement
avec l'eau froide.

Dans les cas d'inflammation, de dilatation exiſtante, d'engorgemens faits
ces remedes ſont employés comme reſtreinctifs, mais ils ne doivent être mis
en uſage que dans le principe de ces
événemens, parce que d'une part alors
le ſyſtême vaſculeux eſt entier & peut

recouvrer aifément fon élafticité , &
parce que de l'autre l'humeur engorgée
n'étant encore ni tenace, ni coagulée,
ni fortement refferrée & embarraflée
entre les fibres , ni trop abondante ,
ni extravafée , on doit efpérer de remédier à fa déviation en la chaffant &
en l'expulfant dans les petits orifices
latéraux qui lui offrent un paffage pour
rentrer dans les grandes routes & être
foumife de nouveau aux loix générales
de la circulation. Que fi le reffort des
folides eft tel que ces bouches & ces
orifices foient crifpés ou froncés de
maniere à contefter & à refufer à cette
même humeur le droit de rentrée que
nous avons à folliciter pour elle , il eft
de la plus grande importance de chercher d'abord à diminuer cet éréthifme
par les faignées & par l'application des
relâchans , fauf à en venir enfuite &
quand l'irritation fera calmée à de légers
reftreinctifs , car une aftriction fubite &
forte augmentant le refferrement &
pouvant même opérer le racornifle-
ment des canaux aggraveroit inconteftablement le mal. Si au contraire une
dilatation marquée n'eft pas accompa-

gnée d'une vive irritation, fi les vaiffeaux dans une forte d'inertie, pour
ainfi dire , font très - diftans du point
d'action & de force qui peut effectuer
la répercuffion , on ne peut fe difpenfer
d'en appeller aux effets de ceux de ces
médicamens qui font les plus propres
à les rappeller à eux-mêmes, & par conféquent de recourir ou aux acides feuls
ou aux médicamens aufteres, c'eft-à-
dire à ceux que l'on nomme aftringens,
en fe réglant toujours pour le choix des
plus ou moins énergiques proportionnément aux circonftances. On doit d'autant moins méconnoître le pouvoir de
ceux-ci en pareille occafion qu'on en
emploie plufieurs très - utilement dans
des conjonctures bien plus difficiles,
telles que celles où il s'agit de vaiffeaux
ouverts comme dans les hémorragies ,
de vaiffeaux dilatés comme dans l'ané-
vrifme vrai & dans les varices , du relâchement des fibres mufculaires comme dans la chûte de l'anus , &c.

　　C'eft peut - être au furplus le peu
d'attention que l'on apporte à ces divers
états des folides qui fait quelquefois que
dans l'homme & dans l'animal les en-

torfes font fi rebelles. On fe hâte fouvent d'appliquer de forts reftreinétifs fans confidération du plus ou moins de douleur & de chaleur qui fuivent ces fortes de diftenfions, l'inflammation accroît, les liqueurs bien loin de céder & d'obéir aux mouvemens qu'elles éprouvent deviennent plus compaétes, fe coagulent & engorgent toujours de plus en plus les tuyaux rétrécis, de là l'induration : ou bien broyées & brifées par l'aétion des vaiffeaux, elles fe décompofent & les vaiffeaux eux-mêmes fouffrent des dilacérations, de là la fuppuration ; le Maréchal s'en étonne, & fa furprife eft encore plus grande quand dans le même cas & après un traitement très-oppofé à celui que lui indiquoient des recettes auxquelles une profonde ignorance ne le rend que trop fidelle, vingt autres malades font bientôt entiérement rétablis.

Quoique les remedes dont il s'agit femblent abfolument inutiles & à exclure lorfque l'humeur eft extravafée, il eft néanmoins de légers épanchemens contre lefquels ils ne font pas fans effet, tels par exemple, que l'extra-

vafion du fang enfuite de quelque faignée, les echymofes qui fuivent des
contufions, & qui ne s'étendent pas au
loin ; le plus fouvent l'eau froide feule
ou aiguifée d'une petite quantité de
vinaigre & employée promptement,
procure la diffipation totale de ce fluide
repris après qu'il a été délayé peut-être
par les parties aqueufes qui l'ont pénétré & au moyen du mouvement & de
l'action des fibres qui le recouvrent &
qui l'entourent, par les orifices des
tuyaux abforbans qui peuvent le rapporter dans la mafle.

Au refte nous ne nous étendrons pas
beaucoup ici pour convaincre du danger qu'il y auroit de répercuter au
dedans des humeurs dont le refoule-
ment doit être inconteftablement funefte, ainfi les reftreinctifs feront à jamais bannis dans tous les cas où tout
homme éclairé fent & avoue au contraire la néceffité de la dépuration du
fang. On les rejettera donc quand il fera
queftion de tumeurs critiques, peftilentielles, malignes, de morfures de bêtes
venimeufes, d'animaux enragés, de
tumeurs dartreufes, du claveau, du
farcin, &c.

X X X V.

Les parties du corps des animaux ne
font exemptes , ainfi qu'on vient de le
voir , ni du changement que peut produire en elles l'excès de rigidité & de
dureté de leurs fibres , ni de l'inflammation qui en accompagne l'inflexibi-
lité & la diftenfion , ni des douleurs
provoquées par le tiraillement & les
vibrations irrégulieres des fibrilles nerveufes qui entrent dans leur compofition , ni de l'altération de la fluidité &
du mouvement naturel des liqueurs con-
tenues dans les canaux de celles qui
font ainfi affeétées : la Médecine vétérinaire n'a donc garde de méconnoître
les fubftances appellées émollientes à
raifon de leurs propriétés. Ces fubftances dont quelques particules douces &
fubtiles pénétrant & s'infinuant d'une
part dans les cavités des vaiffeaux attei-
gnent les fluides , fe mêlent avec eux ,
les délayent & en diminuent la confiftance , ramolliffent & détendent de l'autre les folides & les rappellent , en leur
reftituant leur foupleffe , à ce jufte degré
d'élafticité & de reffort d'où naiffent en

eux une réſiſtance modérée & des oſcillations proportionnées & meſurées à
la force qui en ſollicite les réactions.

Celles auxquelles nous nous bornons
dans l'uſage & dans la pratique, ſont
l'eau tiede, le lait, les oignons de lys
& les fleurs, les feuilles & les fleurs de
mauve, de guimauve, de bouillon-
blanc, de violier, les fleurs de nenufar,
les feuilles de branc-urſine, d'arroche,
de mercuriale, de pariétaire, de ſene-
çon, de poirée, de linaire, la pulpe
de pomme cuite, le ſon, la ſemence
de fenugrec, de pſillium, de lin, le
jaune d'œuf, la mie de pain, le beurre,
le bouillon de tripes, la moelle, les
graiſſes de cheval, de bouc & d'autres
animaux, le ſuif de bœuf, l'huile roſat,
celles d'olives, d'amandes douces, de
mucilage, de lys, de nenufar, de petit
chien, l'onguent d'althæa, l'onguent
populeum, &c.

Eu égard à leurs effets & à la forme
ſous laquelle nous les employons, on
pourroit en conſidérer trois claſſes, la
premiere comprenant les aqueux, les
fomentations, les lotions & les bains;
la ſeconde les plantes, leurs parties
mucila-

mucilagineuses, leur pulpe, leur semence, les cataplasmes qui en font
formés ; la troisieme les chalastiques,
c'est-à-dire les huiles, celles dans lesquelles on fait bouillir ces mêmes plantes, les graisses, les moelles, le beurre,
les onguens, les embrocations, onctions & linimens que nous en faisons
&c.

Les inflammations, la douleur, les
tumeurs chaudes érysipélateuses, fleg-
moneuses, les tumeurs squirreuses bé-
nignes, la contraction, la rigidité des
tendons, des muscles, des ligamens en
indiquent l'emploi, comme ce même
emploi est contre-indiqué dans les cas
d'œdème, d'extravasion des humeurs,
de stupeur de la partie, d'atonie &
d'inertie dans le genre vasculeux &c.

Les émolliens de la premiere classe
conviennent dans les cas les plus simples comme dans ceux où l'engorgement n'est pas profond & paroît se
borner au tégument.

On doit avoir recours à ceux de la
seconde & aux cataplasmes dans les
tumeurs inflammatoires & douloureuses
qui n'ayant ainsi que celles pour les-

L

quelles les reſtreinctifs (XXXIV) ſont
abſolument prohibés , aucun caractere
que nous puiſſions redouter n'exigent
pas qu'on en accélere la maturité &
qu'on ſe hâte de les ouvrir dès qu'on
apperçoit la moindre fluctuation. J'ajouterai que l'application de ces cataplaſmes ne doit pas être faite à froid ſur-
tout en hiver , parce qu'ils operent plus
ſûrement & qu'ils pénetrent davantage
quand on les applique chauds ; qu'il faut
avoir attention que par leur épaiſſeur
ils ne ſoient pas d'un poids inſupporta-
ble ou incommode ſur la partie ſouf-
frante ; que le deſſéchement quand ils
ſont moins épais en étant plus prompt ,
on peut les tenir frais & humides en
les humectant avec leur propre décoction , ce qu'il eſt néceſſaire de prati-
quer auſſi lorſqu'on n'eſt pas à portée
de les renouveller ſouvent pour éviter
conſéquemment à la chaleur qu'ils doivent appaiſer & dont ils participent , la
diſſipation des parties aqueuſes des ſubſtances dont ils ſont formés.

Les émolliens gras & huileux produiront enfin de très-bons effets dans
les inflammations douloureuſes des ten-

dons, des ligamens, des articulations
&c. Il faut les employer dans toutes
ces circonſtances préférablement aux
émolliens mucilagineux, de même, par
exemple, que dans le cas où l'on ſe
propoſe de corriger inſenſiblement par
la ferrure le vice des chevaux rampins
dont les tendons ſeroient étonnés &
ſouffriroient d'une diſtenſion trop ſubite, mais ces mêmes émolliens ſeront
totalement rejettés dans le flegmon
éryſipélateux & en général dans toutes
les inflammations externes, parce que
ſi ces ſubſtances étoient vieilles & ran-
ces elles ſeroient plutôt maturatives
qu'émollientes, & que ſi elles étoient
nouvelles & fraîches, bientôt échauf-
fées par la chaleur de la partie elles
contracteroient un degré d'acrimonie
contraire à nos vues, en un mot, parce
que bouchant & obſtruant toujours les
pores, elles ferment conſtamment aux
humeurs engorgées les iſſues qu'il s'agit
au contraire de leur ménager.

Quoique les ſubſtances émollientes
ſemblent n'avoir que le droit & le pouvoir que nous leur avons attribués d'a-
près l'obſervation de leurs effets les plus

ordinaires, fouvent elles deviennent réfolutives ou maturatives felon les différentes routes que la nature eft difpo-
fée à embraffer & à choifir pour la terminaifon des tumeurs. Souvent auffi
fuivons-nous & prévenons-nous fes intentions par des affociations & des mélanges divers ; c'eft ainfi qu'après avoir
eu recours à l'émollient le plus prompt
& le plus efficace, c'eft-à-dire à la faignée, nous uniffons à de légers répercuffifs les médicamens dont il s'agit dans
le commencement des flegmons, à
des réfolutifs dans leur augmentation,
comme auffi dans la circonftance des
éryfipèles & dans celle des tumeurs
fquirreufes récentes, ou nous alternons
quelquefois encore & felon le befoin ces
mêmes réfolutifs & ces mêmes émolliens à des maturatifs, quand les flegmons paroiffent plutôt difpofés à fuppurer qu'à fe réfoudre, à des anodins
pour calmer des douleurs extrêmes &c.

Du refte je n'ignore pas que fi tout
médicament doué du pouvoir de corriger & d'affoiblir la caufe de la douleur
mérite le titre d'anodin, les fubftances,
dont je viens de parler font eu égard

à leurs effets véritablement dignes de ce nom, mais je ne veux défigner ici que les remedes appellés ftupéfians ou narcotiques auxquels plufieurs Auteurs dénient la faculté que d'autres leur accordent d'engourdir & d'émouffer le fentiment de la partie fouffrante fur laquelle on les applique. Quelle que foit leur action, de quelque maniere qu'elle s'exerce, il eft toujours certain que leur ufage extérieur lorfqu'ils font indiqués, opere avec une efficacité réelle; ainfi après les premieres reffources que la phlébotomie nous offre, ils nous préfentent les moyens les plus sûrs de calmer ou de mettre fin à une tenfion exceffive & à des perceptions infupportables dont la vivacité diffipe les efprits, trouble les digeftions, pervertit les humeurs, jette la machine dans l'épuifement & occafionne les plus grands défordres dans toute l'économie animale.

Ces anodins font la jufquiame, la ciguë, la mandragore, la bella-dona, la cynogloffe, le pavot d'où l'on tire l'opium ou dont la femence eft blanche, les huiles, les eaux diftillées, les décoctions, les fucs de ces plantes,

l'emplâtre de ciguë, le baume tranquille, les gouttes anodines ou laudanum liquide &c. On allie donc ces
substances, si on n'a pas à les employer
seules, avec celles qui sont émollientes, par exemple on fait des cataplafmes des feuilles de ces végétaux écrasées ou cuites sous la cendre & mêlées
avec les huiles rosat ou violat, ou l'a-
xonge de cochon, ou l'onguent populeum, &c.

X X X V I.

La répercussion & la résolution pré-
sentent l'une & l'autre l'idée d'un même
effet consistant dans la disparition d'un
engorgement conséquemment à la dissipation d'une humeur arrêtée dans une
partie quelconque, mais cette disparition & cette dissipation opérées par le
second de ces moyens sont le résultat
ou le produit d'une action essentielle-
ment différente. Cette action n'est point
subite ; je ne la vois ni résider dans
ce qu'on nomme proprement astriction
(XXXIV) ni limitée aux seuls cas où
les liqueurs n'ont pu acquérir une certaine consistance ; elle se manifeste au

contraire prefqu'infenfiblement par l'atténuation des fluides devenus imméa-
bles attendu la durée du repos auquel
les ont condamnés des vaiffeaux dont
la rigidité en a intercepté la marche
ou dont l'inertie en a favorifé l'accu-
mulation, & par le rétabliffement du
reffort de ces mêmes vaiffeaux qui dès-
lors forcent les fucs qui étoient en congeftion & à la divifion defquels leurs
ofcillations ajoutent & aident encore, à
reprendre, d'une part, & en plus grande partie leur cours naturel & à s'é-
chapper, de l'autre, par les orifices
que leur offrent les pores cutanés, c'eft-
à-dire par les voies de la tranfpiration.

Les fubftances vraiment réfolutives
font douées de particules capables de
pénétrer & de traverfer le tiffu des parties fur lefquelles on leur propofe de
s'exercer, d'exciter une raréfaction dans
les molécules des humeurs, d'irriter les
fibrilles nerveufes, de folliciter le mouvement des efprits, d'accroître la force
des contractions &c.

Ces fubftances font les racines de
petite fcrofulaire, de bryone, de con-
combre fauvage, les feuilles de bar-

dane, de perficaire, d'ariftoloche, les feuilles & les fleurs de fureau, les fleurs de mélilot & de camomille, la racine & les feuilles de grande fcrofulaire, la fquile, le marrube noir, la pyrèthre, l'hieble, le romarin, le thym, la fauge, la lavande, le ferpolet, l'origan, le pouliot, la marjolaine, la rhue, l'abfinthe, l'hyfope, les baies de genievre & de laurier, le poivre, le gingembre, les divers aromates, les quatre femences chaudes, celle d'anet, les quatre farines réfolutives, celles de lentille, de froment, de feigle, d'avoine, de lin, de femu-grec, l'eau vulnéraire, l'eau de vie, l'efprit de vin, la boule d'acier diffoute dans l'eau divine, le camphre, l'aloès, le fafran, le benjoin, le caftor, le ftorax, le fel ammoniac, la fiente de vache, l'urine, les favons, les fumigations de cinabre, de fuccin, la vapeur du vinaigre, l'oxymel, les huiles de vers, de térébenthine, d'afpic, de pétrole, de fuccin, de menthe, de romarin, de brïques, de laurier, la gomme ammoniaque, le bdellium, l'opopanax, le galbanum, le fagapenum, la myrrhe, la térében-

thine, la poix, la leffive de cendres de
farment, la lie de vin, l'eau de chaux,
le foufre vif, le fel marin, les baumes
de Fioravanti, du Commandeur, de
foufre, les onguens Napolitain, mar-
tiatum & d'althæa, les emplâtres de
mélilot, de diachilon fimple ou gommé,
de Vigo avec le mercure, de ciguë, de
diaboranum, &c.

D'après ce qui eft établi en général
de leurs vertus & de la maniere dont
la réfolution s'accomplit, on doit comprendre que leur emploi requiert une
certaine difpofition dans les fluides &
dans les folides, & qu'il eft par conféquent une multitude de circonftances
où il importe de préparer les parties à
l'impreffion qu'elles doivent fubir de
leur part. Souvent les liqueurs oppofant
une certaine réfiftance aux vaiffeaux,
la force fyftaltique de ceux - ci s'en
irrite, leur réaction eft telle qu'ils en
brifent les molécules & qu'ils diminuent
le volume de leur maffe de façon à les
proportionner au diametre des orifices
que des ofcillations redoublées les con-
traignent à enfiler ; c'eft ainfi que fréquemment & fans aucuns fecours étran-

gers les tumeurs fe réfolvent & s'éva-
nouiffent, & c'eft à ce point ou à ce
jufte tempérament que fideles miniftres
de la nature nous devons ramener ces
divers agens quand ils s'égarent.

L'obftacle provient-il comme dans
toutes les tumeurs chaudes ou aigues,
non des humeurs qui font encore en
mouvement, puifque le frottement &
la difficulté qu'elles trouvent à circuler
occafionnent la perception douloureufe
& les pulfations, mais des vaiffeaux
crifpés, tendus & dont l'irritation augmente fans ceffe & en raifon de la
force avec laquelle le cœur chaffe &
pouffe de nouveaux fluides à la partie
engorgée? Si la matiere à réfoudre
n'eft pas telle que fon commerce avec
les autres liqueurs puiffe être nuifible
au bien de la machine, foit en les pervertiffant, foit en affeetant enfuite de
fa rentrée quelque vifcere effentiel, il
faut d'abord & néceffairement parer à
la tenfion exceffive par l'application des
émolliens & à la vivacité de la douleur par les émolliens & les anodins
enfemble. Le tiffu des folides alors re-
lâché, fouple & flexible, on unit felon

le befoin des réfolutifs à ces mêmes
émolliens, ou l'on met en ufage ceux
qui ont le moins d'énergie dans la crainte de rappeller les vaiffeaux à l'état de
rigidité dont on les a tirés, fauf à
recourir par degrés & à mefure que la
tumeur fe diffipe à ceux en qui on reconnoît plus d'activité. Que fi le fuccès
entier de ce traitement eft empêché,
ainfi que nous le voyons quelquefois
par une petite dureté qui n'eft pas encore détruite & qui eft due foit à l'af-
faiffement des vaiffeaux, foit à la con-
denfation de quelque portion des liqueurs, on revient tantôt aux réfolutifs
les plus mitigés & tantôt on perfévere
dans ceux qui font les plus actifs pour
terminer cette réfolution. Il eft d'autant plus effentiel de fuivre cette marche
que tout autre procédé feroit évidemment contraire à nos vues ; des réfolutifs vraiment animés ou même modérés
employés fur le champ augmenteroient
en effet les conftrictions & les étran-
glemens, les folides agiffant vivement
fur les fluides auxquels ils fermeroient
& refuferoient tout paffage les décom-
poferoient & hâteroient la fuppuration,

au lieu que réduits par les émolliens à
un état de foupleffe qui leur permet
de fouffrir fans s'en étonner & fans danger une action ftimulante proportionnée
à la fenfibilité de la partie & au caractere de la tumeur, cette même action
ne les rend capables que des efforts
néceffaires pour déplacer l'humeur &
pour la remettre dans les routes qu'ils
lui avoient interdites.

De quelqu'utilité que puiffent être
au furplus ici les fubftances émollientes,
je n'ai garde de les admettre à l'imitation de quelques perfonnes au rang des
fubftances réfolutives. Qu'elles contri-
buent à la difparition du dépôt, qu'elles
paroiffent même l'occafionner feules &
entiérement dans de certaines circonftances, leur effet me les montrera toujours comme des remedes auxiliaires
indiqués par la difpofition morbifique
des parties à tout Praticien qui n'agit
que d'après le raifonnement, & uniquement propres à favorifer dans le
premier cas le triomphe des médicamens principaux & dans le fecond celui
de la nature. S'il en étoit autrement,
s'il étoit permis de déduire de l'opéra-

tion des topiques & même de celle des remedes internes employés dans une premiere intention & d'après des premiers effets à folliciter le pouvoir de ces mêmes topiques & de ces mêmes remedes pour la cure entiere & parfaite, & fi l'on étoit autorifé à les placer en conféquence parmi ceux auxquels le droit conftant & certain du fuccès & de la terminaifon appartient, une telle confufion diffiperoit affurément le jour qui réfulte des divifions qu'on a faites des fubftances médicinales & il n'y auroit bientôt aucune claffe de ces fubftances fur laquelle on pût folidement compter.

Dans les tumeurs froides ou chroniques l'inertie des vaiffeaux eft telle qu'ils cedent aux liqueurs qui affluent & que ces liqueurs fe dénient à elles - mêmes par leur épaiffiffement la liberté de leur cours en engouant les canaux. Ici nous devons tenter de folliciter d'une part la diffolution des fluides & de l'autre l'ofcillation des folides qu'il s'agit de ftimuler au point de les engager à contribuer à cette même diffolution & à faciliter la rentrée de l'humeur. L'engorgement eft-il œdémateux ? Le reffort

de la partie, c'eſt-à-dire, le degré de
foibleſſe des tuyaux & dé conſiſtance
de la liqueur ſtagnante eſt le point d'où
nous devons partir pour régler le choix
des réſolutifs ſalins, aromatiques, ſpiritueux qu'il convient de mettre en
uſage. La congeſtion eſt-elle ſquirreuſe ?
les fluides croupiſſans tendent-ils à l'induration ? Alors il eſt eſſentiel de con-
ſulter le beſoin qu'ils ont de mouvement & de véhicule & l'on en juge par
le volume, par la rénitence, par l'an-
cienneté de la tumeur ; ainſi le plus ou
moins de dureté annonçant le plus ou
le moins d'épaiſſiſſement nous guide &
nous indique les médicamens à préférer
qui ſont pour l'ordinaire les huiles, les
réſines, les gommes & enfin les mercuriels dans la circonſtance d'une grande
condenſation ; mais j'obſerverai que
dès que les liqueurs ſont trop dépourvues d'humidité pour céder comme
elles le doivent au jeu des canaux, il
eſt indiſpenſable de débuter par l'application des humectans & des émolliens
à l'effet de les rendre ſuſceptibles d'une
réſolution qu'on effectuera enſuite en
ſubſtituant à ces ſubſtances les diſcuſſifs

ou les fondans que l'état de la tumeur paroîtra requerir. On feroit au furplus des efforts très-inutiles & quelquefois même nuifibles, fi l'on entreprenoit de diffiper par la voie des réfolutifs des dépôts dont l'endurciffement ne permet pas de croire qu'il refte à l'humeur engorgée une aptitude au mouvement & à l'atténuation, & dans lefquels l'organifation des folides eft entiérement dépravée, & ces médicamens ne font employés en pareille circonftance que par des Praticiens très peu éclairés & hors d'état d'en apprécier l'action & la valeur.

Ceux que demandent les tumeurs flatueufes femblables à l'œdème par leur fouplefie, mais qui en différent par leur élafticité font des volatils & des fpiritueux, on force par leur fecours les portions raréfiées de l'air répandu dans le tiffu cellulaire à abandonner les cellules graiffeufes qu'elles tuméfioient. Il en eft de même des contufions, des échymofes, &c. auxquelles on remédie par le moyen des ftimulans de cette efpece. Quant aux gonflemens emphyfémateux qui dans certaines épidémies

des bœufs se manifestent le plus souvent le long de l'épine par une crépi-
tation ou un bruit semblable à celui que
fait entendre un parchemin sec que
l'on comprime, il seroit assez inutile
d'y employer les mêmes résolutifs, la
chaleur, des frictions seches, &c, pour
prévenir la séparation, le séjour & la
raréfaction de l'air ; ces gonflemens qui
annoncent l'affoiblissement du ressort
des solides, la défunion des principes
des fluides, &c. ne font que sympto-
matiques & se dissipent toujours par
l'action seule des remedes qui conviennent à la maladie essentielle, quand on
est assez heureux pour en triompher.

L'usage des résolutifs s'appliquant à
une multitude de cas & ayant lieu sur
une infinité de parties différentes on
fait de ces substances des gargarismes,
des collyres, des lotions, des fomentations, des embrocations, des emplâtres,
des cataplasmes dont quelques-uns font
désignés parmi nous par la dénomination particuliere de charges, &c. On
les allie, on les fortifie les unes par les
autres, comme on les modifie lorsqu'on
les unit aux substances émollientes selon

les

les indications. Leur action est lente
sous la forme de linimens & d'embrocations, plus pénétrante sous celle de
fomentations, d'étuves, de douches,
plus durable sous celle d'emplâtres, plus
efficace sous celle de cataplasmes, &c.

Elle ne se borne pas au tissu de la
peau. Les particules de ces médicamens
se propagent jusques dans l'intérieur au
moyen de l'intus-susception qui s'en fait
par les pores absorbans répondant aux
porosités des veines séreuses & qui ne
font que trop souvent la porte funeste
par laquelle des corpuscules morbifiques
contenus dans l'air environnant, ou qui
s'échappent des individus par la voie
des pores exhalans s'introduisent & s'in-
sinuent dans les corps voisins, les uns
nuement, les autres ensuite d'un contact immédiat. A l'égard du mercure,
ses effets different de ceux des autres
résolutifs en ce que ceux-ci abondant
en particules salines, sulfureuses, volatiles s'exercent sur les fluides & sur
les solides, tandis que le pouvoir de ce
minéral est uniquement renfermé dans
sa grande divisibilité & dans sa masse ;
or ses globules pouvant s'insérer forte-

M

ment dans le tiſſu des humeurs coagulées, il en détruit la cohérence & ſur-
monte des obſtacles & des degrés d'é-
paiſſiſſement qui auroient certainement
éludé la force des autres remedes : auſſi
pour compléter le ſuccès l'aſſocie-t-on
aſſez ſouvent avec des ſubſtances ſti-
mulantes & dirige-t-on par ce mélange
l'action du médicament ſur les liqueurs
& ſur les canaux.

Il ſeroit impoſſible au ſurplus dans
un concours immenſe de circonſtances
maladives fréquemment compliquées
& preſque toujours variées & nuancées
à l'infini de prévoir par un détail de
préceptes tous les cas particuliers, mais
des principes généraux ſuffiſent à quiconque fait aſſervir la pratique au rai-
ſonnement & à la théorie. Dans les engorgemens des jambes avec beaucoup
de dureté, il préférera les réſolutifs gras
aux réſolutifs ſpiritueux, parce que les
premiers pénétrant & s'introduiſant plus
avant opéreront la ſoupleſſe des vaiſſeaux & la diſcuſſion des fluides ; dans
les engorgemens œdémateux de ces
mêmes parties, il emploiera les ſeconds
dont l'effet principal eſt de reſſerrer les

pores, d'augmenter les ofcillations des canaux, &c. Il les mettra pareillement en ufage dans les contufions, dans les atteintes, dans les nerf-férures, dans les coups & heurts que fe donne l'animal qui s'attrape, dans les bleimes ou échymofes qui ne s'apperçoivent que lorfqu'on pare le pied & pour lefquelles l'efprit de térébenthine, l'huile d'afpic font d'une véritable reffource. Dans la *forme* qu'on peut regarder comme un véritable ganglion, il aura recours au broyement, au frottement & enfuite aux réfolutifs mercuriels ; ces mêmes réfolutifs lui ferviront pour diffiper les exoftofes, les courbes, les jardons, les éparvins, les furos, les offelets, les fufées, l'engorgement des glandes, les capelets, l'éponge & d'autres loupes qu'on aura difpofées à en fubir l'impreffion par l'application des farines réfolutives cuites avec le miel, &c ; dans l'extravafation de l'humeur fynoviale deftinée à faciliter le jeu des tendons, cette humeur s'arrêtant communément par le relâchement des capfules ligamenteufes qui les contiennent aux endroits des articulations & produifant

ce que nous nommons veſſigons, molettes, il uſera des ſpiritueux & aromatiques; dans les efforts de reins, il placera des charges ou des cataplaſmes de
ſubſtances poixeuſes, gommeuſes, réſineuſes, ainſi que dans les écarts ou
efforts d'épaules, ſi les parties ayant été
tiraillées & diſtendues ne ſont ni irritées,
ni enflammées, ni douloureuſes, &c.
Enfin dès que la maladie dépendra d'un
vice général ou particulier des humeurs,
il ne s'en tiendra pas comme on s'en
eſt tenu juſqu'à préſent dans la pratique de la Chirurgie vétérinaire aux
médicamens locaux, il adminiſtrera les
remedes internes qu'elle pourra exiger,
&c.

XXXVII.

Où l'art n'eſt point d'accord avec la
nature tous ſes efforts ſont impuiſſans;
où la nature qui ſeule peut ſouvent
tout n'eſt pas dans de certains cas ſecon-
dée par l'art, elle eſt impuiſſante elle-
même. La réſolution eſt en général ſon
ouvrage, & la ſuppuration, cette ter-
minaiſon la plus utile & la plus avan-
tageuſe de toutes après celle-ci, n'eſt

pas moins l'effet d'une action spontanée
qui suppose également dans la partie
tuméfiée certaines dispositions & particuliérement ici toutes les conditions re-
quises pour convertir les fluides & les
folides de cette même partie en une
matiere purulente & pour opérer la
dégénération de la tumeur en abcès.

Un engorgement dans les tuyaux capillaires ; une tenfion douloureufe ; des
mouvemens ofcillatoires redoublés &
affez vifs de la part des canaux voifins
pour ébranler & pour agiter les liqueurs
arrêtées ; le mouvement inteftin de celles-ci à raifon de l'augmentation de chaleur qui réfulte de ce broyement & par
conféquent de la raréfaction de l'air qui
agiffant fur elles & les faifant réagir fur
les folides hâte de fon côté la décompofition ; la deftruction des vaiffeaux en-
goués ; la rupture de la membrane cellulaire dans plufieurs de fes points enfuite de la diftenfion exceffive qu'elle
éprouve ; l'exfudation des fluides qui
étoient renfermés dans les petits tuyaux
ouverts & dilacérés ainfi que l'épanchement des fucs graiffeux que les cloifons
anéanties du tiffu ne peuvent plus con-

tenir ; le mélange de ces fluides , de ces fucs, des débris de ces cellules & de ces petits canaux dans le lieu du déchirement ou de l'éclat du tiffu, c'eft-à-dire dans le centre ou dans le foyer de la tumeur ; la ceffation de la ten-fion, de la douleur & d'une partie de ces mouvemens à mefure de cette collection dans une même cavité , collection annoncée par la molleffe de la partie & par la fluctuation de l'humeur qui font d'ailleurs avec la diminution ou la difparition des fymptômes qui précédoient les fignes d'une maturité parfaite ; enfin la dépravation putride de cette matiere dans la capacité où elle croupit , à moins qu'on ne lui fraye fur le champ un jour pour en délivrer la partie ; la corrofion de toutes les portions qui l'avoifinent jufqu'à ce qu'elle fe foit fait elle - même une route , ou au dehors par les tégumens, fi, à défaut des vaiffeaux dont ils reçoivent la nourriture & la vie, ils font pourris ou affoiblis de façon à céder à fes efforts, ou au dedans fi elle rencontre moins de réfiftance ; tels font les moyens & les progrès de la géné-

ration de ce liquide homogene qui formé, ainfi qu'on le voit, de plufieurs
parties hétérogenes en quelque forte
amalgamées, eft ce que nous nommons
proprement *pus*.

Il eft conftamment le produit d'une
inflammation, mais toute inflammation
ne donne pas les mêmes réfultats. Tel
degré de chaleur effeétue la réfolution,
(XXXVI) tel autre dans lequel tous
les vaiffeaux de la partie font tellement
obftrués que le cours du fang y eft in-
terrompu & qu'elle fe trouve fuffoquée
par le volume de ce fluide eft le principe de la gangrene & du fphacèle ;
il faut donc dans les mouvemens qui
operent la fuppuration une certaine in-
tenfité qui eft, fi j'ofe m'exprimer ainfi,
le point milieu entre la difpofition qui
conduit à la premiere de ces terminai-
fons & celle à laquelle la mortification
fuccede.

Cet état moyen peut encore varier.
Ou l'aétion des folides eft trop forte,
ou elle eft fuffifante, ou elle eft trop
foible.

Dans le premier cas il eft évident
qu'il faut mettre un frein à la tenfion,

appaifer le mouvement, la douleur &
la chaleur. Les émolliens, les anodins
rempliront ces vues. Ils humecteront,
ils relâcheront les folides, ils diminue-
ront l'inflammation, ils en borneront
les progrès, ils préviendront la fuffocation; une partie des humeurs engorgées auxquelles leurs molécules fe feront unies recouvrera la liberté de fon
cours, l'autre fubira le changement auquel l'ofcillation modérée des canaux
la foumettra, ils en faciliteront même
l'évacuation au dehors en affoibliffant
les tégumens, &c.

Dans le fecond cas il fuffit pour aider
le fuccès des mouvemens fpontanés ou
plutòt pour en accélérer l'effet d'entretenir la chaleur interne de la partie,
foit en la garantiffant de l'accès & de
l'impreffion de l'air, foit en y retenant
l'humeur perfpirante qui d'ailleurs fe
mêlant alors à la matiere engorgée ne
peut que la rendre plus fluide & plus
mobile, & c'eft ce que l'on obtient
fouvent indifféremment de toute efpece
de topique appliqué fur la tumeur &
capable de boucher les pores.

Dans le troifieme cas enfin, c'eft-à-

dire dans la circonſtance d'une aćtion
ſpontanée trop languiſſante, de l'épaiſſiſſement de la matiere arrêtée, de ſon
ſéjour dans un lieu peu expoſé aux coups
des vaiſſeaux, d'un engorgement dont la
formation lente eſt l'eſſet de la congeſtion &c, il s'agit d'exciter une inflammation dans la partie, d'irriter, d'agacer,
de réveiller les ſolides, de ſolliciter en
eux des mouvemens proportionnés à ce
qu'on doit en exiger, de les mettre en un
mot en état d'agir ſur l'humeur ſtagnante
de maniere à la décompoſer & par conſéquent de recourir à des ſubſtances actives & même irritantes ſelon le beſoin.

Les plantes émollientes & anodines
(XXXV), les fleurs de lys blanc, les
figues graſſes, l'oſeille, les jaunes d'œufs,
les cataplaſmes de raves, de pain de
froment & de ſeigle, de ſemences d'orge, de lin, d'avoine &c. cuits dans l'eau,
dans la bière, dans le lait, dans des
décoćtions de plantes émollientes, l'onguent d'althæa rempliront la premiere
indication.

Le miel, le beurre, les moelles, la
cire, l'huile, les graiſſes, la poix, la
réſine ſous une forme emplaſtique, l'on-

guent bafilicum &c. fatisferont à la feconde.

Le levain de froment, les bulbes
d'ail, les oignons de fcille & les oignons
ordinaires, les fientes de bœuf, de chevre, de porc, de pigeon, les graiffes
& les huiles furannées, les gommes ammoniaque, élémi, le galbanum, le bdellium, l'opoponax, le fagapenum, l'emplâtre de diachilon gommé, celui de
galbanum fafrané &c, font les topiques
à préférer pour fatisfaire à la troifieme;
& fi telle eft la langueur des folides que
ces médicamens n'aient point encore
affez d'énergie & d'activité pour les
porter au degré d'action auquel il im-
porteroit de les contraindre, on re-
courra à l'euphorbe, à la femence de
moutarde, aux cantharides &c.

Ces dernieres fubftances très-irritan-
tes font quelquefois de la plus grande
reffource pour fixer une humeur qui
s'annonceroit par un engorgement au
dehors, mais dont le tranfport & le
rejet fubit au dedans & fur des vifceres
effentiels occafionneroient en très-peu
de tems la perte des animaux. C'eft ce
que j'ai éprouvé dans une maladie épi-

démique des bœufs. Par une métaſtaſe
heureuſe de l'intérieur à l'extérieur l'humeur morbifique & maligne ſe manifeſ-
toit par un dépôt ſur un des boulets ,
mais un reflux fatal & prompt cauſoit
la mort des malades en moins de douze
heures ; je crus pouvoir y parer par
l'application des épiſpaſtiques ſur la partie ; ils y exciterent en effet une inflammation très-vive , l'humeur y fut retenue & un traitement méthodique ayant
opéré la ſuppuration , tous ces animaux
furent rendus aux cultivateurs.

Quoi qu'il en ſoit l'action de tous ces
médicamens aidera ſûrement la maturation , pourvu qu'ils ſoient appropriés
aux cas & aux circonſtances qui en
reglent l'uſage & l'aſſociation. On fortifie ſouvent les uns par les autres. Il en
eſt qui ſont plutôt auxiliaires qu'eſſen-
tiels ; on les emploie preſque toujours
à titre d'excipiens & en général il ſem-
ble qu'on doit préférer la préparation
de la plus grande partie de ces ſubſtances ſous la forme de cataplaſme.
Moins ces préparations d'ailleurs plus
propres à conſerver la chaleur , & qui
ſont moins dures & moins tenaces que

toute autre feront chargées & compofées, plus leur efficacité fera réelle,
fur-tout dès qu'elles ne feront pas trop
humides & froides. Je dois ajouter ici,
que les linimens fuppuratifs fi communément employés dans la pratique vétérinaire fans la précaution de couvrir
la partie, fecondant très-peu la nature,
la maturité eft conftamment alors plus
lente que fi l'engorgement étoit défendu
des effets de l'air &c.

Les chalaftiques unis aux cataplafmes, ou dont on fait des embrocations
fur un abcès voifin de fa maturité avant
de réappliquer ces mêmes cataplafmes,
relâchent les tégumens & en facilitent
la rupture, mais fi les parties paroiffent
difpofées à la pourriture & à la mortification, il faut abfolument s'en abftenir.

Dans des contufions énormes qui doivent fuppurer, il eft bon d'employer
les fuppuratifs les plus capables de tirer
les vaiffeaux contus de leur affaiffe-
ment, à moins qu'une inflammation ou
une rénitence très-confidérables ne
foient le préfage d'une fuffocation pro-
chaine, & dès-lors on ne doit s'occuper
que du foin de l'appaifer & de la cal-

mer foit par la faignée , foit par des
applications anodines & émollientes.
Fréquemment auffi doit-on en pareille
occurrence pour éviter une fuppuration
trop étendue chercher d'une part à diffiper l'inflammation des parties voifines,
& de l'autre folliciter dans celles qui
font dans le centre une fuppuration ;
on peut y parvenir par l'union des fubftances maturatives & des fubftances
émollientes &c.

Du refte le fuccès des premieres,
choifies parmi celles qui font les plus
puiffantes, eu égard à des abcès dont
le foyer eft très-profond ou dans la circonftance de l'introduction de quelque
corps étranger dans une partie quelconque, leur a mérité de la part de la Chirurgie humaine le nom de topiques at-
tractifs. Ce n'eft pas néanmoins que ces
remedes aient la vertu d'attirer, ils ont
celles d'irriter, de relâcher, d'amollir,
de déterminer en conféquence les progrès de la collection vers le lieu où on
les applique & d'exciter d'un autre côté
une fuppuration capable de dégager ou
d'entraîner au dehors les corps dont il
s'agit, fuppuration qui fouvent eft pro-

duite par la feule inflammation que ces mêmes corps fufcitent. Il faut obferver encore que dès-que l'endurciffement eft joint à la profondeur de l'abcès, il y auroit du danger de fe fervir d'abord de maturatifs actifs, fur-tout fi cet endur-ciffement préfageoit une difpofition au carcinome, les émolliens & les relâ-chans doivent être auparavant mis en ufage; qu'opéreroient-ils en effet fur un tiffu infiltré d'une matiere concrete qui bride l'action organique des capillaires artériels? ils pourroient caufer une crif-pation qui augmenteroit l'endurciffe-ment & l'obftacle.

Quant aux glandes, la formation des abcès y eft prefqu'auffi rare que les obftructions y font fréquentes, mais fi l'inflammation eft telle en elles qu'elles paroiffent difpofées à cette terminaifon, on doit la favorifer par l'application des maturatifs les plus pénétrans, d'au-tant plus que ces corps enveloppés d'une membrane fort épaiffe font bien moins en butte à l'action des topiques, &c.

XXXVIII.

L'abcès formé & la collection faite, son ouverture par la nature ou par l'art en change la dénomination & établit ce que nous appellons un ulcere.

Laisser à la matiere purulente le soin de se frayer une route au dehors, c'est exposer l'animal aux dangers qui peuvent résulter de ses progrès intérieurs; c'est accorder à cette humeur le tems de creuser des sinus, des clapiers, de produire des callosités que suivent des fistules, de faire une impression funeste sur des parties tendineuses, aponévrotiques qui seroient le siege de la tumeur ou sur des organes délicats que cette même tumeur avoisineroit ; c'est lui ménager les moyens, en cas de malignité, de porter la contagion dans la masse, &c. Les circonstances où nous l'abandonnons à elle-même & où nous lui permettons de se procurer une issue, en nous réservant néanmoins toujours le droit de juger de son action & d'en prévenir l'effet, font donc rares. Elles se bornent en général à celles des dépôts légers & superficiels, des

abcès fitués dans des parties glandu-
leufes & peu fenfibles, de tous ceux
dont la bafe rénitente, ainfi qu'on l'obferve réguliérement, par exemple, dans
les javarts, ne fauroit être ramollie que
par le féjour du pus, ce maturatif le
plus énergique & le plus puiffant de
tous étant d'ailleurs l'unique agent capable de détruire dans les corps glanduleux dénués en partie de fubftance
cellulaire les brides qui féparent les
différens foyers, & de les réunir en
un feul.

Quoi qu'il en foit, nulle différence ne
frappe nos yeux fixés fur une plaie dans
laquelle la fuppuration commence &
fur un abcès qui vient d'être ouvert.
Je vois dans l'un & dans l'autre de ces
ulceres un fluide blanchâtre plus ou
moins inégal, épais & gluant, mais
toujours deftructif, fourni par les humeurs qui engorgent les vaiffeaux &
leurs interftices, & je ne puis efpérer
ni la régénération, ni la réunion à
laquelle mes efforts & mes vœux doivent tendre qu'autant que j'en aurai
tari la fource en opérant un dégorgement entier & la fonte d'une multitude

de

de petits canaux qui ont été dilacérés.
Alors à l'écoulement de ce fluide suc-
cédera l'abord d'un suc favorable &
régénérant fourni par des tuyaux qui
étoient hors d'état de le charier attendu
la preffion qu'ils éprouvoient de la part
des autres vaiffeaux obftrués. Ce fuc
n'eft autre chofe qu'une lymphe balfamique & douce, il n'eft ni grumeleux
ni fétide. La couleur en eft conftamment blanche, mais de tous les fignes
qui annoncent fa préfence, il n'en eft
pas de plus certain & de moins équi-
voque que la germination de ces petits
grains, de ces mamelons charnus qu'on
apperçoit dans le fond de la partie ulcérée & qui bientôt le rempliront fi
cette lymphe coule fans altération ; fi
ce même fond n'eft pas dans des pan-
femens longs, fréquens & faits fans attention foumis à l'impreffion d'un air
froid qui fronçant & crifpant fenfiblement ces petits tuyaux d'où part le
fuintement y condenferoit trop tôt la
fubftance nourriciere & donneroit lieu
à un engorgement nouveau ; fi l'introduction inconfidérée de bourdonnets
ou de tentes d'un volume & d'une du-

N

reté confidérables n'en fufpend pas le
cours, n'en follicite même le refoule-
ment & n'anéantit pas le commerce &
l'union qui fe rétabliffoient entre les
parties ; enfin fi une main ignorante &
lourde ne ruine pas fans ceffe l'ouvragé
commencé , c'eft-à-dire, les portions
tendres & végétantes qui fe montrent ,
foit en arrachant avec violence l'appa-
reil qui les couvre , foit en nettoyant
l'ulcere avec rudeffe & jufques à effufion
de fang , fans égard aux dégradations
que ce frottement cruel caufe dans les
couches précieufes qui fe formoient.

Dès que la liberté de l'abord de cette
feve eft la condition rigoureufe d'une
reproduction , tous les obftacles qui
peuvent la gêner & s'y oppofer font à
vaincre.

Un examen attentif de l'état de l'ulcere nous fait connoître ceux dont la
nature fe voit dans la néceffité de triompher & nous indique le genre des fecours qui peuvent concourir aux fuccès
de fon action & de fes vues. Ces obftacles réfultent-ils d'une dureté dans le
fond ou dans la furface de la cavité ?
Nous employons pour la détruire les

fubftances vraiment fuppuratives telles
que le bafilicum ; mais s'agit - il de
l'arrêt de la matiere dans les vaiffeaux
voifins, d'une difficulté dans le dégorgement, ou n'avons - nous à folliciter
que la fonte & la deftruction des portions ou des fragmens vafculaires dûs
aux efforts primitifs de la fuppuration ?
Nous y parviendrons inconteftablement
par la voie de la digeftion.

Dans le premier cas nous ferons
ufage des relâchans tels que les huiles
d'amandes douces, de mille-pertuis ,
l'huile rofat, l'onguent d'althæa , &c.
& dans le fecond du ftyrax, du baume
d'Arcæus ou du digeftif le plus ordinaire
dans la pratique, c'eft-à-dire, d'un mélange d'huile de mille-pertuis, de jaunes
d'œufs, de térébenthine que l'on tempere felon le befoin par l'augmentation
de la quantité d'huile, ou que l'on ani-
me par la diminution de cette quantité
& par l'addition de quelques liqueurs
fpiritueufes telles que l'eau de vie , &c.

Les premiers de ces médicamens ra-
molliffant les parois faciliteront l'iffue
des fucs dans l'ulcere ; ils procureront
bientôt la fuppuration louable que nous

defirons, fur-tout fi à l'aide de l'application extérieure des émolliens ou des relâchans indiqués, foit en cataplafmes, en onctions ou en linimens, nous détendons le tiffu des vaiffeaux engorgés à la circonférence, comme fi dans la circonftance de l'irritation, nous employons les anodins ou fimplement les défenfifs (XXXIV).

Il importe néanmoins d'obferver ici qu'on doit craindre les fuites de la conftance avec laquelle on perféféreroit dans l'emploi de ces remedes huileux. En relâchant, en jettant dans une forte d'inertie les parois & les orifices des vaiffeaux ouverts qui garniffent le fond de la partie ulcérée, ils donneroient invitablement lieu à la germination de fongofités toujours redoutables. On prévient ces effets en s'abftenant de ces fubftances dès que l'on apperçoit de bonnes chairs, en leur fubftituant les balfamiques & quelquefois même fimplement la charpie feche qui abforbe l'humidité fuperflue & qui par une efpece de compreffion très-légere morigene, fi j'ofe parler ainfi, les embouchures trop flafques & trop lâches des canaux de façon à parer à l'affluence trop confidérable des fucs.

Nous dirons encore qu'on ne doit jamais fe fervir de médicamens gras & relâchans lorfqu'il eft queftion d'ulceres ou de plaies dans des parties tendineufes, aponévrotiques, ofieufes. On peut en garnir les environs, mais l'incarnation de ces parties blanches & lymphatiques devant être précédée d'une exfoliation qui naîtra du defféchement de leur furface, il faut rejetter toutes fubftances qui tendroient à amollir & à exciter une pourriture dont on doit préferver avec d'autant plus de foin leur tiffu par des balfamiques fpiritueux qu'il n'y eft que trop expofé, vu le défaut d'ofcillations, les vaiffeaux artériels y étant en bien moins grande quantité que dans les parties charnues.

A l'égard des digeftifs propres ou effentiels, c'eft-à-dire, du digeftif ordinaire, des baumes, du ftyrax, &c. ils foutiennent l'action organique des chairs. Par eux les petits vaiffeaux fe voient invités d'une part à fe dégager & à fe débarraffer de l'humeur qui pourroit encore y refter, & de l'autre à fe

féparer de leurs extrémités dilacérées
qu'ils chaffent à petits coups redoublés
comme autant d'efcarres légeres dont il
eft effentiel de folliciter la chute ; ils préparent donc par la fuppuration qu'ils
provoquent les voies à l'abord du fuc
régénérant, & c'eft ainfi que dans des
ulceres benins, fuffent-ils auffi effrayans
par leur étendue & par leur profondeur
que celui dont un cheval (*) de S. E.
M. le Cardinal de Rochechouart a été
heureufement guéri dans les hôpitaux
de l'Ecole, on obtient de ces fubftances feules & au moyen d'un panfement
méthodique une reproduction entiere
fuivie d'une cicatrice parfaite.

(*) Il s'agiffoit d'un ulcere auffi vafte que
la coupe d'un chapeau, l'articulation du fémur
dans la cavité cotyloïde étant abfolument à
découvert. Cet ulcere étoit la fuite d'un dépôt
précédé d'une contufion violente très-mal trai-
tée par un Maréchal de Chambery qui avoit
cru devoir en procédant à l'ouverture emporter
toutes les parois & tout le fond. Nous eumes
la précaution de garnir la furface des os & des
ligamens de médicamens fpiritueux jufques à
l'exfoliation qui s'en fit peu de tems après,
les digeftifs acheverent le refte.

XXXIX.

Mais les obſtacles dont les médicamens digeſtifs triomphent ne ſont pas
toujours les ſeuls qui contrarient & qui
peuvent faire échouer la nature, il eſt
des ulceres dont l'eſpece, le génie, le
caraĉtere & les diverſes complications
en demandent de plus énergiques & de
plus puiſſans.

En général les vices de la matiere
ſuppurée dépendent, ou de la perver-
ſion totale des humeurs & en ce cas
il n'eſt poſſible d'y parer qu'en atta-
quant vivement la cauſe par des remedes internes ; ou du différent mélange des ſucs & de la prédomination
de ceux qui en font partie, & dès-lors
cette même matiere graſſe, chargée de
flocons de graiſſe, ichoreuſe, glaireu-
ſe, ſanguinolente ſe trouve très-diſ-
tante des qualités qui conſtituent une
ſuppuration louable ; ou enfin de ſon
ſéjour dans le lieu où elle ſe forme &
de l'inflammation qui peut y exiſter,
de-là le degré d'épaiſſiſſement & d'acrimonie qu'elle contraĉte de maniere à
donner quelquefois naiſſance à des ulcc-

res malins. En ajoutant à ces différentes
dépravations les empêchemens qui peuvent réfulter des fragmens ou dilacérations de vaiffeaux qui, comme autant
de parties mortes macérées par le pus
& néanmoins encore adhérentes, font
plus ou moins ténaces & plus ou moins
difficiles à détruire, nous aurons raffem-
blé en peu de mots ce qui peut altérer,
embarraffer le fond d'un ulcere & éloi-
gner tous les moyens de régénérer &
réunir.

Telles font donc les différentes conditions de ce que nous nommons déterfion
que pour y parvenir nous fommes af-
treints ou à diffoudre & à atténuer la matiere épaiffe & glutineufe fur laquelle les
vaiffeaux n'ont point affez d'action, ou
à borner l'affluence d'une humeur trop
féreufe qui les jettant dans l'affoibliffement fait éclorre des chairs fongueufes,
mollaffes, baveufes & fuperflues, ou à
accélérer la chute du débris informe
que nous offrent des folides rompus,
lâches, affaiffés & privés de la vie, ou
à réfifter à l'action des caufes putrides,
à la prévenir & à en préferver les
liqueurs.

Le premier objet fera rempli au moyen de l'emploi raifonné de liquides plus ou moins animés felon le befoin & la néceffité d'inviter les folides à fe délivrer de la matiere qui peut occuper leurs extrémités, ou de délayer & de diffoudre feulement celle qui féjourne & qui s'arrête à leur fuperficie. Les déterfifs dont nous obtiendrons ces effets feront les décoctions de feuilles d'abfinthe, d'aigremoine, d'arum, de bardane, de bétoine, d'iris, de marrube, de menthe, de mille-feuille, de nicotiane, de noyer, d'orties, de ronces, de fcordium, l'eau de chaux, l'eau alumineufe, les eaux minérales de Vals, de Plombieres, de Bourbon, de Barege, de Balaruc, l'eau de la mer, l'urine, l'oxycrat, la leffive de cendre de farmens, l'eau d'arquebufade, &c. On en fait des injections, des lotions, des fomentations, &c.

On fatisfera à la feconde indication par l'ufage de fubftances plutôt accidentellement que proprement déterfives, c'eft-à-dire, par le fecours de celles que l'on tire de la claffe des abforbantes ou des defficatives, celles-ci s'abreuvant & s'imbibant d'une part de l'humidité furabondante, & reftreignant, refferrant & crifpant de l'autre attendu leur ftipticité naturelle les fibres & les vaiffeaux de maniere à les fortifier contre le nouvel abord de ce fuc nuifible & fuperflu. Ces fubftances font la charpie feche, l'aloès, la litharge, le maftic, l'os de sèche, la colophone, &c ; on s'en fert fous la forme de poudre, &c.

La féparation des débris de la fuppuration fera opérée par les déterfifs irritans qui ftimulant & agaçant les vaiffeaux en ranimeront & en augmenteront l'ofcillation ; or en les forçant, en les déterminant à des heurts réitérés contre les portions mortes ils en provoqueront néceffairement la chute. Ces déterfifs feront, l'alun de roche brut ou calciné, le verdet, l'antimoine, les baumes de Tollu, le bdellium, le camphre, le galbanum, la gomme copal, la gomme élémi, la gomme animé, le miel, le fagapenum, le fel ammoniac, le ftorax, le fel commun, le vinaigre, le vitriol, la poudre de fabine, l'ocre, le beurre de Saturne,

le baume de Fioravanti, l'emplâtre
divin, celui de nicotiane, l'élixir de
propriété, l'huile de camphre, l'effence
de térébenthine, la teinture de myrrhe
& d'aloès, l'onguent des Apôtres, le
mondificatif d'ache, l'onguent vert de
Charas, le baume vert de Metz, l'œ-
gyptiac &c.

Si néanmoins ces efcarres étoient fi
confidérables, ou l'humeur dans un tel
degré d'épaiffiffement que les parties
irritables fuffent fouftraites & dérobées
à l'action de ces médicamens, ou que
la réfiftance de ces maffes étrangeres
fût fupérieure aux efforts & aux mouvemens fyftaltiques des vaiffeaux, leur
deftruction ne pourroit s'attendre que
de l'effort de fubftances évidemment
plus puiffantes, & nous en trouverions
les moyens ou dans l'activité certaine
du feu même, ou dans celle des remedes corrofifs (XLI) tels que l'eau phagédénique, le collyre de Lanfranc, le
baume d'acier ou d'aiguilles, l'huile de
tartre par défaillance, le fublimé corrofif, les précipités blanc & rouge,
la diffolution mercurielle, le beurre
d'antimoine &c, qui pénétrant, rom-

pant & rongeant une partie des portions qui mafquoient celles qui font
vives & fenfibles mettroient les déterfifs plus doux & moins animés qu'on
leur fubftitueroit à portée de faire fur
celles-ci l'impreffion qui doit achever
la ruine des autres.

Enfin quant aux ulceres fétides &
malins compliqués d'une conftitution vi-
cieufe de la maffe, d'un vice local comme d'une difpofition inflammatoire dans
la partie même, de la préfence d'une
humeur âcre & corrofive qui par de
funeftes progrès s'étend à tout ce qui
l'avoifine, amortit & éteint le principe
vital dans la fuperficie de tous les vaiffeaux qu'elle touche & fubit toujours
elle-même une plus grande dépravation
dans le lieu qu'elle infecte & qu'elle ravage, notre premier foin doit être de
remonter à la fource, d'adminiftrer intérieurement les remedes indiqués par les
circonftances & fans lefquels le régime
& les topiques n'auroient aucun fuccès ;
de tenter d'abord d'appaifer l'inflammation, d'adoucir l'acrimonie par l'ufage
des déterfifs mitigés tels que les décoctions plus ou moins fortes de plantes vul-

néraires mêlées avec le miel, & tels
que l'oxymel fimple &c. fauf à mettre
enfuite en ufage les médicamens anti-putrides qui feront l'oxymel fcillitique, le
fel ammoniac, le camphre diffous dans
l'eau de vie, la teinture de myrrhe &
d'aloès tirées par l'efprit de vin &c.

Cette même teinture, la coloquinte,
la coraline, l'ellébore blanc & noir,
la rhue, la tanaifie, la ftaphifaigre,
les racines de gentiane, de fougere &c,
en décoction ou en poudre, les huiles
de térébenthine, de pétrole, d'afpic,
font ainfi que les anti-putrides dont nous
avons parlé de la plus grande efficacité
quand il s'agit d'ulceres vermineux,
comme une diffolution de fublimé corrofif dans l'efprit de vin camphré, étendue enfuite dans fuffifante quantité d'un
véhicule aqueux & mucilagineux & injectée dans les nafeaux de l'animal forme
un déterfif auquel réfiftent affez rarement les ulcérations chancreufes qui font
un des fignes univoques de la morve.

Quoi qu'il en foit, le choix, le mélange de ces différentes fubftances doit
toujours être à raifon du degré d'activité qui peut être néceffaire en elles

ainfi que des diverfes modifications qu'il
eft utile qu'elles reçoivent eu égard à
l'état de l'ulcere & à la nature ou à la
fenfibilité de la partie ulcérée. Ce même
état qui en indique le genre & l'emploi
indique auffi le moment où l'ufage ne
pourroit qu'en être nuifible & préjudi-
ciable. Le fond de l'ulcere eft-il fuffifamment purgé , il n'eft pas douteux
que les vaiffeaux délivrés des humeurs
qui les engorgeoient & qui les recou-
vrant les rendoient moins acceffibles
à l'action de ces médicamens feront inévitablement bleffés de l'impreffion qu'ils
feront fur eux ; d'un autre côté le fuc
régénérant expofé à une diffolution que
doivent provoquer leurs molécules falines péchera par un défaut de confiftance ; ce feroit donc fe préparer de
nouveaux obftacles à combattre que
de ne pas les bannir au moment où
les vaiffeaux libres & fouples ne four-
niront que la lymphe nourriciere deftinée à ne faire qu'un feul & même
corps avec les tuyaux qui la charient
& qui la verfent , dès l'inftant que leur
prolongement ou leur expanfion aura
lieu.

X L.

C'eſt en effet dans ce prolongement que ſemblent principalement conſiſter le mécaniſme & le myſtere de la régé-nération & de la réunion.

Ici nous ne ſuppoſerons point que la nature ſe démente & que choiſiſſant pour reproduire toute autre voie que celle qu'elle ſuit dans le grand & dans l'important ouvrage de l'accroiſſement & de la nutrition, elle veuille ſuppléer à des parties animées par des parties inorganiques & dénuées de vie. Telles feroient celles qu'elle ſubſtitueroit aux portions détruites par la ſuppuration dans le ſyſtême néanmoins aſſez accré-dité de l'adaptation, de la juxta-poſi-tion du ſuc nourricier à l'embouchure de chaque vaiſſeau coupé dont il ſuinte, & de cette chaîne ſucceſſive de globules dont le premier ſerviroit de canal à celui qui le ſuit en s'étendant ainſi par cou-ches vaſculeuſes juſques au terme d'une reproduction entiere.

Des idées auſſi compliquées doivent céder & faire place à des idées plus ſimples.

Soient dans une plaie ou dans un ulcere les orifices des petits canaux coupés plus ou moins refferrés par le contact de l'air & leur calibre moindre que dans l'état naturel : foit dans ces mêmes canaux une lymphe gélatineufe & par conféquent moins coulante qu'un fluide non vifqueux , qui déterminée vers les extrémités ouvertes des tuyaux qui la renferment y follicitera fon iffue, il eft évident que proportionnément au frottement & à l'obftacle qu'elle fera contrainte de furmonter dans fon cours & dans fa fortie , elle ne pourra que diftendre les parois de ces tuyaux fui- vant l'axe de leur longueur.

Soient l'impulfion ou les efforts de cette liqueur conftamment répétés ; les canaux fe propageront infailliblement toujours davantage & d'une maniere plus ou moins prompte & plus ou moins fenfible dans le vuide à remplir , leurs extrémités offrant autant de mamelons ou de petits grains vermeils & une fur- face plus ou moins irréguliere felon les degrés divers du prolongement des uns & des autres ; mais à mefure de l'al- longement opéré par l'abord continuel

du

du fuc, il eft impoffible que ces canaux
ne s'atténuent & que le tiffu n'en de-
vienne plus mince ; or la portion la plus
gélatineufe de ce même fuc fuppléera
à ce que cette diftenfion lui fait perdre ,
en en rempliffant les mailles & en s'affi-
milant bientôt aux parois affoiblies ,
tandis que la partie la plus liquide ache-
vant fon trajet s'échappera & fuintera
au dehors.

Soient encore les vaiffeaux ténus &
déliés qui conftituent les tuniques des
vaiffeaux plus confidérables dénués ,
comme ils le font du côté de la cavité de
l'ulcere , de foutien & d'appui & ra-
mollis en même tems par le fluide qui
s'y épanche : comme ils ne peuvent,
attendu l'extrême débilité de leur tiffu ,
conferver exactement leur diametre
qu'autant qu'ils font étayés par les parties voifines , ils céderont bientôt à l'impulfion du liquide que la circulation y
porte , il s'y formera , pour ainfi dire ,
autant d'anévrifmes & de varices qu'il
y en aura d'artériels & de veineux , &
c'eft ainfi que de leur côté ils pourront
obvier au moyen de l'augmentation de
leur volume au vuide confidérable que

O

la déperdition de fubstance peut avoir produit.

Mais après une certaine diftenfion des vaiffeaux qui fubiffent le prolongement, on ne fauroit préfumer en eux la même force & la même élafticité dont ils jouiffoient avant d'avoir éprouvé cette altération. Soient donc ces vaiffeaux propagés expofés à l'action de l'air. Leur tiffu encore foible & mou fera inévitablement comprimé & de plus deffechté de même que le fuc albumineux que leurs orifices verfent & répandent ; or ces mêmes vaiffeaux qui dans leur progreffion diminuent néceffairement de diametre, attendu qu'à mefure de leur extenfion, l'impulfion du fluide eft toujours plus foible, (*) fermés d'une part par l'agent qui les frappe

(*) Dans les plaies profondes nous voyons que la végétation a toujours lieu jufqu'au niveau de la peau ou à très-peu de chofe près, comme dans les plaies fuperficielles. La raifon en eft fimple. Plus la plaie eft profonde, moins les vaiffeaux coupés font diftans de leurs troncs & plus ils font par conféquent capables de fournir à l'extenfion ; or cette extenfion proportionnée à leur force le fera à la diftance qu'ils auront à parcourir depuis l'endroit coupé jufqu'à la furface de la partie.

& de l'autre par l'efpece de ciment glu-
tineux réfultant du fuc extravafé &
durci qui les lie & qui les colle les uns
aux autres ne permettront plus aucun
fuintement & ne préfenteront à la fuperficie de la cavité de l'ulcere qu'un
corps moins bien organifé que les autres parties, plus denfe, moins accef-
fible à la circulation & qui formera ce
que nous nommons *cicatrice*.

C'eft conftamment au furplus par les
bords de l'ulcere que la cicatrifation commence, ces bords étant plus en butte aux
effets de l'air que le fond qui d'ailleurs
eft toujours plus humide. Que fi elle
laiffe entrevoir affez fréquemment des
rides, on doit principalement les impu-
ter au gluten qui fe collant en premier
lieu à la portion folide du bord & fucceffivement plus avant du côté du lieu
qui étoit cave ne peut fe deffécher &
acquérir une compacticité, qu'il n'oc-
cupe bien moins d'étendue, vu le rapprochement intime de fes molécules &
qu'il ne fufcite par refferrement ces plis
& ces inégalités qui peuvent offenfer
l'amour-propre du fexe, mais qui font
toujours affez indifférens rélativement

à la plupart des hommes & généralement eu égard aux animaux.

Quoi qu'il en foit de cette action à laquelle la nature fe porte vraifemblablement plutôt qu'à toute autre, lorfqu'abandonnée à elle-même elle eft d'ailleurs dégagée de tout obftacle, l'art peut l'aider & la rendre plus prompte au moyen des fubftances qui ont le pouvoir de hâter la clôture des folides & la concrétion du fuc & qui compofent les médicamens que nous appellons d'après ces effets du nom général de defficatifs, épulotiques, cicatrifans.

Le choix que nous en faifons eft dicté par les différens états de l'ulcere.

Le liquide nourricier eft-il trop fluide & le tiffu des vaiffeaux prolongés eft-il conféquemment trop mou ? Nous employons les defficatifs abforbans qui imitant l'action des fubftances aftringentes ont le double pouvoir de raffermir les vaiffeaux, & en s'abreuvant d'une partie de la férofité d'en épaiffir l'autre portion reftante. Ces médicamens dont on fait le plus fouvent ufage fous une forme feche, c'eft-à-dire en poudre font ceux dont nous avons parlé (XXXIX),

la tutie, la pierre calaminaire, le pompholix, la cérufe, le minium, le fel de
Saturne, fon beurre &c. le plus fouvent
dans la pratique la charpie feche brute
ou râpée fuffit pour remplir ces vues.

Les fibres cutanées pechent-elles par
trop de rigidité, & cette rigidité eft-elle
prouvée par la peine & par la difficulté
que les bords de la cicatrice ont à fe
rapprocher malgré la bonté du fond de
l'ulcere? nous recourons aux defficatifs
adouciffans, j'entends parler ici de ceux
que nous mêlons à des fubftances graffes
& d'où réfultent des onguens, des pommades defficatives, l'effet des graiffes
étant de relâcher infenfiblement les folides & d'en modifier la tenfion & celui
des matieres qui deffechent d'agir toujours fur le gluten, tels font l'onguent
rofat, de tutie, de pompholix, l'album rhafis, le cérat de diapalme, celui
de Galien, le defficatif rouge &c.

Enfin par un événement diamétrale-
ment contraire ces mêmes fibres font-
elles dans le relâchement & dans l'inertie? les bords de l'ulcere font-ils mous
& les principes de la cicatrice n'ont-ils
que très-peu de folidité? cette circonf-

tance exige des substances balsamiques
& fortifiantes telles que le baume dur
du Pérou, la myrrhe, l'aloès, leur teinture, l'alun, l'eau de chaux, l'eau vulnéraire, l'eau de boule, l'eau de Rebel,
le baume du Commandeur, le baume
de Fioravanti &c.

Dans de simples excoriations on peut
faire valoir sur le champ les desiccatifs
animés tels que l'eau vulnéraire, pourvu que l'air n'ait point encore produit
une crispation & un engorgement des
petits canaux ouverts, car alors il donneroit lieu à une tension, à une inflammation, à une suppuration véritable,
& les desiccatifs adoucissans seroient à
préférer ; ils garantiront ces mêmes canaux ainsi que les houppes nerveuses de
toute impression fâcheuse & ils les main-
tiendront dans une souplesse qui favo-
risant l'écoulement des sucs les plus déliés leur permettra de former avec les
fibres cutanées qui se prolongeront une
cicatrice superficielle.

Tous les desiccatifs nuisent en général si l'emploi en est prématuré : ils re-
tardent l'ouvrage de la nature, ils s'op-
posent à la végétation des chairs, ils

caufent une induration dans les bords,
à la furface des ulceres ou dans les
finuofités qui peuvent y être, par le defféchement précipité qu'ils occafionnent.

On doit de plus en ufer avec précaution dans les dépôts critiques, il feroit infiniment dangereux de fupprimer
trop à la hâte un refte de fuppuration
qui pourroit encore être utile. Ce pré-
cepte n'eft pas moins effentiel en ce qui
concerne les irruptions cutanées d'où
fuinte une humeur âcre & corrofive
telle que celle que rendent les malandres, les folandres, les crevaffes &c.
Chercher à en tarir l'écoulement fans
remonter à la fource & fans avoir fait
le moindre effort pour corriger les dépravations de la maffe, c'eft expofer
l'animal à des reflux funeftes; nous
voyons fréquemment que des malandres defféchées trop tôt font fuivies de
crevaffes & les crevaffes de cette maladie formidable qui conftitue ce que
nous appellons fic ou crapaud, l'humeur ne refluant pas au dedans, mais
fe portant fur les parties déclives & fe
pervertiffant toujours de plus en plus.

Par le moyen des injeétions nous

O iv

portons ces remedes dans des lieux où
nous ne pourrions pas les faire pénétrer
autrement. A l'égard des collyres fecs
très-propres à cicatrifer les ulceres de
la cornée, on ne doit jamais les fouffler
dans l'œil du cheval, attendu qu'après
un ou deux jours d'une femblable opération, il redoute l'abord de l'homme
& devient plus ou moins féroce & plus
ou moins intraitable ; on les applique légérement fur la partie avec le doigt &c.

X L I.

Il nous refte à examiner les fubftances qui appliquées en maniere de topique fur le corps de l'animal vivant &
fondues par la lymphe dont elles s'im-
bibent, rongent, brûlent, confument,
détruifent les folides & les fluides &
les changent ainfi que le feu même
en une matiere noirâtre qui n'eft autre
chofe qu'une véritable efcarre.

Ces fubftances font appellées en général parmi nous *feu mort*, *rétoire*, *cauftique*, *cautere potentiel*.

C'eft par leurs degrés divers d'activité que nous en diftinguons les efpeces.

Les unes agiffent feulement fur la

peau, les autres n'agiſſent que ſur les chairs dépouillées des tégumens, il en eſt enfin qui operent ſur la peau & ſur les chairs enſemble.

Les premiers de ces topiques comprennent les médicamens que nous nommons proprement *rétoires* & qui dans la Chirurgie humaine ſont particuliérement déſignés par le terme de véſicatoires; les ſeconds renferment les cathérétiques & ceux de la troiſieme eſpece les eſcarotiques ou ruptoires.

Le pouvoir des uns & des autres de ces médicamens réſulte uniquement, quand ils ſont ſimples, des ſels âcres qu'ils contiennent; & quand ils ſont compoſés, des particules ignées qui les ont pénétré, ou de ces particules ignées & de leurs particules ſalines en même tems.

Les ſuites de l'application des cauſtiques naturels & non préparés doivent donc ſe rapporter à leur action ſtimulante, c'eſt-à-dire à l'irritation qu'ils ſuſcitent dans les ſolides & à la violence des mouvemens oſcillatoires qu'ils provoquent, mouvemens en conſéquence deſquels les fibres agacées ſollicitent &

hâtent elles-mêmes leur propre deſtruc-
tion en heurtant avec force & à coups
redoublés contre les angles & les poin-
tes des ſels dont ces mixtes ſont pourvus & qui ont été diſſous par l'humidité
de la partie vivante.

Quant aux cauſtiques compoſés, c'eſt-
à-dire, à ceux qui par le moyen des
préparations galéniques ou chimiques
ont ſubi quelque altératioh, non-ſeu-
lement ils occaſionneront les mêmes
dilacérations & les mêmes ruptures enſuite de la diſſolution de leurs ſels, s'il
en eſt en eux, mais ils conſumeront le
tiſſu des corps ſur leſquels on leur pro-
poſera de s'exercer immédiatement,
leurs particules ignées ſuffiſamment dé-
veloppées & d'ailleurs raréfiées par la
chaleur jouiſſant de toute l'activité du
feu & ſe manifeſtant par les mêmes
troubles & par les mêmes effets.

Les véſicatoires de la claſſe de ceux
que l'on diſtingue dans la Chirurgie de
l'homme par la dénomination de rubé-
fians ou de phénigmes n'excitant qu'une
légere inflammation dans les tégumens
du corps humain ſeroient totalement
impuiſſans ſur le cuir des animaux,

mais l'impreffion des épifpaftiques ou rétoires auxquels on accorderoit un certain intervalle de tems pour agir feroit très-fenfible. Les particules âcres & falines de ceux-ci font douées d'une telle fubtilité qu'elles enfilent fans peine les pores quelle que foit leur ténuité. Elles s'infinuent dans les vaiffeaux fudoriferes, elles y fermentent avec la férofité qu'ils contiennent, & les tuniques de ces canaux cédant enfin à leurs efforts & à un engorgement qui augmente fans ceffe par la raréfaction & par le nouvel abord des liqueurs fe rompent & laiffent échapper une humeur lymphatique qui fouleve l'épiderme & forme un plus ou moins grand nombre de veffies qui fe montrent à la fuperficie de la peau. Les allongemens par lefquels cette membrane déliée fe trouvoit unie aux vaiffeaux qui ont été dilacérés demeurent flottans & s'oppofent à la fortie de la férofité dans laquelle ils nagent, mais cette humeur triomphe néanmoins de cet obftacle après un certain tems puifqu'elle fe fait jour & qu'elle fuinte enfin fous la forme d'une eau rouffe & plus ou moins limpide.

A la vue de l'inertie des cathérétiques appliqués fur les tégumens & de
leur activité fur les chairs vives, on ne
fauroit douter de la difficulté que leurs
principes falins ont à fe dégager, dès
qu'il ne faut pas moins qu'une humidité
aufli confidérable que celles dont les
chairs font abreuvées pour les mettre
en fonte, pour brifer leurs entraves,
pour les extraire & pour les faire jouir
de cette liberté fans laquelle ils ne pourroient confumer & détruire toutes les
fongofités qui leur font offertes.

Ceux qui compofent une partie de la
fubftance des ruptoires font fans doute
moins enveloppés, plus âcres, plus groffiers, plus divifés & plus fufceptibles de
diffolution, puifqu'ils corrodent la peau
même & que de concert avec les particules ignées qu'ils renferment, ils pri-
vent de la vie la partie fur laquelle leur
action eft imprimée, ce que nous ob-
fervons aufli dans les cathérétiques qui
de même que les ruptoires, ne peuvent
jamais être envifagés comme des cauftiques fimples, car ils brûlent plus ou
moins vivement toutes celles que les
tégumens ne garantiffent pas de leurs
atteintes.

Les véficatoires ou rétoires que la Chirurgie vétérinaire emploie le plus communément font les poudres de moutarde, de poivre long, d'ellébore, d'euphorbe, de cantharides, de méloé &c. qu'on incorpore avec des fubftances capables d'en feconder l'action & de les maintenir fur la partie.

On en forme des emplâtres en les mêlant avec la cire, la poix blanche, la térébenthine ; des cataplafmes en les liant avec du levain & du vinaigre ; des onguens en les uniffant au miel, au bafilicum, au baume d'Arcæus &c.

M. de Solleyfel prefcrit une huile que le méloé (*) rend vefficante. On prend un certain nombre de ces infec-

---

(*) Cet infecte eft défigné dans le fyftême de la nature par ces mots, *antennæ filiformes, elytra dimidiata, alæ nullæ*. Linnæus, *fauna Suecica*, num. 596, l'appelle encore *fcarabæus majalis onctuofus*. Quelques Auteurs le nomment, *profcarabæus, cantharus onctuofus*, le fcarabée des Maréchaux. Il eft mou & d'un noir foncé, il a les pieds, les antennes, le ventre un peu violet & les fourreaux coriaces. On le trouve dans les mois d'Avril & de Mai dans des terreins humides & labourés, ou dans les bleds.

tes que l'on broye dans suffisante quantité d'huile de laurier ; on les y laisse
pendant l'espace de trois mois dans un
vase bien fermé. Ce tems expiré, on
fait chauffer le tout, on coule, on jette
le marc & on garde l'huile pour le
besoin. Quelque précieux que lui ait
paru ce remede pour dissiper des furos,
des molettes, des vessigons &c. je l'ai
trouvé inutile & impuissant dans ces
différentes circonstances. Le méloé ne
fait point au surplus sur la vessie & sur
les conduits urinaires de l'animal &
même de l'homme les impressions fâ-
cheuses qu'y produisent les cantharides,
quand leur qualité irritante n'est pas modifiée par l'addition de quelques substances comme la poudre de semence
d'améos, le camphre &c.

Quoi qu'il en soit, les effets de ces
topiques sont d'une part, l'ébranlement
du genre nerveux & de l'autre l'évacuation qu'ils procurent. L'un & l'autre
sont quelquefois à desirer en même
tems, comme dans un claveau con-
fluent dont l'éruption est difficile, dans
le plus grand nombre des maladies épidémiques, pestilentielles, malignes, où

il s'agit souvent d'irriter & où il n'importe pas moins d'ouvrir une porte à une portion de l'humeur morbifique & d'en débarraffer la maffe.

Dans les affections foporeufes, dans l'apoplexie, dans la paralyfie, on ne fe propofe que l'agacement des fibres pour parvenir au rétabliffement de la fecrétion de la lymphe nervale. On follicite particuliérement auffi l'augmentation de la force fyftaltique des vaiffeaux dans les tumeurs froides qu'on veut déterminer à la fuppuration, dans la circonftance du relâchement des parties, dans celles où il eft urgent de fixer l'humeur critique qui forme un dépôt dont on redoute la fubite difparition &c. (XXXVII).

Enfin il eft des cas où l'on n'attend de ces médicamens qu'une évacuation falutaire. Tel eft celui dans lequel on fe voit contraint à rappeller une fuppuration induement fupprimée, ce qui arrive quelquefois eu égard à certaines affections cutanées, aux crevaffes, aux malandres, au farcin &c. Tels font de plus les fluxions catarrales, les maux d'yeux, mais ici le féton eft à préférer aux veſſicans & même aux cauteres que nous pratiquons très-peu, attendu qu'il nous eſt beaucoup plus commode d'entretenir la ſuppuration par des meches que par les corps étrangers qu'on eſt dans l'obligation de tenir dans ces mêmes cauteres & qui peuvent être très-facilement dérangés. J'obſerverai d'ailleurs que les ſétons les plus utiles ſont ceux qui ſont placés près de la partie ſur laquelle l'humeur afflue, car l'expérience m'a appris qu'il eſt toujours plus ſûr de compter ſur l'évacuation que ſur la révulſion, quelqu'idée qu'on en ait.

On doit bannir au ſurplus ces ſubſtances irritantes dans les cas d'inflammation, d'éréthiſme, de criſpation ſoit univerſelle, ſoit particuliere : dans le premier la fievre & l'incendie augmenteroient, dans le ſecond la mortification feroit à craindre.

Les ſubſtances que nous conſidérons comme cathérétiques ſont les poudres d'alun brûlé, de verdet, d'arſenic blanc, de réalgal, de ſublimé corroſif, d'arſenic cauſtique, de précipités rouge & blanc ; l'onguent brun, l'onguent ægyptiac,

tiac, les trochifques de minio, d'arfenic, de réalgal, le baume d'acier ou
d'aiguilles, l'eau phagédénique, la diffolution mercurielle, les huiles de tartre par défaillance, l'efprit de vitriol,
de nitre, de fel &c, & nous admet-
tons quant aux véritables ruptoires le
beurre d'antimoine, l'huile de vitriol,
la pierre à cautere, la pierre infernale &c.

Par le moyen des premiers nous ré-
primons la reproduction trop hâtée des
chairs. L'ufage en eft d'autant plus fréquent qu'attendu la force de la circulation dans l'animal nous avons toujours à combattre dans le traitement
des ulceres une régénération précipitée & une végétation fréquemment inégale qui conftitue ce que nous nommons des chairs qui furmontent. Ils aident auffi à la deftruction des fongofités ; mais fi telles en étoient les maffes
(XXXIX) que les plus actifs de ces
topiques fuffent infuffifans ou qu'ils ne
puffent agir affez promptement fur elles,
nous leur fubftituerions les efcarrotiques ou le cautere actuel même.

P

Les bons effets de celui-ci (*) font fi multipliés, fon opération fi prompte & la facilité de l'appliquer fur des animaux qui ne font fufceptibles ni de l'effroi ni de la foibleffe attachés à l'humanité eft fi grande, que les circonftances où les efcarrotiques & même certains cathérétiques pourroient être utiles font affez rares.

Cependant après l'extirpation des fics à bafe étroite par l'inftrument tranchant ou par la ligature, ils peuvent feconder les vues que nous avons de cicatrifer plus fortement les petits vaiffeaux & de prévenir toute reproduction. On en touche légérement la partie qui étoit le fiege des fics. On peut encore, fi l'on ne veut pas faire emploi du feu même propofer à ces fubftances de détruire les fics à bafe large; le beurre d'antimoine, la pierre à cautere, la pierre infernale produiront l'effet qu'on en attendra. Cette même pierre infernale n'opérera pas avec moins de fuccès fur les racines du fic que nous nommons *crapaud*. Les par-

(*) *Voyez le* Cours pratique d'opérations.

ties dépouillées de leurs tégumens, les forts cathérétiques auront quelquefois autant d'efficacité que les escarrotiques mêmes. C'est ainsi que dans des tumeurs squirreuses d'un volume considérable qui étoient une suite de l'application peu méthodique du feu, des étoupes imbibées de dissolution mercurielle & placées dans des scarifications que j'avois pratiquées en ont assuré la ruine. Dans la circonstance de loupes considérables telles que celles qui multipliées sur presque toutes les parties du corps d'un mulet conduit à l'Ecole ne pouvoient être extirpées, les Eleves ont été témoins du pouvoir des trochisques de réalgal pour en procurer la chute. Ils n'ont pas moins jugé de celui de la dissolution mercurielle pour la destruction des poireaux &c.

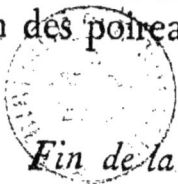

Fin de la Matiere Médicale.

HISTOIRE

O U

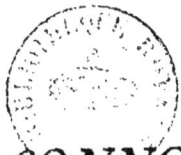

CONNOISSANCE ABRÉGÉE,

DE QUELQUES DROGUES

FAISANT PARTIE DES SUBSTANCES
qui entrent dans les Formules de l'Ecole
Royale Vétérinaire.

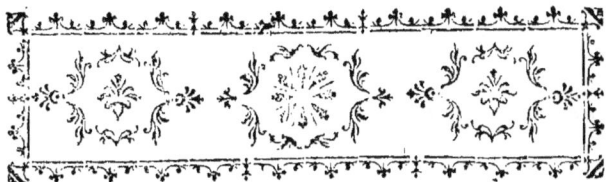

HISTOIRE

O U

CONNOISSANCE ABRÉGÉE

DE QUELQUES DROGUES, &c.

A GARIC *blanc.* Champignon qui croît
fur le tronc & les branches principales
du larix ou mélèze. Il nous vient du
Dauphiné & des montagnes de Trente.

Il eft blanc, léger, friable, tendre, ordinairement arrondi, affez fréquemment anguleux;
il eft revêtu d'une écorce calleufe qu'il faut
enlever. On doit rejetter celui qui eft pefant,
noirâtre & peu friable.

Le goût en eft d'abord douceâtre & bientôt
amer & âcre, l'odeur en eft affez forte & pénétrante.

Vertus. Il eft purgatif, défobftruant, il excite
les urines; la dofe en eft pour l'animal depuis
℥ ß à ℥ ij en infufion; en fubftance depuis ℥ ß
à ℥ ij mêlé avec d'autres purgatifs convena es.
Pour l'homme elle eft en infufion de ℥ ß à ℥ ij.

AGARIC *de Chêne.* Excroiffance fpongieufe
commune à cet arbre quand il eft vieux, &

préférable aux fongus qui se montrent sur les autres. Celui-ci étant très-sec, on le coupe par petits morceaux de trois ou quatre lignes d'épaisseur. On le bat fortement à l'effet d'en réduire peu à peu en poussiere les fibres ligneuses, d'en procurer la séparation & la chûte & de le rendre très-doux au toucher. Ce champignon ainsi préparé sert à faire l'amadou.

Vertus. C'est un très-bon stiptique. Quand il est immédiatement appliqué sur l'orifice d'une artere ouverte, il la resserre, il la force à se contracter, &c.

ALOÈS. Suc épaissi de la plante qui porte le même nom, il en est de quatre especes.

La premiere est l'aloès soccotrin, venant de l'Isle de Socotora; elle est la plus recherchée; cet aloès est très-pur, friable, léger, d'une couleur jaune ou d'un pourpre roussâtre, approchant un peu de la couleur d'un beau verre d'antimoine; mis en poudre, il paroît d'un beau jaune doré; échauffé dans les mains il devient flexible; le goût en est fort amer, l'odeur légérement aromatique.

La seconde espece est l'aloès hépatique moins beau & d'un grand usage. On substitue celleci à la premiere. On la tire de l'Amérique; sa couleur est approchante de celle du foie des animaux; elle est plus foncée & moins brillante que celle de l'aloès soccotrin; l'odeur en est aussi plus désagréable & plus amere. Il faut rejetter celle qui est d'une couleur tannée & d'une odeur fétide.

La troisieme est appellée aloès caballin parce qu'elle n'a été en usage que pour les maladies des chevaux. C'est le plus grossier, le plus terrestre & le moins bon de tous les aloès; son odeur eſt nauſéabonde ; nous préférons avec raiſon dans la Médecine des animaux la ſeconde eſpece, car celle dont il s'agit ne produit le plus ſouvent aucun effet.

La quatrieme eſt l'aloès calebaſſe ou des Barbades. Nouveau il reſſemble à l'aloès caballin ; en vieilliſſant il devient hépatique ; gardé juſqu'à ce qu'il ſoit caſſant, il paſſe pour aloès ſoccotrin, lucide ou tranſparent.

Uſages. L'aloès eſt purgatif, fondant ; il raréfie le ſang ; il eſt vermifuge, fortifiant. La doſe eſt depuis ʒij à ℥j ß ou ℥ij pour l'animal, & pour l'homme de grains v à xx. A l'extérieur il conſolide les plaies ; il déterge, il peut empêcher & retarder la pourriture, la gangrene, la carie, &c.

ALUN. Sel minéral acide & ſtiptique tiré d'une eſpece de pierre de différentes groſſeurs & de différentes couleurs qui ſe trouve dans divers endroits de l'Europe, comme en Italie, en Angleterre, en France. Il doit être rougeâtre à l'extérieur, clair au dedans, tranſparent comme du criſtal & d'un goût acide aſſez déſagréable.

Vertus. Il eſt déterſif, deſſicatif, ſtiptique. On l'emploie extérieurement & intérieurement. La doſe dans ce dernier cas eſt pour l'animal de ʒß à ʒj ß, & pour l'homme de grains iv à xxx.

ANTIMOINE *crud.* Minéral que l'on trouve en Allemagne & en France dans les Provinces du Poitou & d'Auvergne. Celui d'Auvergne eſt meilleur que celui du Poitou. On doit le choiſir en belles aiguilles droites, longues, larges, blanches, brillantes, léger, facile à caſſer & le moins rempli d'une eſpece d'antimoine à demi fondu qui eſt comme du mâchefer.

A iij

Vertus. Il eft fondant , fudorifique. La dofe en décoction eft de ℥ ij à ℥ iv , & en poudre de ʒij à ℥ iij pour l'animal. Voyez *crocus metallorum* , foie d'antimoine.

ARSENIC *blanc.* Minéral qui fe trouve dans les mines de cuivre & autres lieux &c. C'eft un poifon très-actif. On le choifit en gros morceaux , blancs dehors & dedans ; très-fouvent il eft d'un blanc mat à l'extérieur & étant caffé il eft tranfparent comme le verre.

Vertus. L'arfenic eft cathérétique. Il entre dans plufieurs compofitions ; on en fait des trochifques pour former des cauteres , des folutions dans l'eau pour la gale , les dartres , à la dofe de ʒj à ʒiv. On ne le donne jamais intérieurement.

ASSA-FŒTIDA. Gomme réfine ou fuc concret que l'on tire principalement de la racine d'une plante qui vient dans les Indes & dont les feuilles font femblables à celles de la rhue ; les habitans de ce lieu incifent cette racine d'où découle un fuc laiteux & un peu roux néanmoins , qui eft d'une odeur très-puante & qu'ils font fécher au foleil. On adultere ce fuc quand il n'eft pas encore épaiffi avec la farine de feve. On découvre cette fraude au goût , à l'odorat , à la vue & en délayant.

On choifira l'affa-fœtida en maffe , rempli de larmes blanches , fec , d'un blanc jaunâtre quand il eft coupé frais & fe changeant peu de tems après en un beau rouge tirant fur le violet ; fon odeur eft femblable à celle de l'ail , cependant elle eft fupportable. Le goût en eft âcre & amer.

Il faut rejetter celui qui eft gras , falé , rempli de terre & de jonc , comme auffi celui qui eft noir & d'une odeur trop défagréable.

Vertus. Il eſt inciſif, apophlegmatiſant, déterſif, diaphorétique ; la doſe eſt de ℥ ſs à ℥ ij
pour l'animal, & pour l'homme de grains iv
juſqu'à x.

BAUME *de Copahu.* On le tire par inciſion
de l'*arbor balſamifera* du Breſil.

Ce baume eſt une réſine liquide dont la couleur eſt d'un jaune pâle, l'odeur aromatique &
aſſez agréable & la ſaveur un peu amere ; on
trouve encore un autre baume qui porte ce nom,
d'une conſiſtance plus épaiſſe & ſemblable à
celle du miel ; le goût en eſt plus amer & aſſez
déſagréable, cette derniere eſpece doit être
rejettée.

Vertus. Il eſt déterſif & conſolide les plaies ;
il convient dans les ulceres intérieurs, comme
dans ceux du poumon, des reins & de la veſſie ;
il eſt diurétique ; on le donne à l'animal à la
doſe de ʒj à ʒ iij en bol ou dans quelque liqueur appropriée, & à l'homme, lorſqu'on le
lui donne ſeul, à la doſe de gouttes iij à xij
ou xv.

BAUME *du Pérou.* On vend de trois ſortes
de baumes ſous ce nom, le blanc qu'on appelle
baume d'inciſion, celui qui eſt en coque qui eſt
appellé baume ſec, & le baume noir. Les deux
premiers ſe tirent par inciſion des branches de
certains arbriſſeaux qui croiſſent dans l'Amérique méridionale.

Le baume blanc parfait ſera blanc, clair,
le plus approchant du baume de Judée que
faire ſe pourra.

Le baume dur ou en coque doit être rougeâtre, très-odorant & très-ſec.

Le baume noir qui se fait par l'ébullition de l'écorce, des rameaux & des feuilles de l'arbre dans l'eau, est d'un brun noirâtre, d'où on l'appelle baume noir du Pérou.

Il sera de la qualité requise s'il est épais, noirâtre, d'une odeur suave & pénétrante ; il faut prendre garde qu'il ne soit mélangé d'huile d'amande douce ; la fourberie est facile à connoître. On en met légérement sur du papier, s'il est rougeâtre & qu'il coule aisément, c'est une marque qu'il est augmenté.

Vertus. Ces baumes sont béchiques, stomachiques, détersifs, consolidans, dessicatifs, cicatrisans, propres pour les plaies & ulceres. On se sert le plus communément du dernier.

On le donne à l'animal & à l'homme à la même dose que le baume de Copahu.

Benjoin ou *assa doux.* Résine qui découle du tronc d'une espece de laurier qui croît dans les forêts du Royaume de Siam, au moyen des incisions qu'on fait à cet arbre. Il en est de deux especes, l'une en larmes, l'autre en sorte.

Le benjoin en larmes doit être d'un jaune doré extérieurement, blanc en dedans, avec de petites veines claires, blanches & rouges ; il faut qu'il soit friable, sans aucun goût, d'une odeur douce, fort aromatique ; nous l'appellons benjoin en larmes quoiqu'il soit en masse. Communément il est clair & transparent, d'une couleur rougeâtre, mélangé de larmes blanches. Il est aussi appellé benjoin amygdaloïde ; il faut qu'il soit le moins souillé d'ordures qu'il est possible.

Celui que nous appellons benjoin en sorte doit être bien net, d'une bonne odeur, chargé de larmes blanches, résineux & dégagé de toute pouffiere. On rejettera entiérement celui qui eſt noir & terreux, qui n'a nulle odeur ; ſouvent il eſt artificiel & fait de pluſieurs réſines ou gommes fondues enſemble.

Vertus. Il eſt chaud, deſſicatif, inciſif, propre aux maladies du poumon, à la pouſſe, & ſalutaire dans des toux opiniâtres ; la doſe eſt de ʒj à ʒiij pour l'animal. A l'égard de l'homme on emploie plus ordinairement à l'intérieur les fleurs de benjoin.

BÉZOARD *Oriental.* Matiere ſolide trouvée pour l'ordinaire dans le quatrieme ventricule d'une eſpece de chevre des Indes Orientales. On nomme bézoard Occidental celui qui vient de l'Amérique, & en général toutes les ſubſtances pierreuſes tirées des animaux dans quelques parties qu'elles ſoient, ſont appellées bézoards.

Il en eſt de différentes groſſeurs ; on doit choiſir celui dont il s'agit en pierres entieres, unies, liſſes, luiſantes, d'une odeur agréable mais foible, d'une couleur griſe ou d'olive un peu foncée, ſe ſéparant par lamines quand elles ont été caſſées ; on les falſifie très-ſouvent en y mêlant de l'ambre gris. Le véritable bézoard mis & laiſſé dans l'eau pendant quelque tems n'en trouble point la limpidité, il n'augmente ni ne diminue de poids. Concaſſé & mis dans l'eſprit de nitre ou de ſel, il s'y diſſout & la liqueur prend une couleur rouge.

Vertus. Le Bézoard eſt alexipharmaque, diaphorétique ; il réſiſte au venin & à la malignité des humeurs ; il convient dans les maladies épidémiques, contagieuſes, La doſe eſt de grains xxiv à ʒij pour l'animal. On le donne en poudre à l'homme le plus ſouvent comme abſorbant à la doſe de grains v à xv.

BLANC *de Baleine*. Huile animale, claire & fluide, appellée encore aujourd'hui très-mal à propos ſperme de baleine, *ſperma ceti*. On la trouve ſous une membrane dure & nerveuſe qui tient lieu de crâne à l'eſpece de baleine qui a des dents, & que l'on nomme cachalot. Les Baſques l'appellent *hyaris*. Elle ſe coagule lorſqu'on la jette dans l'eau. On fait fondre cette ſubſtance à feu très-doux, on la paſſe, on la verſe dans des moules propres à laiſſer égoutter la partie fluide qu'elle contient ; lorſqu'elle eſt congelée & devenue ſolide, on la coupe par morceaux de différentes grandeurs. On prépare le blanc de baleine à Bayonne & à St. Jean de Luz.

On doit la choiſir en belles écailles tranſparentes. Il faut qu'elle ſoit douce, tendre, un peu graſſe au toucher quoique friable. La couleur en ſera blanche, un peu brillante & comme ſoyeuſe ; ſi elle eſt augmentée avec de la cire, on s'en appercevra à ſon odeur, & elle ſera alors extrêmement menue & d'un blanc mat. On rejettera encore celle qui commence à jaunir & qui eſt rance. On doit au ſurplus la conſerver dans des vaiſſeaux bien fermés.

Vertus. Le blanc de baleine eſt adouciſſant, pectoral, tempérant, anodin, émollient ; la doſe eſt de ʒij à ʒj pour l'animal, & pour l'homme de grains x juſqu'à ʒj ou ʒj ß. Il entre dans pluſieurs compoſitions comme pommades, onguens &c, & il ne ſe diſſout que dans des liqueurs onctueuſes.

BOIS *d'Aloès*. De tous les bois nous n'en avons point de plus précieux & de plus rare que le véritable bois d'aloès ; il croît dans la Chine ; il s'éleve à la hauteur de l'olivier ; le tronc de cet arbre eſt de trois couleurs, ce qui nous fournit différens bois d'aloès : le premier qui ſe trouve immédiatement ſous l'écorce eſt d'une couleur noire ; il eſt compact, peſant & aſſez ſemblable à l'ébene attendu ſa couleur ; on lui a donné le nom de bois d'aigle.

Le ſecond eſt un bois léger, vineux, ſemblable à du bois pourri & d'une couleur tannée ; nous l'appellons bois de calambouc ou vrai bois d'aloès.

Le troiſieme qui eſt le cœur du tronc eſt le bois précieux connu ſous le nom de tambac ou calambac ; il eſt très-rare & d'un très-grand prix.

On doit choiſir le bois de calambouc d'un tanné luiſant, bien jaſpé extérieurement, poreux en quelque maniere & d'une couleur d'un blanc jaunâtre en dedans ; le goût en doit être amer, principalement quand il a été tenu quelque tems dans la bouche ; il faut qu'il ſoit léger & que brûlant au feu comme la cire il répande une odeur agréable.

Vertus. Il eſt aromatique, cordial, céphalique & vermifuge ; on l'emploie à la doſe de ℥ j à ℥ iv pour l'animal, & pour l'homme à la doſe de ʒ j à ʒ ij. Il entre dans quelques compoſitions galéniques.

Bois *néphrétique.* Ce bois nous eſt apporté de la nouvelle Eſpagne en gros morceaux, ſans nœuds. Il faut le choiſir net, mondé de ſon écorce & de ſa partie blanche ; il doit être d'une couleur jaune rougeâtre & un peu amer au goût.

Son infuſion miſe dans une fiole & regardée face à face du jour paroît jaune ; ſi on tourne le dos à ce même jour elle paroît bleue ; ſi on y jette quelques gouttes d'efprit de vitriól elle deviendra jaune.

Vertus. Il eft apéritif, défobftruant ; la dofe en fubftance eft de ℥ ß à ℥ iij , & en infufion de ℥ j à ℥ iv à v pour l'animal , & pour l'homme de ʒ j à ʒ ij.

BOL *d'Arménie.* Subftance terreftre. Le goût en eft légérement ftiptique. Il eft peu de véritables bols d'Arménie ; celui qu'on nous vend pour tel eft de la terre à pipe broyée avec de l'ocre. Le bol de France eft plus en ufage, il eft moins fréquemment altéré , il eft d'un jaune tirant fur le rouge pâle. On en tire du côté de Saumur , de Blois , de la Bourgogne , de la Normandie , des environs de Paris &c. On doit choifir le bol net , non graveleux , doux au toucher , luifant , fe mettant aifément en poudre , s'attachant aux levres quand on l'en approche.

Vertus. Il eft aftringent , defficatif; il abforbe les acides ; il eft propre à arrêter les évacuations contre nature. La dofe eft de ʒ ij à ℥ j pour l'animal, & de grains x jufqu'à xx pour l'homme.

BORAX. Le naturel eft un fel minéral de la figure du fel gemme ordinaire ; on le trouve en plufieurs endroits de la Perfe dans les entrailles de la terre ; on le raffine en Hollande & à Venife ; c'eft le borax raffiné dont nous nous fervons ; on doit le choifir tranfparent & il faut faire attention à ce qu'il ne foit pas mélangé d'alun d'Angleterre ; il eft facile de découvrir cette fourberie; 1°. Le borax ne facilite alors aucunement la fufion des métaux. 2°. Mis fur du charbon allumé , il ne pétille pas autant que s'il étoit pur. 3°. Il n'eft jamais ni fi blanc ni fi léger, fa faveur qui d'abord paroît falée laiffe enfuite une âcreté urineufe. Il fe fond très-aifément au feu , il fe diffout affez difficilement dans l'eau. Il demande quinze ou feize fois fon poids d'eau pour fe diffoudre , encore faut-il que l'eau foit bouillante.

Vertus. Le borax eft incifif , pénétrant , fondant , defobftruant , propre à ronger les excroiffances de chair ; la dofe eft de ℨij à ℨvj pour l'animal , rarement le donne-t-on feul à l'homme à la dofe de grains x jufqu'à ℨß , il entre dans plufieurs compofitions.

C AMPHRE. Efpece de corps réfineux ou d'huile effentielle figée qu'on retire d'un arbre qui naît au Japon &c. Cet arbre eft du genre des lauriers ; le camphre dans cet état eft brut ; les Hollandois le raffinent & le purifient ; il eft blanc, léger, tranfparent ; il paroît légérement onctueux au toucher ; fon odeur eft aromatique , très-forte & très-pénétrante ; la faveur en eft amere & âcre , quoiqu'elle caufe un fentiment de froid ; il fe diffout tout entier & très-aifément dans l'efprit de vin ; il s'enflamme & brûle fans laiffer du charbon & jufqu'à ce qu'il foit entiérement confumé ; il fe diffout auffi dans l'huile & fe fond dans les acides minéraux. Le camphre eft extrêmement volatil ; fi on ne le renferme pas dans des bouteilles bien bouchées , il s'évapore entiérement ; pour plus de fûreté il faut le mettre dans un bocal rempli d'eau , & enfuite le boucher avec un morceau de veffie double ; ce vafe ainfi fermé , on le renverfe l'ouverture étant en bas ; on ne peut pas le falfifier.

Vertus. Il eft calmant, antifpafmodique , dia-

phorétique , cordial , antiputride , antiphlogiſtique. La doſe eſt de ʒj à ʒiv. On le donne en
ſubſtance ; on le diſſout auſſi dans l'eſprit de
vin ou eau de vie , on en met dans les gargariſmes &c. Il eſt du plus grand ſecours dans
les maladies inflammatoires & contagieuſes du
bétail. La doſe pour l'homme eſt de grains ij
à x. On le joint très-ſouvent au nitre.

CANELLE. Seconde écorce d'un arbre qui
croît dans l'Iſle de Ceylan. La meilleure eſt
celle que les naturels du pays appellent *raſce
corunde*. On expoſe cette écorce au ſoleil ; en
ſéchant elle ſe roule ſur elle-même & forme les
bâtons que nous trouvons dans les boutiques.
Elle doit être mince , d'un jaune tirant ſur le
rouge , d'une odeur agréable ; la ſaveur en doit
être piquante mais ſuave. Son goût tient un peu
du camphre lorſqu'elle eſt tirée d'un vieux ca-
nelier , elle eſt en ce cas trop épaiſſe & ne peut
être ſous une forme de tuyaux. On doit la rejetter ainſi que celle qui n'a non plus de ſaveur que du bois.

Vertus. Elle eſt tonique , cordiale , ſtomachique , carminative , antiputride &c. La doſe eſt
de ʒj à ʒv , & pour l'homme de grains x à ʒß.

CANTHARIDES. Ces mouches ſont du genre
des ſcarabées , d'une groſſeur médiocre , oblongues , d'une très-belle couleur verd doré tirant
quelquefois ſur l'azur ; l'odeur en eſt fort puante
& fort déſagréable , quand elles ſont récentes.
On en trouve dans les environs de Paris & dans
les pays chauds plutôt que dans les pays froids ;
elles ſe tiennent ſur les feuilles du frêne , du
roſier , du noyer , du peuplier , du troêne &c.
Quand on a ramaſſé ces mouches , on les fait
mourir à la vapeur du vinaigre chaud , on les

fait fécher enfuite au foleil pour l'ufage. Il faut
les choifir bien feches , nouvelles & bien entieres. On préfere affez communément les plus
petites, elles paffent pour être plus âcres.

Vertus. Les cantharides font pénétrantes ,
corrofives ; elles excitent des veffies fur la peau
& elles attirent beaucoup de férofité à la partie
fur laquelle on les applique ; leur action s'étend
fur la veffie ; elles occafionnent des inflammations & des rétentions d'urine ; on s'en fert en
emplâtres, en onguens , en cataplafmes pour
former des véficatoires & quelquefois intérieurement.

CARLINE. Racine tirée d'une plante à fleurs
radiées qui croît dans les Alpes , en Auvergne,
en Allemagne &c. Elle eft longue , de la groffeur d'un doigt , d'une couleur roufsâtre en
dehors , blanchâtre ou jaunâtre en dedans. Son
odeur eft un peu aromatique ; fa faveur eft légérement âcre & amere ; elle eft fujette à fe
moifir & à fe carier.

Vertus. Elle eft fudorifique , alexipharmaque.
La dofe eft de ℥ ij à vj pour l'animal , & pour
l'homme de ℈ j à ℈ ij. On l'emploie rarement
feule dans la Médecine humaine. Nous la mettons quelquefois en poudre.

CASSIA *lignea.* Seconde écorce du tronc de
certains arbres affez femblables à ceux qui portent la canelle , & qui croiffent de même dans
l'Ifle de Ceylan. Plus cette écorce eft fine ,
haute en couleur , d'un goût fuave , piquant
& aromatique , plus elle eft eftimée. Le caffia
lignea eft bien différent de la canelle ; l'odeur
& la faveur en font plus foibles , il eft moins
actif , il laiffe dans la bouche une vifcofité que
n'y laiffe pas l'autre écorce ; plufieurs Marchands
le vendent néanmoins pour celle-ci.

Vertus. Il n'eft pas d'un grand ufage, il eft néanmoins ftomachique & carminatif. Il entre dans quelques compofitions ; la dofe eft pour l'animal de ʒ ij à ʒ vj & pour l'homme de grains x à ʒ ß.

CÉRUSE ou *chaux de plomb.* N'eft autre chofe que le plomb réduit en une chaux qu'on obtient par le moyen du vinaigre dont on lui a fait recevoir la vapeur ; mife enfuite dans des moules, on en fait de petits pains que l'on fait fécher.

La cérufe doit être extrêmement blanche, douce, friable, feche. Rejettez celle qui n'a point de corps & qui eft fi tendre, qu'en la maniant elle s'écrafe.

Vertus. Elle eft defficative, on la mêle dans les onguens & emplâtres &c.

CINABRE *naturel ou minéral.* Pierre rouge, pefante, brillante ; le meilleur eft celui d'Efpagne ; il eft affez rare ; nous lui fubftituons celui de Saint-Lo en Normandie. Il eft cependant inférieur au premier & même à celui d'Italie & d'Allemagne.

On doit le choifir haut en couleur, le plus brillant & le moins chargé de roche que faire fe pourra.

Vertus. Il eft antiafthmatique, antiépileptique. L'artificiel eft préférable, celui-ci étant prefque toujours mêlé de parties arfenicales. On le donne à l'animal à la dofe de ʒ j à ʒ j, & on le donne à l'homme à la dofe de grains ij à xij.

CINABRE *artificiel ou en pierre.* Mélange de mercure & de foufre, fublimé enfuite & réduit en pierre. On le choifira en pierre, en belles aiguilles & le plus haut en couleur.

Vertus.

Vertus. Il est antiépileptique, antipforique, antiafthmatique, béchique, incifif, fondant, diaphorétique. La dofe est de ʒj à ʒj pour l'animal, pour l'homme de grains ij à xij.

CLOPORTES. Petits infectes non ailés, plats, un peu voûtés, longs comme l'ongle du petit doigt, un peu moins larges, de couleur grife & cendrée, tachetés quelquefois de marques ja.- nâtres ou noirâtres fur le dos & fur les côtés, blancs fous le ventre & ayant quatorze pieds, fept de chaque côté ; il y en a de deux fortes, le cloporte fauvage ou des bois, & le cloporte domeftique qu'on trouve dans les caves & dans les lieux humides & falpêtrés. Cette derniere efpece imprégnée de parties nitreufes eft plus utile que l'autre.

Vertus. Les cloportes font apéritifs, diapho- rétiques, ils donnent du mouvement aux liqueurs. La dofe eft de ʒj à ʒß pour l'animal, & pour l'homme de grains vj à xij, macérés & broyés dans du vin blanc.

COLLE *de poiffon.* Cette colle eft tirée d'un poiffon qui fe tient tantôt dans la mer & tantôt dans les rivieres ; elle eft grife, jaunâtre & fe diffout difficilement.

Vertus. On s'en fert comme d'un incraffant & d'un adouciffant ; on l'emploie auffi avec d'autres remedes pour en émouffer l'acrimonie.

COLOPHONE. Il eft deux efpeces de colo- phone ; la véritable & la meilleure fe fait avec de la térébenthine fine qu'on fait cuire dans l'eau jufqu'à ce qu'elle foit devenue folide, blanche & caffante.

La feconde appellée arcançon ou bray fec, eft une matiere noire, feche, caffante ou fria- ble, luifante, reffemblant à la poix noire, mais

B

plus dure & plus nette ; on la trouve dans les cornues après la distillation de l'huile de térébenthine.

Vertus. La premiere est apéritive, résolutive, déterfive, confolidante, farcotique ; on s'en fert extérieurement. On la donne intérieurement à l'animal à la dofe de ℥ ß à ℥ ij. La feconde est digeftive, réfolutive ; on l'emploie dans les emplâtres, dans des onguens.

CONTRAYERVA. Racine noueufe, compacte, inégale, qui vient du Pérou ; on y voit plufieurs rejettons fibreux & déliés ; extérieurement elle eft d'un brun foncé, ridée & comme écailleufe ; fa couleur eft d'un blanc un peu jaunâtre à l'intérieur, l'odeur en eft foible, un peu aromatique, la faveur un peu aftringente, elle laiffe appercevoir une acrimonie légere & agréable.

On doit la choifir nouvelle, bien nourrie, pefante, de belle couleur & d'un goût affez aromatique. On rejettera la partie fibreufe & l'on n'emploiera que la partie tubéreufe & compacte.

Vertus. Elle eft tonique, légérement déterfive, alexitere, diaphorétique, fudorifique, vermifuge. La dofe eft en fubftance pour l'animal de ℥iv à ℥ j & de ℥ iij en infufion ; pour l'homme elle eft de ℈ j à ℈ ij & même ʒ j, & en infufion de ʒ j à ʒ ij.

COQUILLES *d'Huîtres.* Voyez *Huîtres.*

CORALINE. Petite plante maritime qui croît à la hauteur d'environ trois doigts. Elle eft fournie d'un très-grand nombre de rameaux menus, déliés, fragiles, dans lefquels on obferve de petites articulations.

La fubftance en eft extérieurement comme

un limon blanchâtre que la nature a attaché autour de la plante , aussi paroît-elle dure comme la pierre , blanche , cendrée , jaunâtre , rougeâtre , noire , quelquefois verte. L'odeur en est insupportable. Cette plante est salée & désagréable. Elle craque sous la dent comme de petites pierres & se pulvérise aisément pour peu qu'on la comprime & qu'on la frotte entre les doigts.

On doit la choisir entiere , nette , de couleur grise ou blanchâtre , récente , d'une odeur assez forte.

Vertus. Elle est vermifuge , elle arrête les cours de ventre. La dose est de ʒj à ℥j pour l'animal , & pour l'homme de Əj à Əij ou à ʒj.

CORNE *de Cerf.* Les os , la moelle , la graisse de cet animal sont de quelque usage en Médecine , mais son bois ou sa corne est la partie qu'on emploie le plus communément.

On la choisit pesante , dure , blanche en dedans.

Vertus. Elle est absorbante. La dose est de ℥j à ℥vj en décoction pour l'animal , & pour l'homme de ʒiij à ʒiv ou vj.

DIAGREDE. Scammonée préparée réduite en poudre , & à laquelle on a fait recevoir au travers d'un papier gris la vapeur du soufre qu'on a fait brûler dans un réchaud de feu l'espace d'environ un demi quart d'heure , en la remuant de tems en tems avec une spatule. Voyez *Scammonée.*

DICTAME. Plante qui vient dans l'Isle de Crete & de Candie.

Bij

On doit choisir le dictame nouveau, en belles feuilles blanches, larges, épaisses, dures & cotonneuses, d'un goût suave & aromatique. Celui qui est le plus garni de fleurs purpurines doit être préféré, comme on doit rejetter celui qui est en petites feuilles non veloutées & souillé d'une grande quantité de petites bûches.

Vertus. Il est céphalique, aromatique, il accélere la circulation. On l'emploie dans le cas d'un part trop tardif, &c. La dose est pour l'animal de ʒj à ʒiv, & pour l'homme de ᴣj à ᴣij en poudre ou en infusion dans le vin. Il entre dans plusieurs compositions.

E PONGE. Espece de champignon, léger, mou, poreux, attaché aux rochers qui sont dans la mer. Il en est de deux especes, l'éponge mâle & l'éponge femelle; les éponges les plus estimées sont les éponges mâles, elles sont les plus fines.

On doit les choisir médiocrement grosses, légeres, à petits pores, & d'une couleur gris-cendrée ou jaunâtre.

Vertus. Les éponges sont absorbantes, détersives; elles se chargent des humidités superflues des ulceres.

EPONGE *d'Eglantier.* Espece d'éponge ou d'excroissance qui vient sur l'églantier; elle a à peu près les mêmes vertus que l'éponge, à la différence qu'elle est plus astringente. On la donne dans les mêmes cas que l'autre & à la dose de ʒij à ʒvj pour l'animal.

EUPHORBE. Gomme-résine tirée d'une plante qui croît dans la Lybie, sur le mont Atlas & en Afrique.

Elle doit être en larmes, d'une couleur jaune & éclatante. Elle eſt ſans odeur ; la ſaveur en eſt âcre & brûlante. L'euphorbe qui n'eſt pas ſec, qui eſt plein de matieres étrangeres & dont la ſaveur n'eſt point âcre doit être rejetté.

Vertus. L'euphorbe eſt un purgatif très-violent & très-dangereux. Il eſt ſternutatoire, épiſpaſtique ; on le place parmi les réſolutifs âcres & actifs. On en fait uſage dans la carie, &c.

FOIE *d'Antimoine.* Il eſt différent du *crocus metallorum*, c'eſt un antimoine ouvert par le ſalpêtre & par le feu.

On doit le choiſir en beaux morceaux, lui-ſans, étoilés, unis, tendres ; la poudre en doit être rougeâtre & légérement ſafranée.

Vertus. Le foie d'antimoine pouſſe par l'inſenſible tranſpiration ; il excite la mue des chevaux, il en rend le poil net & beau ; il eſt vermifuge. On le donne depuis $\tilde{\mathfrak{z}}$ ß juſqu'à $\mathfrak{z}$ iij & $\mathfrak{z}$ iv.

GALBANUM. Gomme-réſine qui découle de la racine d'une plante qui porte le même nom & qui croît dans l'Arabie heureuſe, &c.

Il en eſt de deux ſortes, le galbanum en larmes & le galbanum en maſſe.

Les larmes du premier doivent être belles, jaunâtres en dedans, d'un jaune doré à l'extérieur, d'un goût amer & d'une odeur forte.

Le ſecond doit être ſec, bien net, le plus chargé de larmes blanches & le moins fétide qu'il ſera poſſible.

Vertus. Le galbanum donné intérieurement eſt antiſpaſmodique, nervin, apéritif & réſo-

lutif ; extérieurement, il eſt digeſtif, émollient,
réſolutif ; il ſe diſſout facilement dans le vinaigre ; on s'en ſert pour les onguens & emplâtres.
On l'adminiſtre intérieurement à la doſe de 3 ß
à 3 ij pour l'animal, & depuis grains vj à 3 ß
pour l'homme.

GALENGA. Racine d'une plante ou roſeau
qui a ſes feuilles approchantes de celles de l'iris,
qui croît en abondance dans l'Iſle de Java, &
que quelques-uns nomment mal à propos *acorus
verus*.

On choiſira cette racine récente, rougeâtre
au dehors, blanchâtre au dedans, d'un goût
chaud & piquant ſuivi d'un peu d'amertume ;
on rejettera celui qui eſt preſque inſipide.

Vertus. Elle eſt chaude, ſtomachique, céphalique, carminative. Elle entre dans quelques
compoſitions.

GAYAC ou *bois ſaint*. Arbre ordinairement
de la grandeur du noyer, il vient dans l'Amérique & dans l'Iſle de St. Domingue, &c.

On fait uſage en Médecine de ſon bois, de
ſon écorce & d'une réſine qui en découle naturellement ou par inciſion ; on la nomme
gomme de gayac.

Le bois de gayac eſt réſineux, dur, peſant ;
extérieurement il eſt d'un jaune pâle, intérieurement d'un gris verdâtre tirant un peu ſur le
noir ; ſon odeur a quelque choſe de balſamique lorſqu'on le râpe ; la ſaveur en eſt un peu
amere & aromatique.

L'écorce eſt compacte, difficile à rompre,
griſe extérieurement, parſemée de taches de
différentes couleurs le plus ſouvent verdâtres,
moins pâle intérieurement, d'une ſaveur amere
& aſſez agréable.

La gomme ou réfine eft friable, brune extérieurement, rouflâtre intérieurement, quelquefois blanchâtre ou tirant fur le verd, d'une
faveur âcre & d'une odeur agréable lorfqu'on
la brûle.

Vertus. Le bois eft atténuant, ftimulant, fudorifique ; on le donne à l'animal en fubftance
& râpé, depuis ℥ ß à ℥ ij , & en décoction
depuis ℥ ij à ℥ viij ; à l'homme à la dofe de
℥ ß ou ℥ j fur ℔ ij d'eau qu'on réduit à moitié.
La gomme eft incifive, atténuante, réfolutive.
On s'en fert intérieurement à la dofe de ℥ ij à
℥ ß ou ℥ j. Elle eft encore employée extérieurement dans les emplâtres, &c.

GENIÈVRE. Ses baies font fphériques &
vertes ; en mûriffant elles deviennent d'un bleu
noirâtre ; la pulpe eft rouflâtre, l'odeur & la
faveur en font aromatiques & pénétrantes. Elles
naiffent fur un arbre qui eft commun dans nos
bois & qu'on appelle genévrier.

Vertus. Les baies de genièvre font aromatiques, chaudes, difcuffives, carminatives, anti-
feptiques, fudorifiques, la dofe eft d'une poignée dans l'avoine ou le fon. On en fait auffi
des décoctions ; on les fait macérer dans du
vinaigre ; on les fait brûler en guife de parfum.
On fe fert auffi du bois de genévrier dans les
tifannes fudorifiques à la dofe de ℥ ij à ℥ iv.
La dofe des baies pour l'homme en infufion dans
l'eau ou dans le vin eft de ℥ ß à ℥ j.

GINGEMBRE. Racine tubéreufe légérement
applatie, dont la couleur extérieure eft d'un
brun cendré, quelquefois blanchâtre & dont
l'intérieure eft jaunâtre. L'odeur en eft foible,
mais affez agréable. Sa faveur eft aromatique,
très-âcre, brûlante. Elle vient des Indes Orientales. B iv

On la rejettera lorſqu'elle ſera mollaſſe, fi-
landreuſe, vermoulue. Pour déguiſer ce dernier
défaut, les Marchands bouchent les trous faits
par les vers avec du bol ou de la craie.

Vertus. Le gingembre eſt un aromatique âcre,
il eſt diſcuſſif, ſtimulant, ſtomachique, carminatif chaud ; on ne doit l'employer que quand
on n'a pas à redouter trop d'irritation. La doſe
pour l'homme eſt de grains iv, vj ou viij ; pour
l'animal de xxx juſqu'à ʒ iij.

GOMME *Ammoniac.* Subſtance gomméo-ré-
ſineuſe, jaunâtre au dehors, blanche au dedans, d'une odeur qui approche de celle du
galbanum & d'un goût tirant ſur l'amer. Elle
s'enflamme au feu à la faveur de la partie réſineuſe qu'elle renferme.

La meilleure doit être choiſie en belles larmes, nettes, figurées comme celles de l'oliban.

On en vend en maſſe chez les Droguiſtes ;
celle-ci eſt chargée de beaucoup d'impuretés ;
on l'emploie dans les emplâtres ; il faut choiſir la plus dépourvue & la plus dégagée de matieres étrangeres.

Vertus. Cette gomme amollit, atténue, di-
gere, réſout. Elle eſt apéritive, fondante. Elle
leve les obſtructions. La doſe eſt de ʒ ij à ʒ vj
pour l'animal, & depuis ℈ ß à ʒ j pour l'homme. Elle ſe diſſout facilement dans le vinaigre.

GOMME *Arabique.* Elle découle de l'écorce
du tronc de différens acacias & particuliérement de celui qui eſt connu ſous le nom d'a-
cacia d'Egypte. Ce ſuc gommeux eſt en larmes
de différentes groſſeurs ; leur figure varie auſſi
beaucoup ; les unes ſont preſque rondes, mais
avec quelques angles ; les autres ſont repliées
ſur elles-mêmes. Celles qui ſont claires, tranſ-

parentes, prefque blanches, font les plus re-
cherchées. Cette gomme n'a point d'odeur & prefque point de faveur.

On la choifit feche, blanche, claire, tranf-
parente, nette, polie, de fubftance maffive, d'un goût infipide, fe diffolvant ou fe fondant aifément dans l'eau, & non mêlée de paille & de terre.

Vertus. Elle eft adouciffante, pectorale, hu-
mectante. La dofe eft de ℥ ij à ℥ vj pour l'animal, & pour l'homme depuis ℈ j à ℥ j ou ij.

GOMME *Elémi.* Réfine d'un blanc tirant fur le verdâtre, qui, par le moyen d'incifions pratiquées, découle du tronc & des groffes bran-
ches d'un arbre femblable à l'olivier fauvage & qui croît dans l'Arabie heureufe, &c.

On choifira la gomme élémi feche, néan-
moins mollaffe, d'une odeur douce & affez agréable; on prendra garde à ce qu'on n'y fubftitue pas du galipot lavé dans l'huile d'afpic moyenne, comme il n'arrive que trop fouvent; on le connoîtra facilement à la blancheur de la drogue & à fon odeur qui tient de celle de la térébenthine, outre qu'elle eft toujours enve-
loppée des feuilles qui fe trouvent dans les cirons de bois de girofle.

Vertus. La véritable gomme élémi eft un bau-
me naturel pour les plaies; elle tempere, elle amollit, réfout, adoucit. On l'emploie extérieurement dans les emplâtres, onguens, &c.

GOMME *de Gayac.* Voyez *Gayac* ou *Bois Saint.*

Pour la connoître & la différencier de la colophone, il n'y a qu'à l'expofer à une lumiere ou fur des charbons ardens, elle rend une odeur fuave & aromatique.

GOMME *de Lierre*. Subflance réfineufe qui fe durcit à mefure qu'elle découle d'une plante ligneufe connue fous le nom de lierre commun ou grimpant. Elle contient auffi quelques parties gommeufes : quand elle eft fraiche elle eft gluante, d'une couleur rouge, d'une odeur forte, pénétrante & affez agréable ; en vieilliffant elle devient feche, friable, d'une couleur tannée.

On la choifira bien feche, tranfparente, d'une odeur balfamique ; fouvent on vend pour cette gomme de la gomme alouchi.

Vertus. Elle eft tonique, déterfive, un peu réfolutive, &c. elle entre dans des emplâtres & des onguens.

GOMME *Gutte*. Suc gomméo-réfineux, fec & folide, la couleur en eft d'un jaune un peu rouge, il s'enflamme au feu. Quand on met cette gomme dans la bouche, elle paroît d'abord n'avoir qu'un peu de faveur, mais bientôt cette faveur devient âcre & caufe beaucoup de fécherefle. Elle vient de la Chine & du Royaume de Siam.

On doit la choifir dure, caflante, nette, haute en couleur & d'un beau jaune. Elle fe diffout mieux dans l'efprit de vin que dans l'eau. Il paroît qu'elle fe délaye fimplement dans ce dernier menftrue. Au bout de quelque tems elle tombe au fond du vafe & laiffe la liqueur prefque claire.

Vertus. Elle purge violemment les humeurs féreufes & bilieufes. La dofe eft ʒj à iv pour l'animal. Elle eft employée rarement & avec précaution pour l'homme. On la lui donne à la dofe de grains j à viij.

GRENOUILLE. Animal aquatique affez connu. Il eft dans la claffe des reptiles & des amphibies.

Vertus. Les Grenouilles font adouciffantes, réfolutives, apéritives, &c.

GUY *de Chéne.* Petit arbriffeau qui croît fur les chênes à la hauteur d'environ deux pieds. Ses tiges font ordinairement groffes comme le doigt, dures, ligneufes, compactes, pefantes, de couleur brune en dehors, blanche, jaunâtre en dedans ; il jette plufieurs rameaux couverts d'une écorce verte ; fes feuilles font oppofées deux à deux, oblongues, épaiffes, dures, affez femblables à celles du grand bouis, mais un peu plus longues. On doit le choifir bien nourri, dur, pefant, & s'il fe peut encore attaché à un morceau de chêne pour être affuré qu'il eft véritable, parce qu'on nous vend fouvent du guy qui vient fur d'autres arbres.

Vertus. Il eft fortifiant, antiépileptique, antifpafmodique, vermifuge, réfolutif. La dofe eft de ℥ ij à ℥ viij pour l'animal.

HUITRES. Coquillage affez connu. On n'en emploie dans la Médecine vétérinaire, comme dans la Médecine humaine que les écailles : celle de l'huître mâle eft aifément diftinguée par un filet noir qui regne au bord & en dedans de l'écaille ; on les met en poudre & on les porphirife avant de les donner.

Vertus. Elles font abforbantes, on regarde l'écaille d'huître mâle comme un antihidrophobique ; cette écaille calcinée donne une chaux qui eft regardée comme un bon lithontriptique. La dofe pour l'homme eft de ℈ ß à ℈ j, & pour l'animal de ℈ ij à ℥ j.

JALAP. Racine d'une eſpece de *Convolvulus*. On la tire coupée en tranches de la nouvelle Eſpagne. Elle eſt un peu inégale, d'un gris foncé & noirâtre extérieurement ; intérieurement elle eſt d'un brun noirâtre, entremêlée de lignes blanches ou jaunâtres ; ſon odeur eſt très-foible ; la ſaveur en eſt âcre, réſineuſe, elle excite de légeres nauſées. C'eſt un compoſé réſino-gommeux.

On doit la choiſir épaiſſe, peſante, difficile à caſſer avec les mains, la moins blanche en dedans qu'il eſt poſſible. Elle doit s'enflammer lorſqu'on la met ſur des charbons ardens ou lorſqu'on la préſente à la flamme d'une bougie.

Vertus. Le jalap eſt un très-bon purgatif. La doſe pour l'animal eſt de ℥ß à ℥jß, & pour l'homme de grains x à ʒß.

IPECACUANHA. Il en eſt de trois ſortes ; le blanc, le gris & le brun.

Le blanc eſt une racine d'un blanc jaunâtre, qui a peu d'odeur & peu d'amertume, & qui n'a nullement la propriété des autres.

Le gris eſt la racine d'une plante du même nom qui croît au Pérou, menue, tortueuſe, âpre, d'un gris cendré à l'extérieur, tandis que l'intérieur eſt une eſpece de filet ligneux. Elle a peu d'odeur.

L'ipecacuanha brun vient du Breſil. Cette racine eſt plus déliée & plus tortueuſe que la précédente. Elle eſt brune & même noirâtre.

Cette racine doit être bien nourrie, foncée, difficile à rompre ; il faut qu'elle ait une ſorte de filet ligneux dans ſon milieu, qu'elle ne ſoit point mélangée de ſa tige & de ſes filamens, & que le goût en ſoit âcre & légérement amer.

Vertus. L'Ipecacuanha a la propriété de fondre les matieres glaireufes, qui en fe raffemblant & en s'attachant aux parois des inteftins, caufent les irritations & les contractions violentes de ces vifceres. On l'adminiftre quand on eft parvenu à diminuer l'inflammation & l'éréthifme qui accompagnent toujours ces fortes de maladies. Il provoque le vomiffement dans l'homme, on le donne plus fouvent en fubftance qu'en infufion à la dofe de grains vj jufqu'à ʒ ß & plus. On le donne à l'animal à la dofe de ʒ j jufqu'à ℥ ß. Il n'excite jamais le vomiffement en lui, il le purge par le bas à la dofe de ℥ j. En une dofe beaucoup moindre pour l'un & pour l'autre, il eft altérant, &c.

L ABDANUM. Subftance réfino-gommeufe. Il en eft de deux efpeces, une folide & l'autre liquide ; l'une & l'autre viennent de Candie &c.

Le labdanum liquide doit être choifi le plus odorant & le plus net qu'il fera poffible, d'une confiftance folide, d'un beau noir de jayet, d'une odeur douce & affez agréable tirant fur celle de l'ambre gris, il eft le plus eftimé & le plus cher.

Le labdanum folide eft fous la forme de pains entortillés, de couleur noirâtre, d'une odeur affez douce quand on l'approche du feu ; c'eft ce que l'on appelle labdanum *in tortis.*

Vertus. Le labdanum confolide, atténue, déterge & réfout. On l'emploie dans quelques compofitions.

LIMAILLE *d'acier.* Tout le monde connoît la limaille d'acier qui n'eft que le débris que les ouvriers qui travaillent ce métal font par le moyen de la lime.

Vertus. Elle eſt apéritive, tonique, aſtringente ; la doſe pour l'animal eſt de ℨij à ℥j,
& pour l'homme de grains xij à ℈ij.

LITHARGE *d'or & d'argent.* Il n'y a point de
différence entre ces deux eſpeces de litharge,
elles ne ſont autre choſe que du plomb qui a
ſervi à la purification de l'argent & qui eſt
rempli des ſcories de la matiere purifiée ; ſelon
le degré de calcination qu'il a reçu, il prend
diverſes couleurs ; on le nomme tantôt *litharge
d'or* tantôt *litharge d'argent.*

Vertus. La litharge eſt déterſive, deſſicative,
réſolutive, répercuſſive ; on ne la donne jamais
intérieurement parce qu'elle eſt un poiſon ; elle
entre dans la plupart des emplâtres & onguens,
& dans pluſieurs autres compoſitions.

MACIS. Seconde enveloppe de la noix muſcade. On l'a nommée mal à propos fleur de
muſcade ; elle eſt mince & rougeâtre, d'une
odeur ſuave & d'un goût aromatique.

On doit choiſir le macis le plus haut en couleur, d'un goût fort chaud & fort aromatique ;
on prétend que quand il eſt nouveau il eſt rouge
comme l'écarlate & qu'en vieilliſſant il devient
blanc.

Vertus. Le macis eſt un aromatique actif &
chaud. Quelques-uns lui accordent plus d'énergie qu'à la muſcade. La doſe pour l'animal eſt
de ℨij à ℥j, & pour l'homme de grains x à xx.

MANNE. Suc concret blanc rouſsâtre, ſortant
ſans inciſion & par inciſion du tronc & des branches de deux eſpeces de frênes qui croiſſent
dans la Calabre & dans quelques autres endroits d'Italie. Le goût en eſt doux, mielleux,

l'odeur foible & fade. Il eſt différentes eſpeces
de manne dans les boutiques. Nous employons
par préférence la manne en forte ou manne
graſſe qui eſt en grumeaux irréguliers, un peu
gras & d'un roux aſſez foncé. On doit la choiſir
la plus nette d'ordures qu'il eſt poſſible.

Vertus. La manne eſt un purgatif très-doux.
La doſe ordinaire pour l'homme eſt depuis $\mathbf{\mathfrak{Z}}$ j
à $\mathbf{\mathfrak{Z}}$ iij. On la fait diſſoudre à une douce chaleur dans eau ſ. q. On peut la donner à l'ani-
mal depuis $\mathbf{\mathfrak{Z}}$ iij juſques à ℔ ß & même plus.

MASTIC. Réſine qui découle par inciſion du
tronc de l'arbre que nous appellons lentiſque.
On la trouve ſous la forme de grains ou de
larmes plus ou moins petites, ſeches, friables;
elle s'amollit ſous les dents lorſqu'on la mâche
un peu long-tems & devient à peu près comme
la cire; elle s'enflamme au feu; la couleur en
eſt d'un jaune citron très-pâle, l'odeur douce
& légérement aromatique, la ſaveur foible &
balſamique avec une légere aſtriction; quand
on la brûle, elle répand une odeur aromatique,
on doit rejetter celle dont la couleur eſt foncée,
livide, & qui eſt mêlée d'ordures.

Uſages. Le maſtic eſt tonique, conſolidant;
légérement aſtringent, fortifiant. Il entre dans
pluſieurs compoſitions. La doſe eſt pour l'ani-
mal de $\mathfrak{Z}$ iv à $\mathbf{\mathfrak{Z}}$ ij, & pour l'homme de grains
x à ℈ j.

MÉCHOACAN. Racine légere, blanchâtre au
dehors & au dedans, couverte d'une écorce
ridée; la ſubſtance en eſt un peu mollaſſe, à
peine y diſtingue-t-on quelques fibres. Elle a
quelques bandes circulaires comme la bryone,
mais elles ſont moins ſerrées. Elle en differe
d'ailleurs en ce qu'elle eſt dure & qu'elle n'eſt

pas amere. Elle vient de la nouvelle Eſpagne dans la Province de Mechoacan.

On doit choiſir le méchoacan récent ; il conſerve peu de tems ſa vertu. Il doit être blanchâtre, dur, peſant, ni noirâtre, ni carié.

Vertus. Le méchoacan eſt un excellent purgatif ; on ne le donne pas en décoction, il perd ſa vertu par l'ébullition. La doſe eſt pour l'homme de ℥ij à ℥iv. & pour l'animal de ℥j à ℥iv.

MERCURE *coulant ou crud.* Subſtance métallique, fluide & ne mouillant point. On le choiſira blanc, coulant, net, vif, & d'une belle eau, ſe ſéparant avec une promptitude extrême en une infinité de molécules ſphériques ; on rejettera celui qui étant mis dans quelque vaiſſeau de cuivre, comme balances & autres paroît plombé, c'eſt-à-dire dont la couleur eſt brune, qui fait des queues ou traînées comme s'il étoit gras & qui adhere aux doigts quand on le manie.

On peut encore l'éprouver en en mettant tant ſoit peu dans une cuillere d'argent ; on le fait évaporer ſur le feu ; s'il reſte une tache jaune dans la cuillere, c'eſt une marque qu'il eſt naturel ; au contraire s'il reſte une tache noire, c'eſt une preuve qu'il eſt mélangé de plomb.

Vertus. En général le mercure préparé de différentes façons eſt un fondant très-efficace, il eſt vermifuge, carminatif, ſudorifique, antipſorique, propre dans toutes les maladies de la peau, il entre dans les breuvages, onguens, décoctions, emplâtres, linimens &c. Nous ne le donnons jamais en ſubſtance.

MIEL. Il en eſt deux ſortes en général, le blanc & le jaune ; le miel blanc ſe tire des
gâteaux

gâteaux nouvellement pris dans les ruches. On
expofe ces gâteaux fur des claies ou nattes
d'ofier ; on laiffe découler le miel dans des
vafes qu'on met au-deffous, on l'appelle miel
vierge ; on tire encore un autre miel blanc en
mettant le gâteau à la preffe, mais ce miel
fent la cire & n'eft pas fi bon que le premier.

Le plus beau & le meilleur miel blanc eft
celui qu'on nous apporte de Narbonne.

On doit le choifir d'une confiftance qui ne foit
point trop liquide ; il doit plutôt être épais &
grenu ; le plus blanc eft toujours à préférer ;
l'odeur & la faveur doivent en être douces, agréa-
bles ; il faut qu'il foit légérement aromatique.

On le falfifie quelquefois avec de l'amidon
pour le rendre plus blanc. On peut s'appercevoir de cette fraude, le miel ainfi altéré laiffant la bouche pâteufe.

Quelques perfonnes pour lui communiquer
une odeur aromatique plus forte y mettent
quelques branches de romarin & les y laiffent
quelques jours ; c'eft ainfi qu'ils donnent fouvent du miel blanc commun pour du miel de
Narbonne ; on reconnoît facilement cette fraude en remuant le miel, car il y refte toujours
quelque partie de romarin, foit des feuilles,
foit des fleurs.

Le miel jaune fe fait de toutes fortes de gâteaux vieux où nouveaux qu'on tire des ruches.

On doit le choifir d'une bonne confiftance,
d'un beau jaune & d'un bon goût, bien net,
fans mélange de farine, ce que l'on connoît en
le portant à la bouche.

Vertus. Le miel eft en général pectoral, déterfif, laxatif, digeftif, atténuant, réfolutif,
apéritif, car fa qualité favonneufe le rend ca-

C

pable de diffoudre plufieurs matieres immifci-
bles avec l'eau feule. Nous en faifons un ufage
fréquent dans les lavemens, dans les injections,
dans les gargarifmes &c. Nous le donnons intérieurement ; nous tenons fouvent les animaux
à un régime miellé &c.

MYRRHE. Gomme-réfine. Les larmes en font
de différentes groffeurs, plus ou moins tranfpa-
rentes, plus ou moins obfcures, les unes d'une
couleur rouffe, les autres d'un jaune pâle, les
autres de couleur ferrugineufe. Intérieurement
on y voit de petites marques blanches femblables à des coups d'ongle ; de là l'épithete d'onglée pour défigner la véritable myrrhe, *myrrhe
onglée ;* l'odeur en eft aromatique, mais elle eft
fade ; fa faveur a de l'amertume & une âcreté
qui excite des naufées. On doit la choifir très-
nette & s'attacher aux plus belles larmes.

Vertus. La myrrhe eft au rang des ftomachiques, des vulnéraires pectoraux. Elle eft déterfive & antiputride. On l'emploie intérieurement & extérieurement en cette derniere qualité
& comme fondante & réfolutive. Elle entre dans
beaucoup de compofitions. On en fait une teinture dont la dofe eft pour l'homme de gouttes
vj à xv, & pour l'animal de ʒj à ʒiij.

N OIX *mufcade.* Amande d'un fruit de la groffeur de nos noix vertes, dure, un peu ridée à l'extérieur & d'une couleur cendrée, intérieurement
d'un jaune pâle avec des veines ondulantes d'un
rouge brun & d'un jaune blanchâtre. La figure
en eft olivaire ; l'odeur en eft très-aromatique &
fort agréable, fa faveur ne l'eft pas moins, mais
elle a de l'âcreté & de la chaleur.

Vertus. Elle eſt confortative. Ses vertus ſont les mêmes que celles du macis.

Noix *de gale.* Excroiſſances attribuées à la piqûre d'inſectes qui s'attachent à l'écorce & au bois de chêne dans différens pays. Les unes viennent d'Alep & de Tripoli, les autres de la Provence, de la Gaſcogne. Les premieres ont un certain poids, elles ſont compactes, épineu-ſes & anguleuſes à leur ſurface, d'un brun ver-dâtre plus ou moins foncé, elles ſont préféra-bles aux ſecondes.

Vertus. Ces noix ſont très-aſtringentes. On s'en ſert en lotions, en fomentations &c.

Oliban ou *Encens.* Nous tirons du Levant cette eſpece de réſine. Il eſt de deux ſortes d'oli-ban, le mâle & le commun. Celui-ci eſt mêlé d'impuretés, il eſt mollaſſe, graiſſeux, inflam-mable. L'autre eſt ſec, d'une couleur jaune lé-gérement blanchâtre à l'extérieur, l'odeur en eſt forte & vive quand il eſt mis dans le feu, la ſaveur en eſt âcre & mêlée d'amertume. On le choiſit en belles larmes tranſparentes & très-caſſantes.

Vertus. Cette réſine eſt vulnéraire, conſoli-dante, diſcuſſive. Elle eſt employée dans les onguens, dans les emplâtres &c. Intérieurement elle eſt ſudorifique, fortifiante, propre dans les maladies de la poitrine. La doſe pour l'homme eſt de Э j à Ʒ j, & pour l'animal de Ʒ ſs à Ʒ iij. On s'en ſert encore dans les parfums.

Opium. Mélange de parties gommeuſes & de parties réſineuſes fortement unies, ainſi que de parties purement terreuſes ſur leſquelles les menſtrues n'ont point d'action. Les Levantins

C ij

nous l'envoient en gâteaux ; il s'amollit sous les doigts. Sa couleur est d'un rouge brun tirant sur le noir, son odeur désagréable, sa saveur amere &c.

Vertus. Il est somnifere, calmant, sudorifi-que. La dose pour l'homme est de grains ß à iij, & pour l'animal de grains iiij à viij.

OPOPANAX. Gomme-résine découlant sui-vant quelques Auteurs d'une plante férulacée qui croît dans la Macédoine &c.

Il en est de trois sortes, celui qui est en lar-mes, celui qui est en masse, & l'opopanax con-trefait ou applati.

Le premier doit être choisi en belles larmes blanches en dedans & d'un blanc doré au de-hors, d'une odeur forte, d'un goût amer & désagréable ; le plus sec & le plus net qu'on puisse trouver.

Le second qui est en masse est le plus chargé de larmes & le plus approchant de la couleur & de l'odeur du premier.

A l'égard du troisieme ou de l'applati, on le rejettera entiérement, & on le connoîtra facilement en ce que le véritable est en petites larmes rondes, & que celui-ci est plat, de la largeur & de la grosseur du pouce.

Vertus. Il est assez semblable au galbanum par ses vertus ; il est propre pour la guérison des plaies ; il est discussif & fondant ; il entre dans plusieurs composition s, emplâtres & onguens. Intérieurement il est apéritif & résolutif. On le donne à l'homme à la dose de grains x à ʒ ß, & à l'animal depuis ʒ j à ʒ ß.

Os *de sèche.* Ecaille assez solide ou os blanc, opaque, léger, uni, dur au-dessus, friable en dessous, d'un goût âcre & légérement salé &

fans odeur qui garnit le dos d'un poiffon que l'on nomme fèche ou bouffron. On le pêche fur les bords de l'Océan & de la Méditerranée.

On doit choifir l'os de fèche épais, blanc, léger, friable.

Vertus. Il eft apéritif, déterfif & defficatif. On le pulvérife, on le donne extérieurement dans quelque infufion ou mêlé avec quelques autres médicamens appropriés à la dofe de grains xx à l'homme & de ʒ ij à ℥ j à l'animal. Il entre dans quelques compofitions.

PAREIRA *brava.* Racine qui fignifie en Fran-
çois vigne fauvage ou bâtarde ; elle a de la reffemblance avec celle du thymelæa. Elle eft ligneufe, tortueufe, brune au dehors, rude & fillonnée dans fa longueur & dans fa circonférence & d'un jaune obfcur intérieurement &c.

Vertus. Elle eft très-apéritive & propre pour le gravier. On la donne à l'animal en poudre dans du vin blanc à la dofe de ʒiv à ℥ jß ; en infufion à la dofe de ℥ j à ℥ iv. On la donne à l'homme à la dofe de ʒ ß à ʒ üj.

PÉTROLE. Huile minérale ou bitume liquide, inflammable, d'une odeur forte & fétide. La couleur en eft différente fuivant les pays & les lieux dont on le tire. Le plus employé parmi nous eft celui de Gabian en Languedoc à quelques lieues de Beziers. Celui-ci eft d'une couleur rouge tirant quelquefois fur le noir. Celui d'une couleur jaune ou blanche eft le plus eftimé ; il en eft près de la Principauté de Modene.

Vertus. Le pétrole eft extérieurement tonique, nervin & réfolutif ; on le fait entrer dans les préparations topiques de ce genre.

C iij

PIERRE *hématite.* Cette pierre dure , compacte , peſante , participant du fer préſente des aiguilles pointues. Sa couleur eſt d'un brun rougeâtre , elle paroît rouge comme du ſang à meſure qu'on la tire des mines de fer.

On doit la choiſir nette, peſante, compacte, en belles aiguilles , de couleur rouge brun , ayant des lignes noirâtres au dehors ; elle doit reſſembler au cinabre intérieurement.

Vertus. Elle eſt fort aſtringente , deſſicative ; elle entre dans pluſieurs compoſitions.

POIVRE *noir.* Fruit d'une plante rampante & ſarmenteuſe comme le lierre , elle vient dans l'Iſle de Java &c. Ce fruit eſt une ſemence ronde , ridée , l'écorce en eſt noirâtre. L'intérieur eſt compact & d'une couleur blanche ; extérieurement il eſt d'un jaune verd. L'odeur en eſt légérement aromatique & aſſez agréable ; la ſaveur en eſt très-âcre & brûlante.

On doit le choiſir bien nourri , net , compact, aſſez peſant, fort âcre au goût.

Vertus. Il eſt inciſif , ſtimulant , ſtomachique ; on le donne à l'homme depuis grains iv juſqu'à xij ; à l'animal depuis ʒ ß à ʒ iij. On peut le faire infuſer dans le vin.

POIX. Subſtance réſineuſe qu'on tire du pin. Les différences des poix ſont dûes à celles de la préparation qu'on en fait.

POIX *de Bourgogne ou poix graſſe.* On doit choiſir la poix graſte , la plus blanche, la moins remplie d'eau & d'ordures , & la moins coulante que faire ſe pourra.

POIX *réſine.* Quand elle eſt d'une belle qualité , elle eſt exempte d'eau & de ſable , elle eſt ſeche & d'une couleur jaunâtre. La meilleure vient de Bayonne & de Bordeaux.

POIX *noire*. Elle doit être d'un beau noir luifant, feche & former des efpeces de foleil quand
on la caffe.

Vertus. Toutes les efpeces de poix font di-
geftives, fortifiantes, attractives, réfolutives ;
on les emploie dans les onguens & emplâtres &c.

POLYPODE. Il s'agit ici de celui qui eft affez
femblable à la fougere par fes feuilles, il croît
fur les vieux murs, fur le frêne, le hêtre, le
chêne &c. Celui qui eft pris fur le dernier de
ces arbres eft le plus eftimé. C'eft de fa racine
qu'on fait le plus d'ufage ; elle eft rampante,
d'une médiocre groffeur, garni de plufieurs
petits tubercules, la couleur en eft extérieurement roufsâtre, intérieurement verdâtre ; l'o-
deur en eft foible ; fa faveur d'abord fade laiffe
une légere âcreté mêlée d'un peu d'aftriction.

Vertus. Elle eft laxative, apéritive, diurétique. La dofe pour l'homme eft ordinairement
de $\tilde{3}$ j dans f. q. de liquide, & pour l'animal
de $\tilde{3}$ ij à $\tilde{3}$ vj.

PYRÈTHRE. Racine qui vient de Tunis. Elle
eft de moyenne longueur, de la groffeur du
petit doigt, extérieurement d'un noir roufsâtre,
blanchâtre au dedans, fans odeur, d'un goût
âcre & brûlant.

Elle doit être bien nourrie, feche, mal-aifée
à rompre.

Vertus. Elle eft active, irritante ; on s'en fert
principalement comme d'un mafticatoire, d'une
errhine &c.

QUINQUINA. Ecorce d'un arbre qui croît
dans le Pérou. On doit la choifir d'une fubftance compacte, feche & d'une épaiffeur mé-

diocre. Il faut prendre garde qu'elle ne tombe point en poussiere lorsqu'on la rompt & qu'elle ne soit pas remplie d'ordures comme on le voit souvent ; on doit préférer aussi les petites écorces noirâtres & chagrinées à l'extérieur, parsemées de quelques mousses blanches ou de quelques petites feuilles de fougere, rougeâtre en dedans & d'un goût amer & fort désagréable ; on rejettera celles qui font filandreuses quand on les casse, d'une couleur rousse, & celles qui font couleur de canelle extérieurement, quoiqu'elles soient les plus estimées par ceux qui n'ont qu'une légere connoissance de cette écorce.

On falsifie quelquefois le quinquina en y mêlant d'autres écorces, telles que celle de l'alifier dont la couleur est plus blanche en dehors, plus rouge intérieurement & dont la faveur est plus stiptique. On y mêle aussi souvent de l'écorce de cascarille.

Vertus. Le quinquina est chaud, desficatif, incifif, fébrifuge, antifpafmodique, propre à arrêter & à détruire les mouvemens convulfifs, antiputride & d'un très-grand secours dans les gangrenes, dans les maladies putrides & contagieuses du bétail. On l'emploie en substance, en décoction, en infusion dans le vin, dans l'eau de vie, dans l'esprit de vin & dans d'autres liqueurs. La dose ordinaire pour l'homme est depuis ʒ ß à ʒ j ; pour l'animal depuis ʒ ij à ʒ vj. On en renouvelle dans la journée selon le besoin l'administration. On joint au quinquina d'autres substances telles que le sel ammoniac, le nitre &c.

REALGAR. Quelques - uns difent *Réalgal.*
Suc arfenical de même que l'orpiment. Il en eft
de deux fortes, le naturel & le factice. Le
premier fe tire des mines métalliques avec l'orpiment. Sa couleur eft la même que celle du
cinabre, il répand quand on le brûle une odeur
de foufre & d'ail. Il eft friable. Il vient de la
Chine fous diverfes formes tantôt en coupes &
tantôt fous celle de petites pagodes.

Le fecond eft fait de l'orpiment cuit & fondu
pendant quelque tems dans des vaiffeaux fubli-
matoires. Il s'éleve au haut de ces vaiffeaux des
fleurs jaunes, il refte au fond une maffe qui
figée par le froid eft rouge comme du cinabre.

Vertus. La poudre de réalgal préparée eft un
efcarotique, on en fait des trochifques &c.

RÉSINE *de Jalap.* Voyez JALAP. ℥ xij. de racine de jalap bien choifie donnent par le moyen
de l'efprit de vin ℥ ij de réfine.

Vertus. Cette réfine eft un purgatif fondant
affez fort. La dofe eft pour l'animal de ℥ j à
℥ iv, & pour l'homme de grains iv à x.

RHUBARBE. Racine qu'on nous apporte en
morceaux de différentes groffeurs & de différentes longueurs de la Chine, de la Perfe & de la
Mofcovie; ces morceaux font affez légers; leur
fubftance paroît fongueufe; leur couleur eft d'un
jaune foncé & un peu brun à l'extérieur; l'intérieur eft jaune auffi, mais marqué de taches
rougeâtres par intervalle qui font paroître cette
racine marbrée; l'odeur en eft aromatique,
mais défagréable; le goût en eft amer & légérement âcre & aftringent; on doit toujours
préférer celle qui eft bien feche & la plus pefante & la plus marbrée.

Uſage. La Rhubarbe eſt un bon purgatif aſtringent, propre à rétablir le ton des fibres de
l'eſtomac & des viſceres relâchés &c. La doſe
eſt de ʒ ß juſques à ʒ j ß en infuſion, & depuis ʒ ij à ʒ vij, en ſubſtance pour l'animal.
Pour l'homme en ſubſtance & après avoir été
miſe en poudre la doſe eſt depuis grains vj
juſques à ʒ j, & en infuſion depuis ʒ j juſques
à ʒ ij.

SAFRAN. On donne ce nom à des filamens
applatis qui ſont la continuation du piſtile d'une
plante bulbeuſe du même nom.

On doit le choiſir bien ſec, doux au toucher, en beaux filets longs, bien veloutés &
d'un beau rouge foncé, le moins chargé de filets
jaunes que faire ſe pourra, d'une odeur forte
qui ne ſoit ni celle du moiſi ni de l'échauffé. Le
ſafran Gatinois eſt préféré à celui qu'on cultive
dans les autres Provinces de France, & ne le
cede point à celui du Levant ; on tire auſſi bien
la teinture du ſafran par l'eau que par les ſpiritueux.

Uſage. Il eſt cordial, ſtomachique, alexitere,
antiſpaſmodique, réſolutif & anodin. La doſe
du ſafran en ſubſtance eſt pour l'homme depuis
grains ij à Ɔ j ; elle peut être augmentée en
infuſion. Pour l'animal elle eſt de ʒ j à ʒ iv en
infuſion, & de ʒ ß à ʒ jß en ſubſtance.

SAGAPENUM ou *Gomme ſéraphique.* Gomme-
réſine qui découle d'une plante que l'on croit
être du genre des férulacées. Il nous eſt apporté
de Perſe.

On doit le choiſir en belles larmes, claires,
tranſparentes, d'une odeur forte & approchante

de celle du pin. Jetté fur le feu, fon odeur doit
approcher de celle de l'ail. La faveur en doit
être âcre & amere. Il faut qu'il plie fous les
doigts quand on le manie.

Vertus. Le fagapenum eft tonique, incifif,
fondant & extérieurement atténuant, maturatif.
La dofe à l'intérieur eft pour l'homme depuis
grains xij à ℈ ij , & pour l'animal depuis ʒ j à
ʒ iv.

SALSE-PAREILLE. Racine qui vient du Pérou
& de la nouvelle Efpagne , &c. Elle eft ordinairement de la groffeur d'une plume , longue ,
flexible ; extérieurement elle eft d'un roux cendré , blanche au dedans , farineufe , mollaffe ,
elle n'a nulle odeur, la faveur en eft légérement amere ; elle laiffe une impreffion vifqueufe
dans la bouche.

On doit choifir celle qui eft facile à fendre ,
qui eft grife à l'extérieur. On rejettera celle qui
eft cariée & qui répand une efpece de farine
lorfqu'on la fend.

Vertus. Elle eft fudorifique, diaphorétique.
Quelques-uns ne lui reconnoiffent qu'une vertu
déterfive. On la donne en décoction à l'homme
à la dofe de ʒ ß ou de ℥ j & plus, & à l'animal à la dofe de ʒ ij à ℥ vj & plus.

SANDARAQUE. Réfine qui découle par incifion des branches du grand genévrier : nous
la tirons d'Afrique. On doit la choifir en belles
larmes , & la moins remplie de parties hétérogenes qu'il eft poffible. La couleur en eft d'un
jaune pâle ; l'odeur en eft balfamique ; fa faveur
eft âcre.

Vertus. Cette réfine eft tonique, réfolutive
& antiputride à l'extérieur. On s'en fert quelquefois en fumigation.

SANG-DRAGON. Réſine tirée par inciſion d'un arbre qu'on appelle *Draco-arbor*. Elle vient des iſles Canaries & de la Jamaïque. Elle eſt feche, inflammable ; extérieurement de couleur d'un rouge foncé & preſque brun ; d'un rouge de ſang à l'intérieur. Elle répand quand on la brûle une odeur légérement balfamique, & c'eſt la meilleure.

La Hollande nous fournit une autre eſpece de ſang-dragon qui eſt en pain plat, d'un rouge extrêmement foncé & luifant tant au dehors qu'au dedans, affez friable. Ecrafé il eſt d'un affez beau rouge ; brûlé il répand une odeur de cire d'Efpagne. On falfifie fouvent le ſang-dragon avec de la brique ou du bol d'Arménie ; la fraude ſe découvre aifément parce que le ſang-dragon ſe diffout entiérement dans l'efprit de vin, & que le bol & la brique ſe précipitent au fond du vaſe.

Vertus. Il eſt aſtringent, defficatif. On l'emploie extérieurement & intérieurement pour l'animal à la doſe de ℥ j à ℥ iv, & pour l'homme à la doſe de ʒj à ʒij.

SANTAL ou *Sandal*. Il eſt trois fortes de Santaux ou Sandaux, le citrin, le blanc & le rouge.

Le fantal citrin eſt le plus propre aux vues que la Médecine ſe propoſe. Il eſt réfineux. L'odeur en eſt forte, le goût aromatique. On en peut extraire la réfine en faifant infufer des morceaux de ce bois dans fuff. quant. d'efprit de vin rectifié. Il donne par la digeſtion une teinture jaune, qui étant épaiffie à petit feu confti-tue après l'évaporation de fon efprit un baume liquide noirâtre, d'une faveur agréable & femblable par ſa confiſtance & par ſa couleur au baume du Pérou. Il faut le choifir récent, dur, compaſt, peſant, de couleur tirant ſur le jaune.

Le ſantal blanc eſt pareillement un bois dur, ſolide, peſant, mais dont la couleur eſt blanchâtre & pâle, & dont le goût & l'odeur ſont infiniment plus foibles. Il doit être choiſi récent & le plus odorant qu'il eſt poſſible.

Enfin le ſantal rouge eſt preſque ſans goût & ſans odeur, de couleur rouge foncée intérieurement, noirâtre au dehors. On le choiſira récent, compaſt & peſant comme les autres.

Les uns & les autres viennent de Siam & des Iſles de Timor & de Salor.

Vertus. Le rouge eſt légérement aſtringent. Ils ſont fortifians, dépuratoires, ſtomachiques, cordiaques, &c.

SARCOCOLLE. Gomme mêlée de quelques parties réſineuſes. Elle découle d'un petit arbre épineux dans la Perſe & dans l'Arabie déſerte.

On choiſira la ſarcocolle en larmes ou égrénée, d'un blanc tirant ſur le jaune ou ſur le rouge ; d'un goût fade, mais ſuivi d'une amertume aſſez déſagréable.

On rejettera celle qui eſt en maſſe brune, ainſi que celle dont les petits grains ſont bruns.

Vertus. La ſarcocolle eſt ophtalmique, ſarcotique, conſolidante & propre pour les plaies ; elle entre dans les collyres & les onguens.

SASSAFRAS. Bois aſſez léger, ſpongieux, revêtu d'une écorce de couleur cendrée à l'extérieur, rougeâtre & ferrugineuſe à l'intérieur & qui nous vient des Provinces de l'Amérique. Sa ſubſtance ligneuſe eſt d'un blanc jaunâtre tirant ſur le roux. L'odeur en eſt aromatique & légérement âcre ; l'odeur de l'écorce eſt plus pénétrante que celle du bois ; elle approche de celle du fenouil.

Vertus. Il eft incifif, déterfif, diaphorétique & fudorifique. La dofe pour l'animal eft de ℥ j à ℥ vj en décoction ; & pour l'homme, depuis ℥ ß à ℥ ij. On peut le donner en infufion dans le vin.

SCAMMONÉE. Suc réfineux un peu gommeux tiré par incifion & quelquefois par expreffion non - feulement de la racine, mais des tiges & des feuilles d'une efpece de *convolvulus* ou liferon qui croît à Alep & à Smyrne, ce qui conftitue deux efpeces de fcammonée. Celle d'Alep eft la meilleure, elle eft légere, grife, tendre, friable, réfineufe ; le goût en eft amer, l'odeur fade, nauféeufe & affez défagréable ; quand on la roule dans la bouche elle fait le lait. On doit rejetter celle qui eft pefante, dure & noirâtre.

On falfifie la fcammonée en y mêlant le fuc de quelques autres plantes laiteufes & âcres tel que celui du thytimale ; pour augmenter fon poids on y met encore des charbons & d'autres matieres étrangeres. Pour s'affurer de cette fraude, on doit rompre les morceaux de ce fuc, les choifir brillans à l'intérieur, & profcrire ceux qui paroiffent noirs, brûlés ou dans lefquels on trouve du fable & du gravier ; ainfi que ceux dont le goût eft extrêmement âcre, ce qui décele le mélange du fuc de thytimale.

Vertus. La fcammonée eft purgative, fondante, hydragogue ; on la donne à l'homme en fubftance à la dofe de grains ij à x, à l'animal à la dofe de ℨ j à ℥ ß.

SEL *Ammoniac.* Sel qui nous vient d'Egypte en pains ronds & applatis, & dont le deffous & les côtés font noirâtres. Ces pains ouverts préfentent une fubftance blanchâtre, faline &

plus ou moins tranſparente. La ſaveur en eſt amere, déſagréable, urineuſe.

Ce ſel doit être le plus pur & le moins noir qu'il eſt poſſible.

Vertus. Il eſt diaphorétique, ſtimulant, inciſif, apéritif, antiputride, tonique, réſolutif. La doſe eſt pour l'homme intérieurement de grains vj à ʒ ß, pour l'animal de ʒ ij à ℥ j ß. On l'emploie dans les collyres, dans les gargariſmes, dans les lotions, &c.

SEL *d'Epſom.* Sel minéral, nitreux, délié, très-blanc, brillant, d'un goût approchant de celui du ſalpêtre, mais amer, laiſſant une fraicheur dans la bouche, ſe fondant facilement au feu ſans pétiller ni s'enflammer. On l'appelle ſel d'Epſom, ſel carthartique d'Angleterre, parce qu'on en tire par évaporation des eaux minérales d'Epſom qui ſont à quatre lieues de Londres. Il doit être choiſi pur, ſe diſſolvant aiſément dans l'eau. Du reſte celui qu'on trouve dans les boutiques eſt le plus ſouvent un ſel factice.

Vertus. Il eſt purgatif, laxatif, apéritif. On le donne à l'homme à la doſe de ʒ ß à ℥ j pour le purger. Il eſt apéritif à la doſe de ʒ j ou ʒ ij : on le donne à l'animal à la doſe de ℥ iij à ℥ viij. On fait une eau minérale artificielle & apéritive en faiſant fondre ℥ iij de ſel d'Epſom dans ℔ xij eau commune.

SEL *gemme, ou foſſile, ou natif.* Sel de même nature que le ſel marin. On le trouve dans la Pologne en maſſes cubiques plus ou moins grandes, preſque auſſi tranſparentes que le criſtal, d'une couleur ordinairement blanche, quelquefois griſe, rouge, ou jaune. Sa ſaveur paroît plus vive & plus âcre que le ſel marin.

Vertus. Le ſel gemme a plus d'activité que le ſel marin ordinaire.

SEL *marin*, *ſel commun*. Il eſt connu de tout le monde.

Vertus. Il eſt fondant, apéritif, irritant, réſolutif, antiputride &c. On l'emploie dans les lavemens ſtimulans ; diſſous dans de l'eau de vie il réſout puiſſamment &c. Il feroit à ſouhaiter qu'il fût à moindre prix pour la conſervation du bétail & ſur-tout des bêtes à laine.

SÉNÉ. Les feuilles de ſéné nous viennent de l'Egypte, ou de l'Arabie & de la Syrie. Celles qu'on nous apporte d'Arabie ſont préférées & préférables, & forment le ſéné d'Alexandrie. Elles ſont étroites, fermes, douces au toucher, d'un verd un peu jaunâtre, d'une odeur qui n'a rien d'agréable, d'une ſaveur âcre & amere, & elles ſe terminent en pointe à la maniere du fer d'une lance, tandis que les autres ſont obtuſes, beaucoup plus vertes, rudes au toucher & plus grandes.

Les ſiliques de l'arbriſſeau qui les fournit ſont ce que nous nommons follicules. Ce ſont des gouſſes aſſez larges, recourbées à leur extrémité, compoſées de deux membranes liſſes dont la couleur eſt d'un verd pâle, rouſsâtre, noirâtre en quelques endroits ; elles renferment des ſemences plattes aſſez ſemblables aux pepins des raiſins.

On doit choiſir le ſéné récent, odorant, les feuilles n'en doivent être ni briſées ni tachées ni remplies de bûchettes ou autres impuretés. Quand on l'a ſéparé de celles qu'il pouvoit contenir, on le nomme ſéné mondé.

Vertus. Les feuilles & les follicules de ſéné ſont purgatives. On les donne à l'animal dans les breuvages purgatifs à la doſe de ℨ ſſ à ℨ j ſſ, dans les lavemens purgatifs à la doſe de ℥ j à

℥ iij

℥ iij , & en fubſtance feul & avec du miel à la doſe de ℥ j à ℥ ij ; on le donne a l'homme en infuſion depuis ℈ j à ℥ iij ; rarement le lui ad-miniſtre-t-on en fubſtance ; il entre cependant dans quelques poudres purgatives.

SERPENTAIRE *de Virginie* où *Vipérine*. Ra-cine fibreuſe , menue , d'une couleur rouſsâtre & brune au dehors , blanchâtre au dedans ; l'odeur en eſt aromatique , pénétrante , & tient un peu de celle de la lavande ; la faveur en eſt auſſi aromatique , mais âcre & amere.

Vertus. Cette racine eſt cordiale , diaphoré-tique , alexitere , carminative ; elle réſiſte au venin ; la doſe en fubſtance eſt pour l'homme de grains x à ℈ j , & en infuſion dans l'eau ou le vin de ℈ j à ℥ij ; pour l'animal on la donne en fubſtance de ʒ ij à ℥ ß & plus , en infuſion de ℥ ß à ℥ iv.

SOUFRE. Subſtance minérale. La couleur en eſt jaunâtre , plus ou moins foncée , inflamma-ble ; quand on la brûle l'odeur en eſt très-péné-trante ; elle fond aiſément à un feu modéré ; elle eſt immiſcible avec l'eau , elle s'unit aux huiles & s'y diſſout.

Nous faiſons très-peu d'uſage de tout autre foufre que de celui qui a paſſé par le feu.

On doit le choiſir d'un beau jaune doré , facile à caſſer , & rejetter celui qui eſt griſâtre , verdâtre ou rougeâtre , car alors il contient de l'arſenic. Intérieurement nous ne donnons que les fleurs du foufre qui font un foufre plus pur & dégagé par la fublimation des matieres étran-geres que cette fubſtance renferme.

Vertus. Le foufre eſt apéritif , utile dans plu-ſieurs affections de la poitrine , dans les mala-dies de la peau. On s'en fert alors intérieure-ment & extérieurement &c.   D

SQUINE. Racine qui nous vient de la Chine &c. Elle est assez grosse, inégale, ligneuse, roussâtre, un peu brune extérieurement, d'un rouge pâle intérieurement, sans odeur, d'une saveur insipide & terreuse.

Vertus. Elles sont à peu près les mêmes que celles de la salse-pareille, mais elle paroît moins active; la dose en décoction ou en infusion est pour l'animal depuis ℥ij à ℥vj, ou en substance depuis ʒij à ℥j, & pour l'homme en décoction ou en infusion depuis ℥ß à ℥j, & en substance depuis ʒß à ʒj.

STORAX ou *Styrax.* Il en est de plusieurs fortes. 1°. Le styrax calamite formé proprement des premieres larmes qui découlent ensuite de l'incision faite à l'arbre qui fournit ce suc résineux & que l'on fait sécher promptement. 2°. Le styrax commun ou en masses qui est le suc de ce même arbre, mais qui en a été tiré par des incisions plus grandes & qui ne s'est épaissi qu'après beaucoup de tems. 3°. Le styrax liquide qu'on nous apporte du Levant, dont on ne connoît pas exactement la nature & qui suivant quelques Auteurs est un composé de storax calamite, de galipot, d'huile & de vin.

Les larmes qui constituent le styrax calamite, font assez solides, elles s'amollissent dans les mains; la couleur en est roussâtre & parsemée de taches blanchâtres, l'odeur en est pénétrante, elle approche de celle du baume du Pérou; la faveur en est balsamique & légérement âcre.

Les masses du styrax commun font moins solides que les larmes; la couleur en est rougeâtre & foncée, l'odeur & la faveur font les mêmes; elles font gluantes & mielleuses, & ce styrax est moins pur que le premier.

La confiftance du ftyrax liquide eft celle d'un baume épais, vifqueux, tenace. Il eft brun rougeâtre, fort pénétrant & défagréable par fon odeur ; âcre, aromatique & huileux dans fa faveur ; lorfqu'il eft plus épais, d'une couleur opaque, d'un brun grifâtre, il a befoin d'être purifié.

Vertus. Le ftyrax calamite & le commun font toniques, nervins, incififs, réfolutifs ; on en fait quelquefois des fumigations ; ils entrent dans les onguens, dans les emplâtres, dans les baumes.

Le liquide eft tonique, antiputride, très-bon contre la gangrene. Il entre dans les onguens.

SUCCIN, *Ambre jaune*, *Karabé.* Subftance bitumineufe particuliere dont la formation n'eft pas encore bien connue & qui paroîtroit tenir du regne végétal & du regne minéral. Il eft folide, caffant, plus ou moins tranfparent, d'un jaune doré tirant quelquefois fur le rouge, inflammable & fufible au feu, d'une odeur alors vive & pénétrante & d'une odeur balfamique & agréable lorfqu'on l'échauffe par le frottement, enfin d'une faveur âcre & bitumineufe.

Il eft encore du fuccin blanc, moins tranfparent que le jaune & dont le blanc eft plus ou moins mat ; il eft de plus une autre fubftance noire & nommée mal à propos fuccin noir qui eft une forte d'afphalte trouvé dans les mines de charbon.

Les lieux les plus abondans en fuccin font les environs de la mer Baltique & de la Pruffe Ducale.

Quelques perfonnes préferent le fuccin blanc au fuccin jaune, d'autres les emploient indifféremment.

Vertus. Le fuccin eft antifpafmodique, ner-

vin, aſtringent, expectorant. Ceux qui ne dou-
tent pas de ſon action quand il eſt donné en
ſubſtance l'adminiſtrent à l'homme à la doſe de
grains x à ℨ ß, & au cheval à la doſe de ℥ j à
℥ iv; il entre dans pluſieurs préparations.

Térébenthine. Suc réſineux qui découle
de pluſieurs eſpeces d'arbres comme du mélèze,
du ſapin &c. il y en a trois eſpeces; l'uſage
en eſt le même, la térébenthine de Chio, celle
de Strasbourg & celle de Veniſe appellée autrement térébenthine ordinaire.

    La térébenthine de Veniſe eſt fluide, limpide,
gluante & tenace, de la conſiſtance à peu près
du miel, mais un peu plus coulante; ſa couleur
eſt d'un blanc un peu jaunâtre; ſon odeur eſt
forte, réſineuſe, tenant un peu de celle du citron; la ſaveur en eſt balſamique, âcre & amere.
On doit la choiſir récente, fluide, la plus tranſparente, la plus blanche & ſans ordures.

    Vertus. Elle eſt vulnéraire, diurétique, dé-
terſive, conſolidante, tonique intérieurement.

    La doſe pour l'animal eſt de ℨ ß à ℥ ij en
bol ou délayée dans des jaunes d'œufs, & pour
l'homme de ℨ ß à ℨ j ß. On s'en ſert auſſi en
lavemens pour les rendre diurétiques & dans
les ulcérations des inteſtins à la doſe de ℥ iij
pour l'animal délayées dans des jaunes d'œufs
qu'on fait entrer dans une décoction émolliente
& à la doſe pour l'homme de ℨ iij à ℥ j. On
l'emploie auſſi extérieurement comme digeſtive,
maturative, vulnéraire, elle entre dans les digeſtifs, onguens & emplâtres.

    Turbith. Racine d'une plante qui croît dans
les Indes Orientales. Elle contient un ſuc lai-

teux, âcre & réfineux. On la fait fécher après
en avoir féparé l'intérieur ou la moelle. Les
morceaux de cette racine qu'on trouve dans
les boutiques font un peu repliés fur eux-mêmes ; l'intérieur eft vuide, d'une couleur blanchâtre, l'extérieur d'une couleur grife. Elle n'a
point d'odeur. La faveur en eft défagréable &
laiffe dans la bouche pendant quelque tems une
impreffion âcre.

On choifit le turbith pefant, bien mondé,
réfineux, compact, non carié, difficile à rompre.

Vertus. C'eft un purgatif violent, la dofe eft
pour l'animal depuis ʒ iij à ʒ j. On le fait entrer
dans plufieurs compofitions pharmaceutiques
relativement à l'homme.

TUTIE. Subftance formée en écailles roulées
ou en gouttieres. Les morceaux en font de différente grandeur & de différente épaiffeur, extérieurement durs, gris, chagrinés, intérieurement
unis, d'une couleur blanchâtre tirant fur le jaune.
Elle fe trouve attachée à des rouleaux de terre
qu'on a fufpendus exprès au haut des fourneaux
dans lefquels on fond des minéraux qui contiennent du zinc.

La tutie vient de l'Allemagne. On doit la
choifir nette, en écailles belles, larges, épaiffes, grenues, difficiles à caffer & un peu fonores.

On la prépare en la porphyrifant. On l'arrofe
d'une légere quantité d'eau rofe. On la porphy-
rife de nouveau, & on en fait des trochifques.

Vertus. Elle eft déterfive, defficative, cica-
trifante ; on l'emploie dans les collyres, dans
les onguens.

VIPERE. Reptile du genre des ſerpens. On en trouve dans pluſieurs endroits de la France. La morſure de cet animal eſt très - venimeuſe & peut être guérie par des alkalis volatils ; l'eau de luce eſt en quelque façon un ſpécifique contre les accidens qui en réſultent.

Nous employons le plus communément la vipere en poudre : on fait ſécher ce reptile après lui avoir coupé la tête, & on le pulvériſe. En-ſuite on le donne ainſi à l'animal à la doſe d'une vipere entiere ou de $\text{z\ss}$ à zj.

Vertus. La vipere eſt cordiale, dépuratoire, ſudorifique, alexitere, très-propre dans les ma-ladies malignes, peſtilentielles, cutanées &c.

VITRIOL *naturel* ou *factice*. Le premier ſe trouve dans tous les lieux qui renferment du fer & du cuivre ; on n'en fait pas d'uſage. Le factice eſt retiré ou des pyrites ou des eaux vitrioliques par l'évaporation. Il en eſt de trois eſpeces dont les différences ſe rapportent aux métaux qui en forment la baſe.

Le vitriol verd nous eſt apporté de Liege, de Suede, d'Angleterre & de Rome.

On doit le choiſir d'un verd clair & tranſ-parent, le plus ſec & le moins chargé de taches blanches qu'il eſt poſſible. Celui qui tire ſur le bleu n'eſt pas pur & contient du cuivre.

Vertus. On l'emploie aſſez rarement à l'in-térieur. On en fait la poudre de ſympathie. Il eſt aſtringent.

Le vitriol bleu ou de Chypre nous eſt apporté de cette Iſle ou de Hongrie. Il eſt ou doit être d'une couleur ſemblable au ſaphir. La ſaveur en eſt fort âcre, déſagréable & ſtiptique.

Vertus. On l'emploie extérieurement, il eſt

deſſicatif & rongeant. Il entre dans les collyres &c.

Le vitriol blanc ou couperoſe blanche nous eſt
apporté de la baſſe Saxe. Il eſt en maſſes blanches aſſez ſemblables à du ſucre & d'une conſiſtance ferme.

Vertus. On l'emploie le plus ſouvent comme
ſtiptique, il entre dans pluſieurs compoſitions
& dans les collyres.

UVA *urſi.* Arbuſte commun dans les Alpes
& que l'on trouve ſur le Mont Credo. Sa fleur
eſt en forme de cloche ; du fond du calice s'é-
leve le piſtil qui y eſt attaché en maniere de
clou. Le piſtil ſe change en un fruit mol ou
baie ſphérique dont la ſemence eſt oſſeuſe,
ronde d'un côté & applatie de l'autre.

Les tiges en ſont rampantes, les feuilles très-
entieres, charnues & tachetées de quelques petits points.

On ne fait uſage que de la feuille. On la
donne à l'homme à la doſe de ʒ ß à ʒj, & à
l'animal à la doſe de ℥ ß à ℥jß dans quelque
liqueur appropriée.

ZÉDOAIRE. Racine qui eſt légérement
tubéreuſe, aſſez ſolide, inégalement ronde,
d'une couleur blanchâtre tirant un peu ſur le
gris & ſur le cendré extérieurement ; d'un jaune
rouſsâtre ou griſâtre en dedans ; ſon odeur &
ſa ſaveur ſont un peu aromatiques & un peu
camphrées, elle eſt légérement amere & un
peu âcre. Elle nous vient des grandes Indes.
On doit la choiſir nourrie, peſante, difficile
à rompre, ſans vermoulure & d'une odeur
agréable.

D iv.

Vertus. Elle tient un peu du camphre par ſes vertus ; elle eſt alexipharmaque, diaphorétique, carminative, chaude, diſcuſſive, atténuante, fortifiante. La doſe en ſubſtance eſt de ʒj à ℥ ſs pour l'animal ; en infuſion dans le vin elle triple ; on la donne à l'homme à la doſe de grains iv à ℈j.

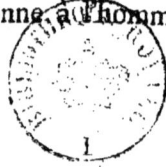

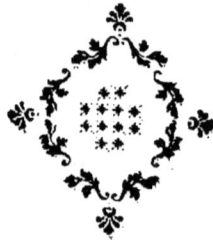

FORMULES

MÉDICINALES

A L'USAGE

DE L'ECOLE ROYALE

VÉTÉRINAIRE.

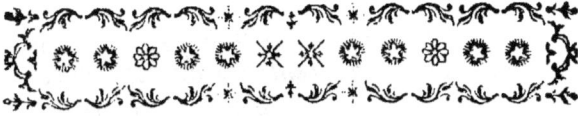

INTRODUCTION.

L E S Médicamens font adminiftrés aux animaux ainfi qu'aux hommes fous différentes formes défignées par des noms particuliers.

Celles qui font les plus ufitées dans l'Art vétérinaire eu égard aux remedes à donner intérieurement , font les breuvages , les boiffons , les pilules ou les bols , les poudres & les lavemens , & eu égard aux médicamens externes , les injections en gargarifmes ou autrement , les collyres , les billots , les nouets , les lotions , les fomentations , les embrocations ou les onctions & les linimens , les cataplafmes , dont quelques-uns font particuliérement appellés du nom de charge , les baumes , les pommades , les onguens , les emplâtres , les poudres , les pierres , les parfums & les fuppofitoires.

On nomme breuvage *tout médicament liquide que l'on donne & que l'on fait avaler à l'animal par le moyen d'une corne. Les breuvages font compofés ainfi que tous les autres remedes de différentes fubftances fuivant les diverfes indications.*

Nous entendons en genéral par le terme de boiffon *toute liqueur dont l'animal s'abreuve lui-même fans aucun fecours étranger, & par celui de* boiffons médicinales *celles qu'on mêle avec la boiffon ordinaire pour les adminiftrer. Il eft nombre de breuvages qu'on peut lui donner ainfi dans les circonftances où l'action de les lui faire prendre avec la corne devient difficile ou impoffible, comme il eft une multitude de boiffons qui peuvent être données en forme de breuvage, ou dont on peut humecter le fon lorfqu'il s'agit de certains mélanges que l'animal refufe de boire.*

Dans la Médecine humaine un médicament dont la confiftance eft un peu plus épaiffe que celle du miel & dont la quantité eft à peu près égale à celle d'une bouchée, forme ce qu'on appelle un bol; *& l'on nomme* pilule *un médicament fec, plus folide, qui cede au toucher, qui eft compofé d'une matiere confiftante & dont la forme eft fphérique. Il feroit fuperflu dans la Médecine des animaux de fonder fur*

ces confidérations la diftinction de ces remedes. Le bol eft dans notre pratique
moins folide que la pilule qui acquiert
plus de confiftance par l'addition du fon,
de la farine ou de toute autre poudre dans
laquelle nous la roulons. L'un & l'autre
font fphériques & font également adminiftrés à l'animal par le moyen d'un morceau de bois avec lequel on les pique &
que l'on introduit dans la bouche du malade en fe faififfant de fa langue fur la
bafe de laquelle on dépofe le bol ou la
pilule ; alors on lâche la langue & l'a-
nimal en la retirant eft forcé d'avaler le
remede. Ordinairement on aide à la déglutition en donnant fur le champ quelques cornes d'un breuvage approprié aux
indications.

Nous appellons poudre un médicament
fec, compofé d'un ou de plufieurs ingrédiens mélés exactement & broyés en très-
petites parties détachées les unes des autres.
La poudre très-fine eft appellée alkool, la
plus groffiere groffum ou tragea , la
moyenne poudre ou efpeces. Nous mélons
le plus communément les poudres avec
l'avoine & le fon , fouvent nous les mettons dans un véhicule convenable & nous

les donnons en breuvage ; d'autrefois auffi nous en compofons des pilules ou des bols.

Nous nommons proprement lavemens *ou* clyfteres *toute liqueur injectée dans le rectum ou dépofée & verfée dans ce même inteftin d'une maniere quelconque. Ces remedes ne font pas moins efficaces dans la pratique de la Médecine vétéri-naire que dans la pratique de la Méde-cine du corps humain. L'utilité en eft évidente dans le traitement des maladies des animaux , & heureufement une fauffe répugnance ne fauroit s'oppofer ici aux vues que nous nous propofons en les ad-miniftrant. Ils font falutaires dans pref-que toutes les maladies , ils ramolliffent principalement les matieres & les excré-mens contenus dans l'inteftin ; ils tempe-rent l'acrimonie des fucs inteftinaux ; ils obvient à la trop grande tenfion des fibres du canal ; ils le lubréfient ; ils follicitent quelquefois dans ces mêmes fibres une heureufe irritation ; ils en appaifent les douleurs ainfi que celles des reins , de la veffie , de l'uterus ; ils diffipent les vents & les flatuofités , ils détergent les petits ulceres qui accompagnent la dyffenterie ; ils mettent fin aux diarrhées ; ils tuent*

& détruifent les vers ; ils peuvent foutenir l'animal & fuppléer au défaut des
alimens qu'il ne peut prendre ; ils rendent l'effet des purgatifs qu'ils précedent
beaucoup plus prompt, beaucoup plus sûr
& plus facile. On peut les rendre purgatifs
eux-mêmes, en un mot il eſt très-peu
de circonſtances dans leſquelles ils ne doivent être employés.

Nous appellons injeЄtion toute liqueur
médicinale que nous introduifons ordinairement par le moyen d'une feringue
dans différentes vues & felon diverſes indications dans les cavités du corps naturelles ou contre nature. Ainfi les narines, la bouche, la veffie, le membre, le
vagin &c, les plaies, les abfcès, les finus,
les fiſtules font autant de cavités dans
leſquelles nous portons nos injeЄtions.

Il eſt des cas où ces mêmes injeЄtions
nous tiennent lieu de gargariſmes, tels
font ceux où il s'agit d'humeЄter les parties de la bouche & de l'arriere-bouche
de l'animal. Leur efficacité ne fauroit être
rapportée ni à une collution réelle, car
nous ne connoiffons aucun moyen d'engager l'animal à agiter la liqueur dans
fa bouche de maniere que toutes les par-.

*ties en soient imbibées , détergées & pé-
nétrées , ni au séjour que le remede y
fait , puisqu'il nous est impossible de le
contraindre à l'y retenir long-tems ; ces
gargarismes ne peuvent donc être salu-
taires que par l'attention que l'on a d'en
renouveller souvent l'usage. L'impuis-
sance où nous sommes encore de déterminer l'animal à prendre le fluide que nous
lui présenterions ne nous laisse que la voie
des injections. Nous poussons le gargarisme avec une seringue dont l'extrémité
de la canule & du siphon qui présente une
forme ovalaire & légérement arrondie est
percée de plusieurs trous semblables à
ceux dont sont percés les arrosoirs , &
pour l'adresser plus sûrement aux lieux
qu'il importe de baigner , nous faisons
ouvrir la bouche par le moyen d'un pas
d'âne ou autrement s'il s'agit d'humecter
les parties qu'elle renferme. Lorsqu'il est
question de diriger la liqueur dans l'arriere-bouche au-delà de la cloison du palais , nous adressons notre injection dans
les naseaux à l'aide d'un siphon percé
d'une seule ouverture , & cette route l'y
conduit directement parce qu'elle enfile
les arriere-narines.*

Tout

Tout médicament deftiné à être appli-
qué fur les yeux eft appellé collyre. On
en preferit de diverfes formes & de com-
pofitions différentes felon l'intention & la
néceffité. Le collyre convient dans nom-
bre de maladies qui affectent l'organe dont
il s'agit. Il en eft de fecs, il en eft de
liquides, mais on doit fe fouvenir qu'il
ne faut jamais rien fouffler, ni injecter
dans l'œil du cheval dans la jufte crainte
de le rendre très-vicieux.

Les nouets *& les* billots *font les moyens*
par lefquels nous parvenons d'une part à
provoquer dans l'animal une fecrétion plus
abondante de la falive & à appaifer de
l'autre l'irritation des parties intérieures
de la bouche felon les médicamens que
nous mettons en ufage & qui font en
partie proprement des mafticatoires. Nous
fufpendons les nouets quelquefois au ca-
non du filé & plus ordinairement au maf-
tigadour. *Quant aux billots ils ne font*
proprement formés que d'un morceau de
bois arrondi fans aucun contour & faifant
l'effet d'un mors fans branches. Nous les
fixons dans la bouche en les y foutenant
par des montans faits avec une ficelle qui
s'étend jufques fur la tête de l'animal &

E

d'où réfulte une forte de têtiere, après les avoir garni de linges ufés qui renferment les médicamens que nous nous propofons d'employer ou après les avoir trempés dans ces mêmes médicamens s'ils font liquides.

Nous entendons par lotions médicinales *tout médicament liquide dont nous faifons ufage pour étuver & laver certaines parties du corps de l'animal entieres ou ulcérées. Les lotions d'ailleurs tiennent un jufte milieu entre les remedes qui font des fomentations & des bains.*

*On donne le nom général d'*Epitheme *à tout médicament externe de différente confiftance qui ne tient ni de l'onguent ni de l'emplâtre & qu'on applique fur la furface du corps dans différentes vues. L'épitheme liquide eft ce que nous nommons proprement* fomentation, *& la fomentation n'eft autre chofe qu'un bain local réfultant d'une liqueur médicinale fimple ou compofée qui appliquée chaude ou froide au moyen d'un véhicule convenable a la vertu d'apporter dans la partie fur laquelle elle eft mife ou dans celles qui font fituées au-deffous & plus profondément le changement que le Maréchal* doit defirer. Il eft des épithemes fecs affez mal à propos appelliés fomentation feche ; nous ne ferons pas cependant une claffe particuliere d'épithemes , nous adoptons cette dénomination de fomentation feche. Il eft auffi des épithemes mous & en forme de bouillie qui ne font véritablement que des cataplafmes & que nous placerons dans ce rang. Du refte il eft aifé de concevoir que la différence des lotions & des fomentations liquides ne naît que de l'emploi que nous en faifons , les lotions n'étant ordinairement mifes en ufage que pour étuver fimplement , & les fomentations n'opérant qu'autant qu'elles demeurent fixées fur la partié par un moyen quelconque. On peut au furplus faire des fomentations avec les différentes liqueurs propres aux lotions , comme on peut employer les lotions en fomentations dans certains cas que le raifonnement & la pratique indiquent.

Les embrocations ou onctions font des médicamens liquides applicables à l'extérieur comme les fomentations. Elles n'en different que parce qu'on y fait entrer des huiles , des graiffes &c. quelquefois elles ont pour bafe des infufions ,

*des décoctions de plantes ; souvent ce ne
font que des mélanges d'huiles, d'onguens
& de liqueurs spiritueuses. Elles font alors
& en cela semblables aux linimens qui font
des médicamens gras & huileux, ayant
une confiftance moyenne entre celle des
huiles graffes & celle de la graiffe de porc
préparée. Les embrocations & les linimens ont différentes vertus. On les appro-
prie à l'état de la partie malade & aux
indications qui fe préfentent.*

*Les cataplafmes font à proprement
parler des épithemes mous, cohérens, en
forme de bouillie d'une confiftance moyenne entre l'onguent & l'emplâtre ; on les
emploie à l'extérieur pour différens ufages. Ceux que nous nommons charges
font plus confiftans que les autres.*

*On a d'abord appellé du nom de baume
les réfines liquides tirées par incifion ou
fans incifion de plufieurs arbres, foit à
caufe de la vertu de ces réfines pour confoli-
der les plaies, foit par rapport à leur confiftance vifqueufe. Dans la fuite on a donné
le même nom à des médicamens compofés
qui avoient à peu près la même confiftance
& auxquels on attribuoit les mêmes vertus.
Ils étoient faits pour fuppléer aux baumes*

naturels. Dans ces derniers tems on n'a point eu d'égard à la confiſtance des médicamens pour les nommer ainſi. On a fait des baumes ſpiritueux dont la baſe eſt l'eſprit de vin & pluſieurs huiles eſſentielles, des baumes qui ayant la conſiſtance des huiles graſſes ſont faits avec ces mêmes huiles, des baumes qui ont la conſiſtance des onguens & qui ſont le plus ſouvent des onguens proprement dits, des baumes emplaſtiques que la Pharmacie humaine prépare pour des parfums, enfin pluſieurs baumes qu'on adminiſtre intérieurement. La plus grande partie s'applique extérieurement.

Les pommades ſont des eſpeces d'onguens. La conſiſtance en eſt plus ſolide que celle des linimens; elle eſt ſemblable à celle de la graiſſe de porc. Elles s'appliquent indifféremment ſur toutes les parties du corps.

Les onguens proprement dits ſont des médicamens qui ont pour excipiens des corps graiſſeux; on les fait ordinairement plus ſolides que les pommades, mais toujours plus doux que les emplâtres.

De tous les médicamens externes les emplâtres ſont ceux qui ont le plus de *confiftance & de folidité , ils different en cela feul des onguens.*

Les poudres externes *ne different point des poudres internes ; il en eft de farcotiques , de déterfives , d'aftringentes , de ptarmiques ou d'errhines &c.*

Les pierres *font des médicamens auxquels on donne ce nom attendu leur confiftance.*

Les parfums *font des vapeurs qui s'exhalent de certaines fubftances qu'on fait chauffer ou brûler & qui fe répandent dans quelques lieux que l'on fe propofe de purifier & d'affainir. Ces mêmes vapeurs feches en quelque forte quand elles s'exhalent d'un médicament fec , ou plus humides quand elles font l'effet de l'évaporation de fubftances médicinales liquides , forment ce que nous nommons* fumigations *lorfque nous les faifons recevoir à l'animal par des motifs quelconques.*

Enfin nous nommons fuppofitoires *des médicamens d'une confiftance à peu près femblable à celle des emplâtres , nous les introduifons dans l'anus à différentes intentions.*

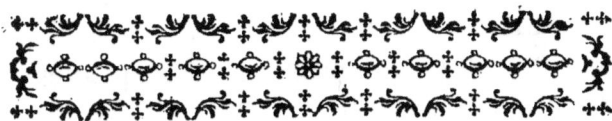

VOCABULAIRE
PHARMACEUTIQUE
OU
EXPLICATION
DE PLUSIEURS TERMES
uſités tant dans la Pharmacie Galénique que dans la Pharmacie Chimique.

ACIDE. On donne ce nom à tous les ſels & à toutes les liqueurs quelconques, dont la ſaveur eſt piquante comme celle du vinaigre.

Il y a autant d'eſpeces différentes d'acides végétaux, qu'il y a de plantes qui les fourniſſent.

Les acides minéraux ſont en général l'acide vitriolique, l'acide marin & l'acide du nitre.

ALKALI. Nom donné à tous les fels qui ont un grand nombre de propriétés communes avec le fel qu'on retire de la plante appellée parmi nous, la foude.

ALKALIS VOLATILS. Sels qui s'élevent & fe diffipent par l'action du feu; on a l'alkali volatil par l'analyfe des matieres animales & des matieres végétales qu'on a fait putréfier.

ALKALIS FIXES. Sels qui réfistent à l'action du feu & qu'on obtient par le lavage des cendres des végétaux.

ALKOOLISER. Réduire en alkool, c'eft-à-dire fubtilifer, pulvérifer quelque mixte jufqu'à ce que la poudre foit impalpable.

On dit encore alkool pour exprimer un efprit très-pur; l'efprit de vin bien rectifié eft dit alkool de vin.

AMALGAMER. Mêler du mercure avec quelque métal; le fer eft le feul de tous les métaux qui ne s'amalgame point, ou qui ne s'unit point au mercure.

ANALYSE. Séparation des fubftances qui entrent dans la compofition des corps.

ASSATION. Coction des médicamens dans leur propre fuc, fans addition d'aucune humidité ou onctuofité étrangere.

CHAUSSE. Sac de figure conique, fait ordinairement avec du gros drap.

CIRCULATION. Mouvement donné à des liqueurs renfermées dans un vaiffeau circulatoire, par le moyen d'un feu de lampe ou par la chaleur d'un bain de cendre ou de fable, ou par celle du fumier ou du foleil, de maniere que les vapeurs font fans ceffe excitées à monter & à defcendre; c'eft ainfi que les liqueurs font fubtilifées, ou qu'on ouvre quelques corps durs qu'on y a mêlé.

CLARIFICATION. Action par laquelle on rend une liqueur quelconque claire & limpide. Elle devient fouvent telle par le repos feul. Souvent auffi on emploie à cet effet le blanc d'œuf; d'autres fois on y parvient par l'ébullition, la defpumation & par la colature ou la filtration.

COAGULATION. Epaiffiffement d'une matiere liquide, foit par la privation de la chaleur, foit par la confomption ou l'évaporation de l'humidité fur le feu même, foit par l'addition ou le mélange de certaines fubftances.

Cohobation. Action par laquelle on remet la même liqueur diftillée fur la matiere reftée dans le vaiffeau. Cette opération a lieu & on la répete plus ou moins de fois felon la diverfité des fubftances & fuivant les intentions que l'on a. On l'emploie le plus communément dans la diftillation des plantes aromatiques. Son effet eft de charger la liqueur diftillée d'une plus grande quantité des vertus de la matiere qu'on diftille &c.

Colature. Se dit des liqueurs paffées par le tamis, au travers de la toile, au travers de l'étamine de laine, ou au travers d'un drap étendu & quelquefois accommodé en forme de chauffe ou de fac. La colature a pour objet des matieres liquides dont les feces ont été difpofées à être féparées ou par le repos, ou par la digeftion, ou par la circulation, ou par la fermentation. On coule auffi pour féparer les ordures & les impuretés qui peuvent être mêlées dans les liqueurs.

Concrétion. Endurciffement de quelque matiere fluide ou liquide, comme d'un fel qui diffous dans une leffive s'y fige & s'y criftallife.

CONGÉLATION. Espece de coagulation qui a lieu par le froid rélativement à des matieres mises en fusion & qu'on laisse figer, c'est-à-dire acquérir une certaine consistance ; la graisse, la cire fondue se figent à l'air ou se congelent.

CONCASSER. Réduire en poudre très grossiere.

CRIBRATION. Séparation des parties les plus ténues des médicamens tant secs qu'humides ou oléagineux d'avec les particules les plus grossieres, elle se fait par le moyen du tamis ou des cribles.

CRISTALLISATION. Sorte de concrétion & même de congélation qui arrive aux sels, soit essentiels, soit fixes & volatils, & même à ceux qui sont mêlés avec des acides. Délivrés de la plus forte partie de leur humidité, on les place & on les dépose dans un lieu frais où ils se cristallisent.

DÉCANTER. Verser peu à peu & par inclination à l'effet de séparer une liqueur quelconque du dépôt qu'elle a formé.

DELIQUIUM ou DÉFAILLANCE. Se dit de la résolution d'une substance en liqueur par l'humidité de l'air. Tomber en deliquium &c.

DÉPURATION. Clarification des liqueurs troubles, ou par elles-mêmes, ou artificiellement.

DESPUMATION. Elle eſt toujours précédée de l'ébullition qui ſépare, éleve & porte à la ſuperficie de la liqueur bouillante les ſuperfluités groſſieres, terreſtres & viſqueuſes ſous une forme d'écume que l'Artiſte a ſoin d'enlever, c'eſt ce qui s'appelle deſpumer.

DÉTONATION. Bruit plus ou moins conſidérable que l'on entend quand les parties volatiles de quelque mélange ſortent avec impétuoſité ; la détonation accompagne d'ordinaire la projeƈtion qui doit toujours être faite en petite quantité & à diverſes repriſes.

DIGESTION. La digeſtion a lieu quand on met tremper quelque corps dans un diſſolvant convenable & à une chaleur très-lente. Son objet eſt d'en extraire quelques principes.

DISSOLUTION. Diſſoudre, c'eſt rendre liquide ou coulante une matiere compaƈte ou épaiſſe par le moyen de quelque liqueur additionnée.

DISTILLATION. Elévation & deſcentes ſuivies & alternatives des parties

aqueufes, fpiritueufes, oléagineufes ou
falines des mixtes féparées des parties
terreftres par le moyen du feu.

La diftillation per afcenfum porte les
vapeurs au haut du vaiffeau ; elles fe
convertiffent en liqueurs & diftillent par
le bec du vaiffeau fupérieur dans un autre vaiffeau placé fous ce même bec
& que l'on nomme récipient, parce
qu'il reçoit cette liqueur.

La diftillation per latus, autrement
dite la diftillation oblique fe fait dans
des retortes ou dans des cornues qui
font des vaiffeaux courbes auxquels on
a adapté des récipiens.

La diftillation per defcenfum, fe fait
en mettant le feu au-deffus du vaiffeau
qui contient les matieres qu'il s'agit de
diftiller ; alors l'humidité éprouvant une
raréfaction & la vapeur ne pouvant
point fuivre la pente qu'elle a à s'élever, fe précipite & diftille dans un
vaiffeau placé immédiatement au-deffous du premier avec lequel il eft luté.

EBULLITION. Raréfaction des liqueurs par le moyen du feu. Faire
bouillir des plantes. Il y a telles plantes
qui perdroient leurs vertus par l'ébullition.

EDULCORATION. Adouciſſement de quelques matieres par des moyens convenables, ſoit qu'on les lave, ſoit qu'on y ajoute quelques ſubſtances qui en modifient la ſaveur.

EFFERVESCENCE. Bouillonnement excité par des ſubſtances qui agiſſent l'une ſur l'autre.

ELIXATION. Coction du médicament dans quelque liqueur étrangere, différente ſuivant l'intention qu'on ſe propoſe ; on ſe ſert ordinairement de l'eau de riviere, de l'eau de fontaine dans les elixations, quelquefois des eaux minérales, des eaux lixivieuſes, des eaux de pluie, de neige ; on emploie auſſi du lait, du vin, du vinaigre, des huiles, des graiſſes &c.

EMPYREUME. Odeur déſagréable, contractée par des liqueurs qui ont été diſtillées à un feu trop conſidérable.

ESPRIT RECTEUR. Principe de l'odeur & de la volatilité des huiles eſſentielles.

EVAPORATION. Elévation, diſſipation de l'humidité ſuperflue qui ſe trouve dans quelque médicament, par le moyen du feu, par la chaleur du ſoleil, par l'air &c.

EXHALATION. Diffipation des parties les plus volatiles d'une matiere feche quelconque par une chaleur plus ou moins grande.

EXPRESSION. Action de preffer ou de comprimer quelque matiere pour en tirer le fuc, ou quelqu'autre liqueur dont elle peut être empreinte.

EXTRACTION. Séparation des parties les plus pures & les plus effentielles du médicament d'avec celles qui font groffieres & terreftres par le moyen de quelque menftrue convenable.

FECES ou LIE. Matiere dépofée par certaines liqueurs après le repos.

FERMENTATION. Mouvement inteftin qui s'excite naturellement dans certains corps liquides, ou du moins humides & mous, les principes de ces corps agiffant tellement les uns fur les autres & fe combinant tellement enfemble qu'il en réfulte des odeurs, des faveurs fingulieres & des produits tous différens de la matiere dont ils tirent leur origine.

Il y a une fermentation artificielle qui s'opere par l'addition des acides qu'on veut fermenter.

FEU DE SABLE ou BAIN DE SABLE. Se fait en couvrant le vaiſſeau qui contient la matiere qu'on veut échauffer, deſſous & par les côtés d'une certaine quantité de ſable.

FEU DE LIMAILLE DE FER. S'il eſt entouré de limaille de fer, on dit, feu de limaille de fer.

FEU DE CENDRES. S'il eſt entouré de cendres, on dit feu de cendres.

FEU DE RÉVERBERE. Il a lieu dans un fourneau couvert, enſorte que la chaleur ou la flamme ne pouvant ſortir par le haut réverbere & frappe immédiatement le vaiſſeau, réfléchit ſans ceſſe & le frappe toujours de nouveau.

FEU DE RÉVERBERE OUVERT. Ce feu ſe fait dans un fourneau ſans dôme & découvert.

FEU NUD. Eſt celui dans lequel il n'eſt aucun intermede entre le feu & le vaiſſeau qui en reçoit immédiatement la chaleur.

FEU DE ROUE. Il a lieu lorſqu'on environne de charbons allumés le vaiſſeau.

FEU DE LAMPE. Eſt celui où la matiere eſt renfermée dans un vaiſſeau de verre toujours échauffé par la chaleur égale d'une lampe allumée.   FEU

FEU DE LA VAPEUR DE L'EAU ou *Bain de vapeur*, eſt celui où le vaiſſeau qui contient quelques ſubſtances eſt échauffé par la vapeur de l'eau chaude.

—————— BAIN MARIE. Conſiſte à plonger le vaiſſeau qui contient les matieres dans de l'eau chaude comme dans un bain, afin que cette même eau échauffe ces mêmes matieres.

FEU DE SUPPRESSION. Eſt celui par lequel on échauffe le vaiſſeau peu à peu en l'environnant & en le couvrant enſuite entiérement de charbons allumés.

FEU OU CHALEUR DU SOLEIL, *Inſolation* eſt le véritable terme. C'eſt l'expoſition aux rayons du ſoleil d'une matiere qu'on veut mettre en fermentation ou deſſécher.

FEU OU CHALEUR DU FUMIER. On dit *bain de fumier*, *ventre de cheval*, lorſqu'un vaiſſeau rempli de matieres qu'on veut mettre en diſtillation ou en digeſtion, eſt placé dans un gros tas de fumier chaud.

FEU OU BAIN DU MARC DE RAISIN. Conſiſte à mettre dans un tas de marc de raiſin après la vendange un vaiſſeau contenant quelque ſubſtance.

F

FEU DE LA CHAUX. Eſt la chaleur
de la chaux vive qui étant humeſtée
peut ſervir à quelques diſtillations.

FEU, SES DEGRÉS. *Premier degré.*
Deux ou trois charbons allumés le produiſent.

——— *Deuxieme degré.* Quatre ou cinq
charbons qui donnent une chaleur capable d'échauffer ſenſiblement le vaiſſeau, la main pouvant la ſupporter quelque tems, donneront le degré dont il
s'agit.

——— *Troiſieme degré.* Il naîtra d'un
grand feu de charbon.

——— *Quatrieme degré.* Ne peut être
produit que par le charbon & le bois
brûlans avec la derniere violence.

FILTRATION. Clarification d'une liqueur qu'on filtre, c'eſt-à-dire qu'on fait
paſſer peu à peu & inſenſiblement par
des meches ou de la filaſſe, par des
morceaux de drap, par du papier gris,
à travers un tas de ſable, une certaine
quantité de verre pilé &c. c'eſt une maniere de purifier les liqueurs pour les
éclaircir.

FIXATION. Arrêt des parties volatiles de leur nature, de maniere qu'elles

font rendues permanentes au feu ou en état d'y réfister quelque tems. Les acides font les principaux moyens de fixer les volatils.

FOURNEAU. Lieu plus ou moins refferré & dans lequel le Pharmacien allume, gouverne & proportionne le feu relativement aux opérations à faire & aux matieres à traiter. Il eft des fourneaux de toutes formes & de toutes ftructures.

FRICTION. Coction dans la poêle avec addition de graiffe ou d'huile. La friction des médicamens fe fait fur un feu lent & modéré.

FUMIGATION. Fumiger, c'eft expofer un corps quelconque à la fumée d'un autre.

FUSION. Mettre en fufion des métaux, des fubftances minérales, des fels, des plantes pour les vitrifier, c'eft les fondre.

GRANULATION. Réduction en grains d'un métal en fufion ; elle s'opere en verfant ce métal goutte à goutte dans de l'eau froide.

HUMECTATION. Action d'humecter un médicament, ou pour le ramollir quand il est trop sec, ou pour le monder, ou pour en extraire la pulpe, ou pour empêcher qu'il ne s'exhale quand on le pile, ou pour le colorer, ou pour prévenir la dissipation de ses parties les plus subtiles, ou pour en modérer l'acrimonie, ou pour aider à la pénétration de sa vertu, ou pour lui communiquer quelque qualité &c. L'humectation se fait en faisant recevoir au médicament quelque vapeur, en l'exposant à l'humidité de quelque lieu bas, par irroration, par insperfion, par imbibition &c.

IMBIBITION. Sorte de succion, insinuation de l'humidité dans un corps. Ce terme est adopté en tout autre sens dans la Chimie.

IMMERSION. Action de plonger les médicamens dans l'eau ou dans quelque autre liqueur appropriée pour en enlever les superfluités, pour leur ôter une partie de leur force, un mauvais goût, leur amertume &c.

IMPALPABLE. Poudre tellement subtile & dont les molécules sont tellement divisées qu'elles sont inappercevables au tact.

IMPRÉGNÉ. Se dit par exemple d'une éponge imbibée d'eau , & de tout corps qui contient une fubftance qui n'eft pas combinée avec lui.

INCINÉRATION. Réduction d'un corps en cendres par le feu.

INCLINATION. Voyez *Décanter.*

INCORPORER. Se dit de fubftances réduites en poudre & dont on ne fait qu'un feul corps au moyen de leur mélange.

INFUSION. Préparation par laquelle les médicamens entiers ou leurs parties coupées ou écrafées font plongées & jettées dans une liqueur convenable pour y demeurer un certain tems , elle a lieu quelquefois fans feu felon les fubftances. On communique par cette voie à la liqueur la vertu des médicamens infufés. On corrige la mauvaife qualité des fubftances, on en augmente les vertus , on unit dans une feule & même liqueur leurs propriétés différentes &c.

INSOLATION. Voyez *Feu ou Chaleur du foleil.*

INSPERSION. Action par laquelle on jette de l'eau ou quelqu'autre liqueur en gouttes éparfes fur un médicament.

IRRORATION. Arrofement.

LÉVIGATION. Réduction d'un corps dur en poudre impalpable fur le por-phyre.

LIQUÉFACTION. Converfion en li-queur de toutes les fubftances qui peu-vent être coagulées par le froid & ren-dues fluides par la chaleur. Liquéfier la cire, les réfines, les gommes, le beurre, la glace &c.

LOTION. Action de plonger & de laver quelque mixte dans l'eau ou dans quelque liqueur appropriée felon le but que l'on fe propofe.

LUT. Enduit ou ciment dont on gar-nit & dont on entoure les vaiffeaux de verre & de terre qui doivent réfifter à la violence du feu. On lutte auffi les chappes avec les cucurbites ou réci-piens. On enduit encore les fentes des vaiffeaux &c.

MACÉRATION. Ce mot peut être regardé comme le fynonyme de digef-tion. Voyez *Digeftion*.

MAGDALÉONS. Se dit des emplâtres mis fous une forme de petits cylindres ou de petits rouleaux.

MAGISTERE. Nom que les anciens Chimiſtes ont donné à certains précipités blancs & très-légers pour annoncer une préparation exquiſe & très-ſubtile.

MALAXER. Preſſer entre ſes doigts ou dans ſes mains un emplâtre ou une maſſe de pilules à l'effet de les ramollir par la chaleur.

MATURATION. Eſpece de coĉtion tantôt ſeche & tantôt humide pour achever en quelque ſorte la maturité des ſubſtances qui n'y ſont pas parvenues. Cette coĉtion peut ſe faire devant le feu , ſous les cendres chaudes , au four ou ſur du feu dans l'eau , ou dans quelqu'autre liqueur.

MÉDICAMENS. On appelle de ce nom tout ce qui étant appliqué extérieurement ou donné intérieurement a la propriété d'apporter quelque altération au corps des animaux , comme à celui de l'homme & d'y cauſer un changement ſalutaire.

MENSTRUE. Diſſolvant qui pénétrant dans les plus intimes parties d'un corps ſec en tire ce qu'il y a de plus ſubtil & de plus eſſentiel. On nomme auſſi une telle liqueur *véhicule*.

Les menſtrues ſpiritueux tels que l'eſprit de vin & les eaux ſpiritueuſes aromatiques diſſolvent les ſavons, les réſines & plus ou moins les matieres huileuſes. Les menſtrues huileux diſſolvent
les réſines, les ſoufres. Les menſtrues
ſalins ſont l'alkali fixe & volatil & les
différens acides.

MIXTION. Mélange artificiel de divers médicamens altérés par la préparation & qu'on unit pour en faire un
médicament compoſé.

MONDER. Séparer, nettoyer un mixte
de quelques matieres.

MORTIFICATION. Changement de
la forme extérieure & même quelquefois de la conſiſtance d'un mixte. On
mortifie auſſi les eſprits quand on les
mêle avec d'autres eſprits qui lient ou
détruiſent leurs forces.

MUCILAGE. Liqueur épaiſſe, gluante, viſqueuſe.

NUTRITION. La nutrition tient de
l'humectation. Elle eſt ainſi nommée,
parce qu'elle augmente le médicament
& lui fournit une ſorte de nourriture.
Elle ſe fait en uniſſant & en mêlant deux
médicamens, ou divers médicamens en

un, ou en ajoutant un fuc, une eau ou une décoction à quelque médicament pour l'en nourrir ou lui communiquer quelque vertu.

PARENCHYME. Squelette fibreux qui fert de cloifon à quelque fuc que ce foit.

PHARMACIE. Partie de la Médecine qui enfeigne le choix, la préparation & le mélange des médicamens.

PHARMACIE GALÉNIQUE. Eft la fcience du mélange des drogues fimples ; elle ne fuppofe pas l'examen de leur nature & la connoiffance exacte de leurs propriétés.

PHARMACIE CHIMIQUE. Eft celle qui defcend dans tous ces détails & dans ceux des effets que les médicamens fimples ont les uns fur les autres dans les mélanges qu'on en fait.

PRÉCIPITATION. Précipiter ou faire précipiter, c'eft ajouter à une diffolution de quelque matiere une autre fubftance qui s'uniffant foit à elle, foit à fon diffolvant, la dégage d'avec celui-ci & la fait tomber au fond du vaiffeau en forme de pouffiere. On précipite le cuivre diffous dans de l'efprit de nitre en y ajoutant de la limaille de fer ou en trempant des lames de fer dans cette diffolution, &c.

PRÉPARATION. Travail par lequel on réduit felon les principes de l'art un médicament dans l'état où il doit être pour être employé & adminiftré.

PROJECTION. Projetter n'eft autre chofe que mettre cuillerée à cuillerée quelque matiere que l'on veut calciner dans un creufet. La projection doit être faite en petite quantité & à diverfes reprifes.

PULPOIR. Spatule ou inftrument dont on fe fert pour faire paffer les pulpes au travers du tamis.

PURGATION. Les mots purger & monder font fynonymes. On purge un médicament en en retranchant les fuperfluités que la lotion n'a pu & ne peut emporter. Voyez *Monder*.

RÉCIPIENT. Vaiffeau deftiné à recevoir une liqueur à mefure qu'elle diftille.

RECTIFICATION. Purification nouvelle. Cette opération eft proprement une diftillation ou une fublimation nouvelle de ce qui avoit été déjà diftillé ou fublimé.

RÉDUCTION. Rétabliffement des mixtes ou de leurs parties dans leur état naturel. Par exemple on unit & l'on corporifie les efprits avec certaines matieres ; on les fépare enfuite par la diftillation, & la réduction dans leur premier état eft opérée. On fait la même chofe des matieres dont on a féparé les efprits. La réduction eft fort pratiquée dans le métallique.

RÉVERBÉRATION. Voyez *Feu de Réverbere.* Détermination de la flamme du bois ou du charbon allumé dans un fourneau fur quelque matiere.

REVIVIFICATION. Voyez *Réduction.* Revivifier, c'eft faire retourner quelque mixte naturellement ou artificiellement déguifé par des fels ou par des foufres dans fon premier état. On revivifie le cinabre & les autres préparations du mercure en mercure coulant.

SATURATION. Recherche de l'union & de la combinaifon des principes. Cette combinaifon doit être telle que ces mêmes principes ne furabondent point dans les fubftances qu'on veut unir. Par exemple, verfez une liqueur acide par parties & à plufieurs reprifes fur un alkali ou fur une terre abforbante, la combinaifon fera parfaite & le point de faturation trouvé, lorfqu'il n'y aura plus d'effervefcence, que le nouveau compofé n'aura plus de faveur ni âcre ni acide, & qu'il n'altérera en aucune maniere les couleurs bleues des végétaux.

SCORIES. Impuretés, matieres étrangeres à une fubftance métallique, qui s'en féparent par la fufion que l'on fait de cette fubftance & qui viennent nager à fa furface comme étant plus légeres.

SEL. Matiere qui eft une combinaifon de terre & d'eau. On en juge par fes propriétés communes avec ces deux fubftances, & par la facilité de la réduire en terre & en eau, au moyen de différens procédés, comme par les diffolutions faites par l'eau, les calcinations, les deffications, les évaporations.

SEL ACIDE. Voyez *Acide*. Les propriétés de cette efpece de fel font de changer en rouge les couleurs bleues des végétaux, de faire effervefcence avec les fels alkalis & les terres abforbantes de la nature de la craie ou de la chaux auffi bien qu'avec les fubftances métalliques dont il eft le diffolvant ; de former avec toutes ces matieres des concrétions dures, folides, brillantes & criftallines, d'affecter l'organe du goût de maniere à produire fur la langue l'impreffion que feroit la piqûre d'un corps froid, plus ou moins pointu.

SEL ALKALI. Sels qu'on reconnoît à leur faveur qui eft âcre & brûlante, & à la propriété qu'ils ont de changer en verd certaines couleurs bleues & violettes des végétaux, fur tout le firop violat.

SEL NEUTRE, *Sel falé*, *Sel moyen.* Sels qui n'alterent point les couleurs bleues des végétaux, & qui ont une faveur qui n'eft ni aigre, ni âcre, mais falée. Ils ne font ni acides, ni alkalis, on les nomme fimplement fels.

SEL ESSENTIEL. Sel acide tiré par criftallifation du fuc exprimé des plantes, ou matiere faline qui conferve un certain nombre de propriétés des fubftances d'où elle a été tirée.

SEL FLUOR. Sel acide qui demeure liquide ou fluide & qui ne fe condenfe jamais, s'il ne fe trouve quelque matiere qui l'embraffe & le corporifie ; tels font les efprits acides de nitre, de fel, le vinaigre diftillé.

SOLUTION. Divifion & réfolution de toutes les fubftances qui compofent un mixte. Elle eft le fondement & le moyen d'un très grand nombre de préparations chimiques.

SPATULE. Inftrument plus ou moins long, large & applati par l'une de fes extrémités. Il en eft de bois, de fer, de verre, &c.

STRATIFICATION. Aĉtion de mettre différentes matieres lit fur lit, *ftratum fuper ftratum*. Ainfi pour faire le plumbum uftum, on met un lit de foufre, un lit de plomb râpé, & c'eft ainfi qu'on remplit fucceffivement & alternativement le creufet. On calcine par cette opération le métal avec le foufre.

SUBLIMATION. Opération par laquelle on fait monter au moyen d'un feu gradué une matiere volatile au haut de l'alambic ou au chapiteau ; on fublime quelquefois les médicamens fans aucun mélange ; on en fait fublimer les parties les plus pures en forme de fleurs. Telle eft la préparation des fleurs de benjoin, de ftorax, d'arfenic. Par la fublimation on fépare les parties volatiles d'avec les fixes. On fublime le mercure mêlé avec des fubftances corrofives, &c.

TEINTURE. La teinture s'opere communément par la digeftion. Elle a le même objet que l'infufion, c'eft-à-dire, de communiquer à quelque liqueur la vertu ou la fubftance principale de quelques médicamens. On fe fert du mot de teinture, parce que la liqueur demeure colorée après l'opération ou l'infufion.

TORRÉFACTION. Efpece d'affation qui a lieu lorfqu'après avoir réduit en poudre quelque fubftance, on met fur une platine de fer ou d'argent que l'on place fur un feu modéré, cette poudre jufqu'à ce qu'elle commence à s'obfcurcir. On torréfie la rhubarbe, les myrobolans &c ; lorfque la poudre de ces purgatifs parvient à l'obfcurciffement, c'eft une preuve qu'ils ont acquis une vertu aftringente.

TRANSMUTATION. Changement de la nature d'un mixte en une plus parfaite, comme fi du cuivre ou de l'étain on pouvoit faire de l'or & de l'argent.

TRITURATION. Divifion du médi-cament en petites parties, foit qu'il foit fec & dur, foit que le médicament foit humide & mou. On le rend par ce moyen en état d'être uni & mêlé avec d'autres, on le rend auffi plus propre à être pris intérieurement, ou à être appliqué extérieurement; on fcie, on hache, on brife, on râpe, on brûle, on calcine, & l'on met enfuite dans le mortier de bronze pour faire la tri-turation, &c.

VITRIFICATION. Action de conver-tir par un feu très-violent quelque ma-tiere en verre; elle fe pratique fur les métaux, fur les pierres, les cailloux, le fablon & même fur les cendres de diverfes plantes, &c.

USTION. Brûlement. Action de ré-duire les fubftances en charbon. L'uf-tion longue & continue opere l'inciné-ration. Voyez *Incinération.*

MÉLANGE

MÉLANGE

DE QUELQUES MÉDICAMENS
simples fous une feule dénomination.

Les cinq racines apéritives font

Celles $\begin{cases} \text{de petit Houx.} \\ \text{d'Afperge.} \\ \text{de Fenouil.} \\ \text{de Perfil.} \\ \text{d'Ache.} \end{cases}$

Les cinq Capillaires font

$\begin{cases} \text{l'Adiantum noir.} \\ \text{l'Adiantum blanc ou Capillaire de} \\ \text{le Polytric.} \qquad [\text{Montpellier.} \\ \text{le Ceterac } ou \text{ la Scolopendre.} \\ \text{le Ruta muraria.} \end{cases}$

Les trois Fleurs cordiales font

Celles $\begin{cases} \text{de Buglofe.} \\ \text{de Bourrache.} \\ \text{de Violettes.} \end{cases}$

On pourroit ajouter

Celles $\begin{cases} \text{de Sauge.} \\ \text{de Lavande.} \\ \text{de Romarin.} \\ \text{d'Hyfope.} \end{cases}$

C

Les quatre fleurs carminatives sont

Celles $\left\{\begin{array}{l}\text{de Camomille Romaine.}\\ \text{de Mélilot.}\\ \text{de Matricaire.}\\ \text{d'Aneth.}\end{array}\right.$

Les herbes émollientes ordinaires sont

Les feuilles $\left\{\begin{array}{l}\text{de Mauve.}\\ \text{de Guimauve.}\\ \text{de Branc-ursine.}\\ \text{de Violier.}\\ \text{de Mercuriale.}\\ \text{de Pariétaire.}\\ \text{d'Atriplex.}\\ \text{de Seneçon.}\end{array}\right.$

Les oignons de Lys, &c.

Les quatre grandes semences froides sont

Celles $\left\{\begin{array}{l}\text{de Courge.}\\ \text{de Citrouille.}\\ \text{de Melon.}\\ \text{de Concombre.}\end{array}\right.$

Ces semences n'ont cependant pas plus de vertu que les amandes douces.

Les quatre petites semences froides sont

Celles $\left\{\begin{array}{l}\text{de Laitue.}\\ \text{de Pourpier.}\\ \text{d'Endive.}\\ \text{de Chicorée.}\end{array}\right.$

Les quatre grandes femences chaudes font

Celles {
d'Anis.
de Fenouil.
de Cumin.
de Carvi.

On les nomme auffi femences carminatives.

Les quatre petites femences chaudes font

Celles {
d'Ache.
de Perfil.
d'Ammi.
de Daucus.

Les quatre eaux cordiales font

Celles {
d'Endive.
de Chicorée.
de Buglofe.
de Scabieufe.

Ces eaux ne font nullement cordiales ; on ne doit regarder comme telles que les eaux diftil-lées des plantes aromatiques.

Les trois onguens chauds font

Les onguens {
d'Agrippa.
d'Althæa.
Nerval.

Les quatre onguens froids font

{
l'Album rafis.
le Populeum.
le Cérat Galien.
& l'onguent Rofat.

Les quatre farines résolutives font

Celles $\left\{\begin{array}{l}\text{d'Orge.}\\\text{de Feves.}\\\text{d'Orobe.}\\\text{de Lupins.}\end{array}\right.$

On y joint souvent

Celles $\left\{\begin{array}{l}\text{de Froment.}\\\text{de Lentilles.}\\\text{de Lin.}\\\text{de Fenugrec.}\end{array}\right.$

Du reste on ne s'aftreint plus dans la Médecine humaine à prescrire les Médicamens fous ces dénominations, & nous en ufons de même à quelques exceptions près.

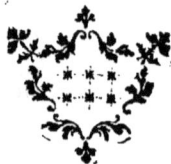

TABLE

Des différens poids & des différentes mesures adoptées dans ces Formules.

℔ j... une livre contient onces 16
gros ou dragmes... 128
ſcrupules 384
grains 7680

℥ j... une once contient gros ou dragmes . . 8
ſcrupules 24
grains 480

℈ j... un gros ou dragme
contient ſcrupules 3
grains . . . 60

℈ j... un ſcrupule
contient grains 20
la pinte contient onces 32

La meſure des liquides variant ſelon leurs différences & ſelon les différens lieux, nous avons cru devoir en les preſcrivant nous arrêter à des poids invariables. Pour cet effet nous n'employons jamais que les mots de livre, demi-livre, once, &c. On doit ſe ſouvenir que la pinte contient deux livres; qu'une once eſt la trente-deuxieme partie d'une pinte, comme elle eſt la ſeizieme partie de la livre.

TABLE

Des caractères adoptés dans ces Formules.

♃ ou R...	signifie	Prenez.
℔...	signifie	Livre.
℥...	signifie	Once.
ʒ...	signifie	Dragme *ou* gros.
℈...	signifie	Scrupule.
ß...	signifie	demi *ou* moitié.
Gr...	signifie	Grain.
Gout...	signifie	Goutte.
Faisc...	signifie ce que le bras & l'avant bras plié peuvent contenir	Faisceau.
Poig...	signifie	Poignée.
Pinc...	signifie	Pincée.
E. Q...	signifie	Egale quantité.
ãã....	signifie	de chaque.
F.....	signifie	Faites.
S. A...	signifie	selon l'Art.
Q S...	signifie	quantité suffisante.
B. M....	signifie	Bain marie.
B. S...	signifie	Bain de sable.
M....	signifie	Mêlez.
N°....	signifie	Nombre.

FORMULES MÉDICINALES.

PREMIERE PARTIE.
MÉDICAMENS INTERNES.

CHAPITRE PREMIER.
MÉDICAMENS PURGATIFS. (*)

BREUVAGES.

N°. 1.

℞ Sel de Sedlitz   ℔ ß
Bourrache   poig. ij
F. bouillir la plante dans eau commune   ℔ iij
Coulez, f. y fondre le fel, donnez à l'animal.

(*) MATIERE MÉDICALE. (XIX)

G iv

Nº. 2.

℞.   Sel d'Epſom   ℔j
F. diſſoudre dans   décoction de mauve   ℔ iv
donnez-en deux fois dans le matin.

Nº. 3.

℞   Feuilles de féné   ℥ ij
             Tamarins   ℔ ß
             Sel végétal   ℥ j
F. bouillir le tout dans eau commune   ℔ iij
coulez après une demi-heure d'ébullition,
donnez à l'animal.

Nº. 4.

℞   Gayac ,
             Racine de ſquine ,
             Salſe pareille   aã ℥ iv
             Feuilles de féné ,
             Rhubarbe du Levant   aã ℥ j
             Polypode de chêne   ℥ iv
F. infuſer pendant douze heures dans
             Eau commune   ℔ xij
F. bouillir enſuite juſques à diminution d'un
quart.
Ajoutez   Criſtal minéral   ℥ ij
Laiſſez refroidir. Paſſez au travers d'une
étoffe. La doſe de ce breuvage à donner
les matins à jeun pendant pluſieurs jours
eſt de ℔ j ou de ℔ ß.

Nº. 5.

℞   Feuilles de gratiole   poig. j.
                  de féné   ℥ j
             Sel d'Epſom ou
             Sel de Sedlitz   ℥ ij
F. bouillir un inſtant dans
             Eau commune   ℔ j

Laiffez infufer pendant quelques heures fur
la cendre chaude, coulez en exprimant
légérement & donnez en breuvage cette
infufion purg. commune.

N°. 6.

℞   Feuilles de féné   ℥ j
           Eau commune bouillante   ℔ j

F. infufer les feuilles dans cette eau l'efpace
de trois heures, coulez, jettez dans cette
infufion   Aloès foccotrin concaffé   ℥ j
Laiffez infufer pendant la nuit fur la cendre
chaude, donnez tiede à l'animal.

N°. 7.

℞   Infuf. purg. comm. N°. 5.   ℔ j
F. y infufer fur la cendre chaude pendant
la nuit   Aloès foccotrin concaffé   ℥ j
Remuez, donnez tiede à l'animal.

N°. 8.

℞   Infuf. purg. comm. N°. 5.   ℔ j
Délayez-y   Catholicon fin   ℥ v
Donnez tiede à l'animal.

N°. 9.

℞   Infufion de féné N°. 6.   ℔ j
F. y infufer fur la cendre chaude pendant
la nuit   Aloès foccotrin en poudre   ℥ j ß
        Agaric en poudre   ℥ ß
Remuez, donnez tiede à l'animal.

N°. 10.

℞   Infufion de féné N°. 6.   ℔ j
F. y infufer fur la cendre chaude pendant
la nuit   Aloès foccotrin en poudre   ℥ j
        Agaric en poudre   ℥ ß
Remuez, jettez dans l'infufion
        Aquila-alba   ℥ ß
Donnez fur le champ à l'animal.

N°. 11.

℞   Infusion purg. comm. N°. 5. ℔j
F. y infuser pendant la nuit sur la cendre
chaude   Aloès soccotrin en poudre ℥jß
           Résine de jalap   ℥ij
Rémuez & donnez à l'animal.

N°. 12.

℞   Infusion purg. comm. N°. 5. ℔j
Mettez dans cette infusion
        Trochisques alhandal,
        Gomme gutte   ãã ℥ij
M. pour un breuvage purgatif.

N°. 13.

℞   Jalap en poudre   ℥vj
        Aloès soccotrin en poudre   ℥ß
Délayez le tout dans
        Décoction d'oseille   ℔j
Donnez à l'animal.

PILULES ET BOLS.

N°. 14.

℞   Méchoacan en poudre   ℥ij
        Agaric   ℥j
        Aquila-alba   ℥ß
Incorporez dans miel commun   f. q.
F. un Bol.

N°. 15.

℞   Aloès soccotrin en poudre,
        Manne grasse   ãã ℥ij
        Sel de prunelle   ℥ß
        Miel   f. q.
M. le tout dans de la farine, donnez en
pilules.

N°. 16.

℞

Jalap
Aloès   ãã ℥ ß
Diagrède
Mercure doux   ãã ʒj
Miel mercurial   ſ. q.

Incorporez dans le miel, roulez dans le fon
ou la farine ; formez des pilules que vous
donnerez le foir. Le lendemain matin donnez en breuvage

Infufion purg. comm. N°. 5. ℔ j

POUDRES.

N°. 17.

℞

Feuilles de féné,
Rhubarbe pulvérifée   ãã ℥ iij
Jalap   ʒ vj
Diagrède   ℥ ß

Mettez en poudre. Celle-ci peut être donnée dans une décoction ou dans une infu
fion appropriées. Elle peut être mife dans
une poignée de fon ou de farine légérement humectée. Elle peut être incor-
porée dans ſ. q. de miel.

N°. 18.

℞

Agaric
Aloès foccotrin
Turbith végétal   ãã ℥ iij
Séné   ℥ ß
Gentiane
Gingembre   ãã ʒij

Pulvérifez & adminiftrez de l'une des manieres prefcrites N°. 17.

N°. 19.

℞　　　　　　Racine de jalap　　　　℥ij
　　　　　　　Diagrède　　　　　　　℥j
　　　　　Antimoine diaphorétique non lavé ℥ij
M. faites une poudre , adminiſtrez comme
il eſt dit ci-deſſus.

L A V E M E N S.

N°. 20.

℞　　　　　Décoction émolliente　　　℔ij ß
F. y fondre　Savon blanc râpé　　　　℥iij
Ajoutez　　　Miel mercurial　　　　　℥iv
F. un lavement.

N°. 21.

℞　　　　　　Feuilles de féné　　　　℥iij
Verſez ſur ces feuilles
　　　　Décoction émolliente bouillante ℔ijß
F. infuſer pendant une heure , coulez ,
délayez dans la colature
　　　　　　Catholicon　　　　　　℥iij
F. un lavement.

N°. 22.

℞　　　　　　Feuilles de féné　　　　℥ij
　　　Pulpe de coloquinte dans un nouet ℥ij
F. infuſer les feuilles & les pulpes dans
　　　　Décoction émolliente bouillante ℔ijß
Donnez ſur la fin une légere ébullition.
Coulez, ajoutez à la colature
　　　　　　Vin émétique trouble　　℥viij
　　　　　　Huile de noix　　　　　℥iv
Pour un lavement.

CHAPITRE II.

MÉDICAMENS BÉCHIQUES (*)

BÉCHIQUES ADOUCISSANS.

BREUVAGES.

N°. 23.

℞   Racines d'althæa   ℥ j
     Fleurs de mauve
         de violettes   ãã poig. j
     Graine de lin   ℥ ß
     Son de froment   poig. ij
     Miel commun   ℔ ß
F. bouillir le tout dans
     Eau commune   ℔ vj
Et donnez à l'animal en quatre doses.

N°. 24.

℞   Feuilles d'érysimum   poig. ij
     Sommités de la même plante poig. j
Hachez, pilez, f. macérer pendant quelques heures dans
     Hydromel   ℔ j ß
Donnez avec la corne la colature à l'animal en trois doses, une chaque jour le
matin & à jeun.

(*) MATIÈRE MÉDICALE XV. XVI. XXII.

Nº. 25.

℞   Orge entier   poig. ij
Fleurs de tuffilage,
    de pied de chat   aᾶ poig. j.
Râpure de corne de cerf   ℥ ij
F. bouillir dans   Eau commune   ℔ vj
jufques à diminution d'un tiers, coulez,
donnez à l'animal en quatre dofes.

BOISSON.

Nº. 26.

℞   Fleurs de violettes,
    de coquelicot   aᾶ poig. ij
Verfez fur le tout   Eau d'orge bouillante ℔ vj
F. infufer pendant une heure, coulez, ajou-
tez à la colature   Miel commun   ℥ iij
M. avec la boiffon ordinaire.

PILULES OU BOLS.

Nº. 27.

℞   Blanc de baleine
    Poudre de régliffe   aᾶ ʒ iij
    Pilules de cynogloffe   ʒ j
M. avec   Conferve d'althæa   f. q.
Pour un bol béchique anodin.

Nº. 28.

℞   Blanc de baleine,
    Fleurs de foufre,
    Gomme adragant   aᾶ ʒ iij
M. avec   Miel de Narbonne   f. q.
Pour un bol béchique adouciffant.

BÉCHIQUES INCISIFS.

BREUVAGES.

Nº. 29.

℞   Racines de fquine   ℥ j

F. bouillir légérement dans

        Eau commune ou de riviere   lb ij

        Feuilles d'hyfope hachées poig. j

Macérez jufqu'à ce que la décoction foit froide, délayez dans la colature

        Sirop d'hyfope ou

        d'herbe au chantre, ou

        de ftœchas   ℥ iij

F. boire à l'animal en trois dofes.

Nº. 30.

℞   Fleurs de foufre   ℥ iv

        Oliban   ℥ ij

     Antimoine diaphorétique non édulcoré ℥ j

M. Faites une poudre à donner à la dofe de ℥ j dans   Décoction de lierre terreftre lb j

Après y avoir ajouté   Oxymel fimple,

    Sirop des cinq racines apéritives aa ℥ iij

Nº. 31.

℞   Gomme ammoniac choifie   ℥ ij

Diffolvez dans un mortier avec

        Eau d'hyfope   ℥ iv

        Vin blanc   ℥ vj

Donnez la colature à l'animal.

Nº. 32.

℞   Agaric contus,

        Régliffe écrafée

        Feuilles de féné   aa ℥ ij

        Feuilles de tabac broyées   ℥ iij

F. Bouillir dans   Vinaigre

             Eau commune   aã ℔ ij

L'efpace d'un quart d'heure. Ajoûtez alors

             Thym

             Hyfope   aã poig. j

             Semences de fenouil   pinc. iv

F. bouillir de nouveau le même efpace de tems , coulez. M. à la colature

             Miel commun   ℔ j ß

Exigez encore une nouvelle ébullition pour enlever la premiere écume , gardez pour l'ufage. On en donne chaque matin à jeun , la dofe eft de   ℔ ß

N°. 33.

℞   Racines d'angélique

             d'enula campana   aã ℥ j

             Feuilles d'hyfope ,

             de marrube blanc aã poig. j

F. bouillir dans   Eau commune   ℔ iv

Coulez après demi-heure d'ébullition & ajoutez   Oxymel fcillitique   ℔ ß

Donnez chaque matin deux cornes de ce breuvage à l'animal.

PILULES ET BOLS.

N°. 34.

℞   Fleurs de foufre   ℥ vj

             Blanc de baleine   ℥ ij

             Poudre de cloportes ,

             Gomme ammoniac   aã ℥ j ß

             Myrrhe   ℥ j

             Miel blanc   f. q.

Incorporez le tout. F. deux bols à donner en deux fois.

                               N°.

N°. 35.

℞ Safran, ℥ ß
Sel volatil de fuccin,
Fleurs de benjoin, ãa ʒj
Gomme ammoniac,
Fleurs de romarin pulv. ãa ℥j
Miel commun, f. q.

F. des bols, la dofe eft de ʒiij.

N°. 36.

℞ Agaric en poudre,
Fleurs de foufre,
Iris de Florence pulv. ãa ʒij
Miel commun, f. q.

F. un bol à donner tous les matins à jeun.

N°. 37.

℞ Cinabre d'antimoine,
Gomme ammoniac,
Tartre vitriolé, ãa ʒj
Racines d'iris pulvérifées,
Cloportes préparés,
Fleurs de foufre,
de benjoin ãa Ɔij
Miel commun, f. q.

F. un bol à donner quinze ou vingt jours
de fuite à jeun, & par-deffus
Infufion d'hyfope ℔ j.

P O U D R E S.

N°. 38.

℞ Plomb râpé,
Fleurs de foufre ãa e. q.

Mettez ces poudres à commencer par le
foufre dans un creufet *ftratum fuper ftratum*. Le creufet étant rempli, placez-le fur

H

des charbons ardens. F. rougir enfuite, & pour hâter l'opération, mettez le feu à la matiere. Retirez quand vous n'appercevrez plus de fumée. Pulvérifez la maffe noire que vous aurez ôtée du creufet. Donnez la poudre à l'animal tous les matins à jeun à la dofe de ℨij.

L'ufage doit en être continué pendant un certain tems. *Voyez* la Matiere Médic. XXXI *pag.* 134.

Nº. 39.

℞   Branches, fleurs, feuilles de genêt f. q. Hachez, pilez le tout, donnez à l'animal de cette poudre   ℨj le matin chaque jour dans fon avoine pendant un certain tems. Tenez-le à la paille de froment, retranchez-lui le foin.

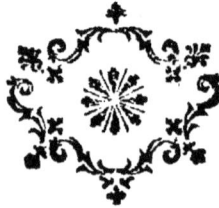

CHAPITRE III.

MÉDICAMENS DIURÉTIQUES. (*)

DIURÉTIQUES TEMPÉRÉS
ET ADOUCISSANS.
BREUVAGES.

Nº. 40.

℞   Racines de fraisier,
         de guimauve,
         de nenufar   aã ℥ j

F. bouillir dans   Eau commune   ℔ ij
jusques à diminution d'un tiers. Coulez.
F. dissoudre dans la colature
         Gomme Arabique   ℥ ß
Donnez en deux doses à l'animal.

Nº. 41.

℞   Des quatre semences froides ℔ ß
Pilez dans un mortier de pierre, M. avec
         Décoction de pariétaire   ℔ iij
Donnez en trois doses à l'animal.

Nº. 42.

℞   Sel de nitre   ℥ ij
F. fondre dans   Eau commune ou
         décoction d'oseille ou
            d'alleluia   ℔ ij
Donnez en deux doses à l'animal.

(*) MATIERE MÉDICALE, XXI, XVI.

H ij

N°. 43.

℞   Eau diſtillée de perſil,
de pariétaire   aã ℥ iv
Sirop d'althæa de Fernel   ℥ ij
Eſprit de ſel dulcifié   ʒj

M. pour un breuvage.

BOISSON.

N°. 44.

℞   Racine de guimauve,
de nymphea   aã ℥ iv
F. bouillir dans   Eau commune   ℔ viij
juſques à diminution d'un tiers. Ajoutez à
la colature   Criſtal minéral   ℥ iij
M. avec la boiſſon ordinaire.

DIURÉTIQUES INCISIFS,
FORTIFIANS.

BREUVAGES.

N°. 45.

℞   Racine de bardane en poudre ℥ j
Vin blanc ſec   ℔ ſ
Macérez pendant ſix heures. F. prendre
à l'animal.

N°. 46.

℞   Colophone en poudre   ℥ ij
Vin blanc ſec   ℔ ij
Jettez la colophone dans le vin, remuez
& donnez en deux doſes.

N°. 47.

℞   Baume de Copahu,
Térébenthine,   aã ℥ j

Délayez avec jaune d'œuf,   n. I
Ajoutez   Huile de genièvre,   ℥ ß
         Sirop d'althæa   ℥ j ß
M. avec   infusion de pariétaire   ℔ ß
Donnez en deux doses à l'animal.

N°. 48.

℞   Racines de guimauve   ℥ iij
         Réglisse,   ℥ j
         Feuilles de verge d'or, poig. iij
         de guimauve ,
         de pariétaire   ãã poig. j.
         Baies de genièvre ,
         Semences de persil de Macédoine ,
         de bardane ,
         de grémil   ãã ℥ j
         Graine de lin   ℥ j
         Figues   n. viij
F. bouillir dans Eau commune   ℔ xij
en commençant par la graine de lin & en
continuant par les autres substances , la semence de grémil ne devant être ajoutée
qu'à mi-coction. Sur la fin, mettez
         Vin blanc sec   ℔ iv
Donnez à l'animal deux fois le jour, une
le matin , l'autre le soir, ℔ j de cette
décoction néphrétique.

N°. 49.

℞   Racines de pareira brava   ℥ j
F. bouillir dans Eau commune   ℔ j ß
Réduisez à ℔ j. Passez la liqueur , partagez
en deux doses , donnez à l'animal.

N°. 50.

℞   Bois néphrétique pilé   ℥ j
         Racines de pareira brava ou
         de filipendule   ℥ j

Semences de grémil,

　　　　　　d'hieble concassées　aa ℥ß

F. infuser pendant douze heures dans

　　　　　　Eau commune　　　　　℔ iij

F. bouillir ensuite jusques à diminution d'un
tiers, donnez à la dose de ℔ j à l'animal.

PILULES ET BOLS.

Nº. 51.

♃　　　　　Térébenthine très-pure　　℥ ij
Roulez dans　farine de lin　　　　　f. q.
Formez deux pilules.

Nº. 52.

♃　　　　　Baies d'alkekenge,
　　　　　　de laurier,　　　　　aa n. x.
Broyez avec　Miel commun,　　　　f. q.
Ajoutez　　　Poudre de cloportes,　　℥ j
　　　　　　Nitre purifié　　　　　℥ ij
F. un bol, donnez à l'animal & sur le
champ　　　Vin blanc sec　　　　　℔ j

Nº. 53.

♃　　　　　Savon blanc râpé　　　　℥ j
　　　　　　Cloportes en poudre,
　　　　　　Coquilles d'œuf pulv.　aa ℥ j
F. du tout un bol avec

　　　　　　conserve de genièvre　f. q.
roulez dans du son.

Nº. 54.

♃　Abeilles en substance séchées & pulv.　℥ ß
Incorporez dans extrait de genièvre　　f. q.
F. un bol.

Nº. 55.

♃　　　　　Poudre de cloportes　　℥ j
Incorporez dans　térébenthine de Venise,　℥ j
F. un bol.

POUDRES.

Nº. 56.

♃ Coquilles d'efcargot, n. x
Réduifez en poudre fine,
M. de cette poudre ℥ j
dans du fon & donnez trois fois par jour.
Elle peut être donnée dans Eau de pariétaire
ou de turquette ℔ j
ou bien, on peut humeƈter le fon avec
cette liqueur chargée de cette poudre.

Nº. 57.

♃ Abeilles en fubftance féchées & pulv. ℥ ß
Donnez tous les matins dans une poignée
de fon.

DIURÉTIQUES ACRES,

STIMULANS.

BREUVAGES.

Nº. 58.

♃ Cantharides groffiérement pilées ℥ ß
F. bouillir d'ans vin blanc ℔ ij
Coulez, donnez une corne à l'animal.

BOL.

Nº. 59.

♃ Crapauds defféchés & pulvérifés ʒ ij
M. avec Miel f. q.
F. un bol.

LAVEMENS DIURÉTIQUES.

N°. 60.

℞   Décoction de feuilles de mauve,
         de guimauve   ℔ iij
dans laquelle on aura fait infuser
Fleurs de camomille & de mélilot,
délayez-y   Térébenthine   ʒ ij
après l'avoir diſſoute dans jaunes d'œufs   n. ij
ajoutez-y   Sel de prunelle   ʒ j
F. un lavement.

N°. 61.

℞   Racines de guimauve,
         de lys blanc   aã ʒ ij
         Feuilles de guimauve,
         de mauve,
         de pariétaire   aã poig. j
         Semences de lin   ʒ j
F. bouillir dans   Eau commune   ℔ v
juſques à diminution d'un tiers. Coulez,
délayez dans   jaunes d'œufs   n. viij
         Térébenthine   ʒ ij
M.   dans la décoction, ajoutez-y
         Huile de noix   ʒ iij
Pour un lavement.
Nª. quelquefois au lieu de la térébenthine
délayée dans les jaunes d'œufs, on peut
mettre & l'on met dans la décoction
         Eſſence de térébenthine   ʒ j ß

N°. 62.

℞   Décoction émolliente   ℔ iij
         Feuilles de lierre terreſtre poig. j
F. bouillir dans la décoction, coulez,
ajoutez-y   Huile de lin   ʒ iij
         Nitre purifié   ʒ j
         Eſſence de térébenthine   ʒ ij
Pour un lavement.

CHAPITRE IV.

MÉDICAMENS APÉRITIFS ET FONDANS. (*)

BREUVAGES.

N°. 63.

℞   Racines de petit houx,
         de fenouil,
         de fouchet   ãa ʒ ij

F. bouillir dans   Eau commune   ℔ iij
jufques à diminution d'un tiers. Coulez,
donnez en deux dofes.

N°. 64.

℞   Véronique en poudre   ʒ j
     Herbes vulnéraires de Suiffe   poig. j
Jettez dans   Eau commune bouillante   ℔ ij
Laiffez refroidir. Donnez la colature en
deux dofes.

N°. 65.

℞   Racines de patience,
         de chélidoine pulv. ãa ʒ ß
     Vin blanc fec   ℔ j
Jettez la poudre dans le vin, remuez, donnez à l'animal.

N°. 66.

℞   Cendres des tiges & des gouffes
         de haricots   ʒ iij

(*) MATIERE MÉDICALE XV.

F. bouillir dans   Eau commune ou
                  Vin blanc   ℔ iij
juſques à diminution d'un tiers, filtrez enſuite & donnez en deux doſes.

N°. 67.

℞   Fleurs feches de bouillon blanc poig. ij
              Cloportes préparés   ʒij
Mettez en poudre, donnez dans
              Vin blanc fec   ℔ j

N°. 68.

℞   Racines de perfil,
          de chardon Roland,
          d'afperges   ãã ʒj
Coupez le tout par morceaux après avoir
ratiſſé.
F. bouillir dans   Eau commune   ℔ iv
juſques à diminution d'un quart.
Ajoutez à mi-coction
         Feuilles d'aigremoine,
          de chicorée fauvage,
          de cerfeuil   ãã poig. ß
Paſſez la liqueur par un linge avec une lé-
gere expreſſion.
Délayez-y   Arcanum duplicatum   ʒj
      Sirop des cinq racines apéritives ʒ iij
Donnez à l'animal en trois doſes.

PILULES ET BOLS.

N°. 69.

℞   Borax,
       Safran de Mars apéritif,
       Cloportes préparés,
       Tartre vitriolé   ãã ʒj
       Savon d'Alicante   ʒij

Racines de garance,
de chardon Roland féchées
& pulvérifées   ãa ℥ ß
Gomme ammoniac   ʒj ß
Sirop des cinq racines apéritives   f. q.

Incorporez le tout, roulez dans la farine, faites deux pilules pour une dofe chaque matin.

Nᵒ. 70.

℞   Extrait de fumeterre,
d'enula-campana   ãa ℥j
Antimoine diaphorétique non-lavé,
Gomme ammoniac,
Cloportes,
Tartre vitriolé,
Aquila-alba ou
Æthiops minéral   ãa ʒj

Incorporez le tout avec Sirop de chicorée
compofé de rhubarbe   f. q.
F. un bol, donnez à jeun.

Nᵒ. 71.

℞   Extrait d'enula campana,
d'abfinthe,
Safran de Mars apéritif   ãa ʒij
Poudre de cloportes,
Gomme ammoniac,
Mercure doux   ãa ʒj ß
Antimoine diaphorétique non-lavé,
Arcanum duplicatum   ãa ʒj
Sel d'abfinthe,
de tamarifc   ãa Ɵij
Sirop des cinq racines apéritives f. q.

F. un bol. Après l'avoir adminiftré, donnez
fur le champ
Infufion de véronique   ℔j
avec la corne.

N°. 72.

℞   Æthiops minéral   gr. Lxxx
    Gomme de gayac   ʒ ij
    Huile de girofle   goutt. xx
    jaunes d'œufs   f. q.
M. roulez dans la farine. F. une pilule.

POUDRES.

N°. 73.

℞   Limaille d'acier ou
           Limaille d'aiguilles en poudre ʒ ij
Donnez dans l'avoine.

N°. 74.

℞   Crocus metallorum   ℥ j
Mettez en poudre. Donnez dans le fon ou
dans l'avoine.

N°. 75.

℞   Lingot d'acier pur   n. j
F. rougir au feu. L'acier étant rouge, ap-
prochez de ce corps brûlant un bâton de
foufre, l'un & l'autre fondront. F. tomber
dans un vaiffeau plein d'eau à mefure de
fufion. Séparez enfuite l'acier du foufre
fondu. Pilez dans un mortier en poudre
fubtile. M. avec l'avoine ou le fon à la
dofe de   ℥ ß
Voyez Mat. Méd. XXXI. *pag.* 134.

CHAPITRE V.

MÉDICAMENS DÉPURATOIRES. (*);

BREUVAGES.

N°. 76.

℞   Racines de fcorfonère,
           de dompte-venin ãã ℔ ß
F. bouillir dans Eau commune   ℔ vj
& réduire à moitié, coulez, donnez à la
dofe de ℔ j.

N°. 77.

℞   Trèfle odorant   q. f.
Tirez en le fuc. Eau commune tiede   ℔ j
M. à cette eau Suc tiré du trèfle   ℥ iij
Donnez à l'animal.

N°. 78.

℞   Racines d'iris de Florence,
           de patience fauvage,
           d'aunée,   ãã ℥ j
Lavez, ratiffez & coupez par tranches.
F. bouillir-dans   Eau commune   ℔ iv
jufques à diminution d'un quart.
Ajoutez à mi-coction,
          Feuilles de capucine   poig. j
          de pafferage   poig. ij
Paffez le tout par un linge avec une légere
expreffion, donnez en trois dofes.

(*) MATIERE MÉDICALE XV.

N°. 79.

℞   Racines de raifort sauvage   ℔j
           de bardane ,   ʒ vj
Feuilles de cresson de fontaine ,
       de cochlearia,
       de becabunga,
       de fumeterre   ãã poig. ij
Lavez le tout. Laissez égoutter.
Pilez ensuite & mêlez dans une cucurbite
détamée.
Ajoutez   Vin rouge ,   ℔ xxx
         Semences de moutarde pilées   ʒ iv
Laissez infuser pendant douze heures au
B. M. le plus doux après avoir exactement
bouché la cucurbite avec du linge & un
double parchemin mouillé.
Retirez du feu. Laissez refroidir sans débou-
cher. Passez à froid sans expression.
Ajoutez   Sel ammoniac ,   ʒ x
Le sel étant fondu , mettez dans des bou-
teilles & à la cave. Gardez pour l'usage.
Ce vin se conserve au delà de trois mois.
La dose est de ℔j tous les matins à jeun.

N°. 80.

℞   Antimoine crud concassé
       & renfermé dans un nouet   ʒ vj
         Racine de salsepareille   ʒ iij
F. bouillir dans eau commune   ℔ viij
jusques à réduction de moitié. Coulez ,
ajoutez sur la fin de l'ébullition
         Colle de poisson   ʒ ij
Donnez en quatre doses à l'animal.

N°. 81.

℞

Racines de dompte venin	℥ j
de fcorfonère,	
d'aunée,	
de bardane,	aa ℥ ß
Feuilles de fumeterre,	
de fcabieufe,	
d'aigremoine,	
de chardon bénit	aa poig. ß
Antimoine pulvérifé	℥ j

F. bouillir dans Eau commune ℔ vj
jufques à réduction à quatre.
Paffez par un linge avec une légere expreffion. Ajoutez à la colature

Sirop de fumeterre, ℥ vj
Donnez en quatre dofes.

N°. 82.

℞

Feuilles de galéga,	
de rhue des jardins,	
de romarin,	
de fauge,	
d'angélique fauvage,	
de pâquerettes,	
de pafferage	aa poig. j.
Racines de pâquerettes	℥ vj
Eponge de rofier fauvage	℥ iv
Gouffes d'ail	n. vj

Pilez le tout, verfez fur chaque poignée de
cette maffe   Bon vin rouge ℔ iv
Ajoutez y   Sel commun ℥ iv
Digérez dans un vaiffeau fermé pendant
quelques jours en remuant de tems en
tems, coulez avec expreffion.
Donnez à la dofe de ℔ j le matin à jeun,

réitérez le foir. On peut appliquer fur la morfure faite par l'animal enragé, après avoir fuffifamment dilaté la plaie & l'avoir lavée avec cette infufion, le marc qui refte après la colature.

N°. 83.

℞   Râpure de racine d'églantier   poig. ij
          Poudre d'écailles d'huître mâle   ʒij
F. infuſer dans   Huile de noix   ℥ vj
F. prendre à l'animal en une doſe. Ce breuvage peut être donné trois jours de fuite.

N°. 84.

℞   Sublimé corrofif   gr. xl
F. diffoudre dans Efprit de vin   ℥ x
Donnez à l'animal à la doſe de ʒj dans
          Décoction de graine de lin   ℔j
tous les matins à jeun jufques à ce que vous en apperceviez les effets.

B O L.

N°. 85.

℞   Racine de bardane pulvériſée,
          Bois de gayac râpé   aa ʒ iiij
          Gomme ammoniac,
          Antimoine crud pulvériſé   aa ʒj
M. avec   Extrait de fumeterre   ſ. q.
Pour un bol.

P O U D R E.

N°. 86.

℞   Anagallis *flore puniceo*   ſ. q.
On cueillit cette plante au mois de Juin entre la nouvelle & vieille St. Jean.   Prenez

Prenez la fleur & la tige, f. fécher le tout
à l'ombre. Confervez dans des fachets de
toile épaiffe ou dans des boîtes garnies
intérieurement de papier.
Pulvérifez, donnez à l'animal.
M. cette poudre avec
     Sel,
     Alun   aⁱa ℥ß
Sur du pain à la dofe de   ℥ij
On peut la donner dans
     Eau commune ou
     dans infufion de la même
     plante   ℥ij
La dofe pour l'homme eft de   ℥j
  dans l'eau diftillée de cette herbe.
On réitere cette dofe fix heures après.
Le lendemain on la réitere encore.
Les malades doivent s'abftenir de boire &
de manger pendant deux heures.
Il faut au furplus laver la plaie avec l'eau
fraîche & mettre fur cette même plaie la
poudre ci-deffus décrite.
  Voyez Mat. Méd. XXI *page* 134.

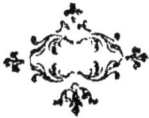

I

CHAPITRE VI.

MÉDICAMENS DIAPHORÉTIQUES (*) ET ALEXITERES. (†)

BREUVAGES.

Nᵒ. 87.

℞   Salfepareille,

Squine   ãã ℥ iv

Coquilles de noix avec les

zeftes   n. xxx

F. bouillir dans Eau commune   ℔ viij
jufqu'à réduction de moitié.
Paffez, donnez à la dofe de ℔ j à l'animal.

Nᵒ. 88.

℞   Gayac   ℥ ij

Racines de fquine coupées

par tranches,

de falfepareille   ãã ℥ iij

Fumeterre   poig. ij

Ecrafez le bois, f. infufer dans

Eau commune chaude   ℔ xij

pendant douze heures avec

Antimoine concaffé   ℥ ij

que vous fufpendrez dans le vaiffeau après
l'avoir renfermé dans un nouet ; f. bouillir
jufqu'à confomption d'un tiers. Ajoutez
fur la fin   Saffafras   ℥ j

(*) MATIERE MÉDICALE XX,
(†) ibidem XXVI.

Laiſſez refroidir ; paſſez au travers d'une étoffe , gardez pour l'uſage. Donnez tous les matins à jeun à l'animal. La doſe eſt de ℔ j. On peut auſſi en humeᗭter le ſon.

N°. 89.

℞ Antimoine cru pilé ℥ iv
Racines de ſalſepareille ,
de ſquine ;
Ecorce & bois de genévrier aã ℥ iij
Coquilles & zeſtes de noix n. xxx
Pilez. F. bouillir dans Eau commune ℔ xij
Paſſez , donnez à la doſe de ℔ j tous les matins à jeun.

N°. 90.

℞ Infuſion de reine des prés ,
de fumeterre ℔ viij
Eau thériacale ,
Sirop d'éryſimum aã ℥ij
Antimoine diaphorétique ℨ ij
Thériaque ℥ j
Eſprit de ſel ammoniac ʒ ß
M. le tout , donnez à jeun à la doſe de ℔ j

N°. 91.

℞ Racines de ſcorſonère ,
de bardane aã ℥ iij
Feuilles de chardon bénit ,
de ſcabieuſe ,
de reine des prés aã poig. j
F. bouillir dans Eau commune ℔ iv
juſqu'à réduᗭtion de moitié. Coulez ,
délayez-y Thériaque ℥ j
Ajoutez Vipere en poudre n. j
M. donnez avec la corne à jeun & en deux doſes.

I ij

N°. 92.

℞　　　　　Racines de zédoaire,
　　　　　　　de contrayerva,
　　　　　　Ecorces d'orange amere　aã ʒj
Pulvérifez.　Thériaque　　　　　　　ʒj
　　　　　　Bézoard oriental　　　gr. xxiv
M. le tout dans　　Vin vieux　　　　℔ß
Donnez en une feule dofe.

N°. 93.

℞　　　　　Racines d'angélique,
　　　　　　　d'impératoire　　　　aã ʒ ij
F. macérer dans　Vinaigre　　　　　℔j
Donnez en deux dofes à jeun à l'animal.
On peut fouffler ce même vinaigre dans les
oreilles.

N°. 94.

℞　　　　　Thériaque　　　　　　　ʒ ij
　　　　　　Philonium romanum　　　ʒ ij
Délayez dans Vin ou
　　　　　　Décoction d'ofeille ou
　　　　　　Oxycrat ou
　　　　　　Jus de citron　　　　　℔ß
Eteignez dans la liqueur
　　　　　　Camphre　　　　　　　ʒj
Donnez en une feule dofe.

N°. 95.

℞　　　　　Racines d'anthore,
　　　　　　　de carline pulvérifées aã ʒ iij
Mettez dans　Vin rouge　　　　　ʒ vj
Ajoutez　　　Vinaigre thériacal　　ʒ ß
Donnez à l'animal.

N°. 96.

℞ Racines de grande chélidoine
nettoyées
de ferpentaire de Virginie aa ℥j
F. bouillir dans Vinaigre rofat ℔j
jufqu'à diminution d'un tiers. Ajoutez à la
colature Thériaque ℥j
Délayez & donnez en deux dofes à l'animal.

N°. 97.

℞ Feuilles de rhue poig. ij
de pimprenelle,
de bétoine aa poig. j
Gouffes d'ail n. iiij
Baies de genièvre ℥ß
F. infufer dans Vin rouge ℔ iv
Coulez, ajoutez-y & faites-y éteindre
Camphre ℥j
La dofe eft d'une bonne corne.

N°. 98.

℞ Camphre ʒij
F. diffoudre dans Eau de vie ℥ iv
M. avec Eau blanche ℔ ß
Donnez à l'animal.

N°. 99.

℞ Sel ammoniac ʒij
F. diffoudre dans Infufion de menthe ℔j
Donnez en deux dofes.

N°. 100.

℞ Quinquina en poudre,
Limaille de fer aa ℥ij
Sel ammoniac ℥j

M. dans   Décoction de baies de
genièvre   ℔ ß

Donnez la même dose soir & matin pendant
huit jours, tant comme préfervatif que comme curatif.

N°. 101.

℞   Gomme ammoniaque,
Assa fœtida groffiérement
pilés   aã ʒij
F. bouillir dans   Vinaigre   ℔ j
Après la diffolution entiere, donnez à une
chaleur fupportable.

N°. 102.

℞   Esprit volatil de fel ammoniac   ʒj
M. dans   Infufion de genièvre   ʒ iv
Donnez à l'animal.

PILULES ET BOLS.

N°. 103.

℞   Gomme de gayac,
Fleurs de foufre,
Aquila-alba,
Vipere en poudre   aã ʒij
Sirop de fumeterre   f. q.
M. F. un bol f. a.

N°. 104.

℞   Quinquina   ʒ iij
Sel ammoniac,
Camphre   aã ʒj
M. avec   Miel   f. q.
Ce miel ayant bouilli dans f. q. de vinaigre
jufqu'à ce qu'il ait repris fa confiftance ordi-
naire, f. du tout une pilule à donner foir
& matin.

N°. 105.

℞
Quinquina	℔ j
Cinabre	℥ iv
Camphre	℥ ij
Nitre purifié	℥ iv
Sirop d'ofeille	f. q.

Triturez le tout & formez des pilules.
La dofe en eft de ℥ j à donner foir & matin.

POUDRES.

N°. 106.

℞
Racines de petafite ,
de biftorte en poudre ,
Camphre   aã ℥ ij
Corné de cerf philofophi-
quement préparée   ℥ iv

M. F. une poudre. Donnez à la dofe de
℥ ß dans du fon.

N°. 107.

℞
Racines de guimauve ,
d'ortie   aã ℥ iv
Ecorce de mefereon   ℥ ij
Angélique domeftique & fauvage ,
Dompte-venin ,
Valériane des jardins   aã ℥ iij
Graines de raifin de renard   n. xlviij
Feuilles entieres du même raifin n. lxxij

F. macérer les feuilles dans Vinaigre fort f. q.
F. fécher. Réduifez en poudre avec le refte ,
donnez dans du fon à la dofe de ℥ j.

N°. 108.

℞
Baies de genièvre   f. q.
F. macérer dans Vinaigre   f. q.
F. fécher, pilez, donnez à la dofe de ℥ ij.

CHAPITRE VII.

MÉDICAMENS ANALEPTIQUES. (*)

BOUILLIE.

Nº. 109.

℞   Fleur de farine de froment   ℔ ij
Jaunes d'œufs   n. iij
Eau tiede   f. q.

pour en former une pâte en pétriffant le tout. Découpez cette mêmè pâte. F. bouillir dans   Eau commune   f. q. & jufqu'à une confiftance de bouillie ou de panade liquide. Donnez-en de trois en trois heures à l'animal deux ou trois cornes.

PANADE.

Nº. 110.

℞   Pain de froment   f. q.
F. fécher au four. Reduifez en poudre, délayez cette même poudre dans
Lait de vache   f. q.
Laiffez tiédir fur la cendre chaude pendant demi · heure
Ajoutez-y   Jaunes d'œufs   ·n. iv
F. chauffer jufqu'à ébullition en remuant toujours & donnez de même que la bouillie précédente.

(*) MATIERE MÉDICALE XXV.

N°. 111.

♃   Prêle en paquet ou repliée   **n. j**
Préfentez & f. manger à l'animal, ce fourrage lui paroiffant toujours plus appétiffant
que le foin. On lui en offre fucceffivement
plufieurs paquets, s'il ne les refufe pas.

LAVEMENS NUTRITIFS.

N°. 112.

♃		
	Tête de mouton	n. j
	Jaunes d'œufs	n. iv
	Huile de noix	℔ ß
F. bouillir dans	Eau commune	℔ v

juſqu'à l'entier dépouillement des os.
Coulez. F. un lavement.

N°. 113.

♃		
	Lait de vache	℔ v
	Jaunes d'œufs	n. iv

F. bouillir. Pour un lavement.

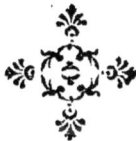

CHAPITRE VIII.

MÉDICAMENS CORDIAUX. (*)

BREUVAGES.

N°. 114.

℞   Safran   ℥j
              Macis ,
              Canelle ,
              Poivre noir ,
              Cloux de girofle   ãã ℨj

Pilez le tout groffiérement, mettez dans
              Vin rouge   ℔j
F. chauffer. Après quelques bouillons retirez
du feu, donnez à l'animal.

N°. 115.

℞   Confe")ion d'hyacinthe   ℨß
              Poudre des trois fantaux   ℨiij
Délayez dans   Vinaigre d'eftragon   ℔ß
M. pour un breuvage.

N°. 116.

℞   Teinture folaire   ℨj
              Orviétan   ℨj

M. délayez dans
              Infufion de baies de laurier ,
                   ou baies de genièvre ℔j
Donnez en deux dofes.

(*) MATIERE MÉDICALE XXVI.

POUDRES.

Nº. 117.

℞ Sauge,
   Romarin,
   Écorce d'orange   ãa ℥ ß
   Gingembre,
   Canelle   ãa ʒ ij

F. du tout une poudre à donner dans poig. j
de son.

LAVEMENS IRRITANS.

Nº. 118.

℞   Racines de pyrèthre   ℥ iij
F. bouillir dans
    Eau commune   ℔ iv
Ajoutez à la colature
    Sel gemme   ℥ j
Pour un lavement.

Nº. 119.

℞   Feuilles de mercuriale,
      de mauve,
      de pariétaire   ãa poig. j
   Séné,
   Pulpe de coloquinte   ãa ℥ j
   Feuilles de tabac   ʒ ij

F. d'abord bouillir les feuilles des plantes
émollientes avec la pulpe de coloquinte
dans   Eau commune   ℔ v
jusques à diminution d'un tiers.
Sur la fin mettez dans la décoction les feuilles de tabac & le séné, tenez le vaisseau
couvert, continuez une légere ébullition.

Laiſſez enſuite infuſer demi-heure. Coulez,
ajoutez à la colature

         Sel commun   ℥j

Pour un lavement.

N°. 120.

℞   Feuilles ſeches de tabac   ℥ ij
F. bouillir dans

        Eau de riviere   ℔ v
juſques à diminution d'un tiers. Coulez &
exprimez fortement. Jettez dans la colature

        Vin émétique trouble   ℥ iij
        Sel commun   poig. j

Pour un lavement.

CHAPITRE IX..

MÉDICAMENS FORTIFIANS. (*)

BREUVAGE CÉPHALIQUE.

N°. 121.

℞   Fleurs de muguet,
          de giroflier,
          de tilleul   ãa poig. ij
F. infuſer dans   Eau bouillante commune ℔ ij
Et dans un vaſe couvert. Ajoutez à l'infuſion

        Eſprit de ſel ammoniac ʒj

Donnez en deux doſes.

(*) Matiere Médicale XXVII. & XXX.

PILULES ET BOLS.

Nº. 122.

℞

Feuilles d'oranger en poudre	$\tilde{3}$ ß
Poudre de guttete	3 iij
Camphre	3 j

M. avec   Conferve de fleurs de muguet $\tilde{3}$ ij
Formez un bol.

Nº. 123.

℞

Gui de chêne ,
Racine de pivoine,
    de valériane pulvérifée
Camphre   ãa 3 ij
Conferve de romarin   f. q.

M. pour un bol.

Nº. 124.

℞ Semences de cumin en poudre $\tilde{3}$ j
Feuilles & fleurs de marjolaine pulv. $\tilde{3}$ ß
Suc de pariétaire en confiftance d'extrait $\tilde{3}$ ij
    Miel commun   f. q.

Incorporéz le tout. F. un bol. Donnez en
deux dofes.

Nº. 125.

℞   Formule 124.
Ajoutez-y   Fiente de paon ,
    Racine de pivoine mâle pulv. ãa 3 ij
Formez un bol à donner pareillement en
deux fois.

Nº. 126.

℞

Gui de chêne	$\tilde{3}$ iij
Racines de pivoine mâle ,	
de valériane fauvage ãa	$\tilde{3}$ j
Fleurs de lys de vallée ,	
de tilleul ãa	3 j

Kermès minéral   ℥ß
Sel ammoniac,
Borax de Venise   aã ℥j
Sel sédatif   ℥j

F. du tout une poudre , incorporez avèc
     Sirop de stœchas   s. q.
Roulez dans le son pour former des pilules.
La dose est de ℥ j.

  Nª. En retranchant les conserves, le miel,
les sirops, toutes ces différentes substances
peuvent être données aux doses prescrites
dans des poignées de son légérement hu-
mectées.

Nº. 127.

℞   Guì de chêne   ℥ß
     Essence de romarin   ℥ß
     Esprit de sel ammoniac   ℥j
     Huile de térébenthine   s. q.
F. un bol.

BREUVAGE HÉPATIQUE.

Nº. 128.

℞   Racines de bardane,
     d'éryngium,
     d'oseille   aã ℥j
     Fumeterre,
     Aigremoine,
     Scolopendre   aã poig.j
    Limaille de fer dans un nouet ℥ij
F. bouillir dans   Eau commune   ℔ iij
Coulez après demi-heure d'ébullition.
Donnez en deux doses.

BOL.

N°. 129.

℞

Savon alkali ou de Starkey ℥ ß
Gomme ammoniaque,
Safran de Mars apéritif aā ℨij
Extrait de fumeterre f. q.

F. un bol.

BREUVAGE SPLÉNIQUE.

N°. 130.

℞

Petite éclaire,
Fumeterre, aā poig. j
Ecorce de tamarifc,
Râpure de bouis aā ℥j
Limaille de fer dans un nouet ℥ij

F. bouillir pendant une heure dans
Eau commune ℔ iv

Donnez deux bonnes cornes par jour.

BREUVAGE UTÉRIN.

N°. 131.

℞

Matricaire,
Armoife,
Rhue aā poig. j

F. bouillir dans
Eau commune ℔ ij

Ajoutez à la colature
Safran pulvérifé ℥j
Efprit volatil de fel ammoniac ℨj

Donnez en deux fois à l'animal.

CHAPITRE X.

MÉDICAMENS STOMACHIQUES ET CARMINATIFS. (*)

BREUVAGES.

N°. 132.

℞   Feuilles de laurier,
        de menthe,
        de germandrée aã poig. j
    Fleurs de camomille,
    Baies de genièvre aã poig. ß
F. bouillir dans   vin rouge   ℔ ij
pendant un quart d'heure. Coulez, ajoutez
        Esprit carminatif de Sylvius ʒj
Donnez en deux fois.

N°. 133.

℞   Tartre vitriolé   ʒ iij
    Cristal minéral   ℥ ß
Diſſolvez dans Eau blanche   ℔ j
Ajoutez   Liqueur anodine minérale
    d'Hoffmann ʒ ij.
Donnez en deux fois.

N°. 134.

℞   Nitre purifié   ℥ ß
F. fondre dans Esprit de vin ou
    Eau de vie   ℥ iv
Donnez à l'animal.

(*) MATIERE MÉDICALE XXVIII.

BOL.

BOL.

Nº. 135.

℞ Thériaque   ℥j
   Mufcade râpée   ʒij
   Eſſence d'anis   ʒj

M. donnez en bol.

LAVEMENS.

Nº. 136.

℞ Racines de guimauve ℥iij
   Sommités de camomille,
    de mélilot ãa poig. ſs
   Semences de carvi,
    d'anet ãa ℥j

F. bouillir dans Eau de fontaine ℔v
Juſques à diminution d'un tiers, coulez,
ajoutez & délayez dans la colature
   Miel commun ℥iij

F. un lavement.

Nº. 137.

℞ Fleurs de camomille poig. ij
   Baies de laurier pilées ʒiv

F. bouillir légérement les baies dans
   Eau commune ℔iv

Retirez du feu. Laiſſez infuſer les fleurs l'eſpace de demi-heure. Coulez, ajoutez à la
colature
   Huile de laurier tirée par expreſſion ℥ij

F. un lavement.

Nº. 138.

℞ Fleurs de camomille,
   de mélilot ãa poig. j
   Semences de cumin,
   de fenouil ãa ℥j

K

F. bouillir les femences dans

Eau commune   ℔ v.

jufques à diminution d'un tiers. Retirez du feu. Laiffez infufer les fleurs demi-heure. Coulez, ajoutez à la colature

Philonium Romanum   ℥ ß
Huile d'anet, ou
de camomille, ou
de lys blanc, ou
de baies de laurier   ℥ iij

F. un lavement.

CHAPITRE XI.

MÉDICAMENS ASTRINGENS.(*)

BREUVAGES.

N°. 139.

℞   Racines de tormentille,
de quintefeuille   aa ℥ j
Feuilles de ronce,
d'ortie piquante   aa poig. j
Fleurs de grenades,
de rofes rouges   aa poig. ß

F. bouillir dans   Vin rouge,

Eau commune   aa ℔ ij

pendant demi-heure. Coulez, ajoutez à la décoction   Effence de Rabel   ℥ j
Donnez de deux heures en deux heures une corne à l'animal.

(*) MATIERE MÉDICALE. XXIX.

N°. 140.

℞   Confection d'hyacinthe ,
         Diascordium   ãa ℥ j
         Ipecacuanha en poudre   ʒ j
         Eau de canelle   ℥ j
M. le tout dans Vin rouge   ℔ ß
Donnez en deux doses.

N°. 141.

℞   Racines de grande consoude ℥ ij
         Feuilles d'aigremoine   poig. j
F. bouillir dans   Eau commune   ℔ iij
jusques à réduction d'un tiers, retirez du feu.
F. infuser dans la décoction
         Fleurs de mille-pertuis   poig. j
La liqueur étant tiede, coulez. Délayez
dans la colature   Sirop de symphitum   ℥ ij
Donnez à l'animal en trois doses.

N°. 142.

℞   Racines de tormentille ,
         de bistorte ,
         de grande consoude ãa ℥ j
         Écorces de grenade ,
         Fruits de sumac   ãa ʒ ij
F. bouillir dans   Eau commune (℔ iij
jusques à consomption d'un tiers. Après la
colature ajoutez
         Bol d'Arménie ,
         Sang-dragon   ãa ʒ j
         Miel commun   ʒ ij
Donnez en deux fois.

N°. 143.

℞   Ipecacuanha ,
         Rhubarbe pulvérisée   ãa ʒ iij
M. dans   Eau blanche   ℔ ß
Donnez à l'animal.   K ij

BOISSONS.

Nº. 144.

℞   Eſſence de Rabel   ſ. q.
M. dans la boiſſon ordinaire juſques à une
certaine acidité.

Nº. 145.

℞   Alun de roche   ℥ ij
          Racines de rhapontic   ℥ iv
Pilez l'alun. Faites bouillir avec le rhapontic
dans   Eau commune   ℔ viij
juſques à diminution d'un tiers. Mêlez avec
la boiſſon ordinaire.

Nº. 146.

℞   Maſtic   ℥ iij
          Corne de cerf   ℥ ij
F. cuire dans
          Eau commune   ℔ viij
Coulez. M. avec la boiſſon ordinaire.

Nº. 147.

          Racines & feuilles d'ortie
                  piquante   poig. iij
F. bouillir dans
          Eau commune   ℔ viij
juſques à diminution d'un tiers. Coulez,
exprimez fortement.
Ajoutez à la colature
          Alun de roche,
          Gomme Arabique   ãã ℥ j
M. avec la boiſſon ordinaire.

BOLS ET PILULES.

N°. 148.

℞

Alun,
Sang-dragon,
Terre douce de vitriol   ãã ʒj

M. avec   Diafcordium   ʒj
Et miel commun   f. q.

Pour un bol.

N°. 149.

℞

Sang-dragon,
Criftaux d'alun de roche ãã ʒ ij
Conferve de rofes rouges ʒ iv

Roulez dans du fon. F. une pilule.

N°. 150.

℞

Poudre de fymphitum,
Rhubarbe pulvérifée   ãã ʒij
Sel de Saturne,
    de nitre   ãã ʒj
M. avec   Suc de citron   f. q.
Roulez dans du fon. F. une pilule.

LAVEMENS.

N°. 151.

℞

Feuilles de plantain,
   de verveine,
   de chêne   ãã poig. j
Noix de gale,
Fleurs de grenade   ãã ʒij

F. bouillir dans
   Eau commune   ℔ iv
Ajoutez   Miel rofat   ℔ ß
F. un lavement.

K iij

Nº. 152.

℞

Son de froment	poig. iv
Fleurs de bouillon-blanc	poig. j
Graines de lin	℥ j

F. bouillir les femences & le fon dans

Eau commune ℔ v

jufques à diminution d'un tiers. Sur la fin de l'ébullition, mettez les fleurs dans la décoction. Laiffez infufer. Paffez, ajoutez-y

Sirop de diacode ℥ iij
Ipecacuanha en poudre ℥ ß

F. un lavement.

CHAPITRE XII.

MÉDICAMENS TRAUMATIQUES OU VULNÉRAIRES. (*)

BREUVAGES.

Nº. 153.

℞

Pied de lion,
Pervenche,
Grande & petite pâquerette,
Mille-feuille,
Pirolle,
Bugle,
Sanicle
Vin rouge   ãã poig. ß
             ℔ iij

(*) MATIERE MÉDICALE XXIX. & XV.

Digérez enfemble dans un vaiffeau convenable pendant fix heures. Verfez enfuite
fur le tout

   Eau bouillante commune   ℔ vj
Macérez encore pendant quelques heures
en agitant le vaiffeau de tems en tems.
Paffez. La dofe fera de ℔ j , mais ajoutez
à chacune

   Sirop de lierre terreftre   ℥ ij
Donnez & réiterez ce breuvage foir & matin.

N°. 154.

℞   Feuilles de pervenche,
      de pied de lion ,
      de véronique ,
      de lierre terreftre ãa poig. j

F. bouillir dans
   Eau commune   ℔ iij
jufques à diminution d'un tiers. Coulez ,
ajoutez   Miel rofat   ℥ iv
Donnez en deux fois.

N°. 155.

℞   Boule de Mars   n. I
F. tremper dans
   Eau de vie   ℔ ß
jufques à une forte teinture, retirez la boule,
donnez à l'animal.

N°. 156.

℞   Baume du Commandeur   ℥ j
M. avec   Vin rouge   ℥ iv
Donnez à l'animal.

BOISSONS.

Nº. 157.

℞   Feuilles de plantain,
              de fanicle,
              de brunelle,
              de lierre terreftre,
          de l'une & l'autre véronique,
          de bourfe à pafteur,
          de verge d'or   aã poig. j
F. bouillir dans
              Eau commune   ℔ viij
jufques à la diminution d'un tiers. Coulez,
M. dans la boiffon ordinaire.

Nº. 158.

℞   Vulnéraires de Suiffe   poig. iv
F. infufer dans
              Eau bouillante commune   ℔ iv
pendant trois heures. Coulez, M. dans la
boiffon ordinaire.

BOL.

Nº. 159.

℞   Térébenthine   ℥ ij
            Camphre   ℥ ij
            Safran de Mars apéritif   ʒ j ß
M. le tout avec
              Son   f. q.
Pour former un bol.

CHAPITRE XIII.

MÉDICAMENS ABSORBANS. (*)

BREUVAGE.

N°. 160.

℞ Magnéfie blanche   ʒ ß
    Tartre de vin   ʒ ij

Délayez dans
    Décoction de racine d'althæa ℔ j
Donnez le matin à l'animal.

BOL.

N°. 161.

℞ Coquilles d'œufs ,
    Os de sèche pulvérifés   aã ʒ iij
    Sel d'abfinthe   ʒ j
M. avec   Miel   f. q.
F. un bol.

POUDRES.

N°. 162.

℞ Yeux d'écreviffes préparés ,
    Corne de cerf préparée aã ʒ iij
M. dans une poignée de fon. Donnez le
matin à jeun à l'animal.

(*) MATIERE MÉDICALE XIII.

N°. 163.

℞   Craie de Briançon,
Bol d'Arménie,
Os de mouton calcinés ãã ℥ij

F. du tout une poudre à donner comme
la précédente.

CHAPITRE XIV.

MÉDICAMENS TEMPÉRANS,
ADOUCISSANS, INCRASSANS. (*)

BREUVAGES.

N°. 164.

℞   Feuilles d'ofeille,
de laitue,
d'alleluia,
d'endive   ãã poig. j

F. bouillir pendant un quart d'heure dans
Eau commune   ℔ iv
Coulez, donnez en quatre dofes à l'animal.

N°. 165.

℞   Gomme Arabique,
Gomme adragant   ãã ℥ iij

F. diffoudre ces gommes groffiérement pul-
vérifées dans
Eau blanche   ·   ℔ ij
Donnez en deux dofes à l'animal.

(*) MATIERE MÉDICALE XIV. XVI.

Nº. 166.

℞   Racines de guimauve,
        de nénufar   aã ℥ iij
    Graine de lin dans un nouet ℥ j
Ratiſſez. Lavez les racines. Verſez ſur le tout
     Eau commune bouillante   ℔ ij
Laiſſez infuſer deux heures. Paſſez par un linge, donnez en deux doſes.

Nº. 167.

℞   Avoine nettoyée & lavée   ℔ ß
    Racine de nénufar récente
      & ratiſſée   ℥ j
F. bouillir dans
     Eau commune   ℔ iij
juſques à diminution d'un tiers. Coulez.
Ajoutez   Criſtal minéral   ℥ ß
Donnez en deux doſes à l'animal.

BOISSONS.

Nº. 168.

℞   Son de froment   jointée j
Trempez les deux mains dans un ſeau plein d'eau tenant toujours le ſon. Laiſſez-le imbiber de cette eau ; comprimez-le à diverſes repriſes & laiſſez tomber l'eau blanche que vous en retirerez dans le même ſeau. Preſſez & trempez ainſi de nouveau juſques à ce que l'eau que vous exprimerez ne blanchiſſe plus. Alors jettez votre jointée de ſon dans le ſeau, elle ira au fond ; reprenez-en de nouvelles différentes fois, ſelon la blancheur dont vous voudrez que l'eau ſoit. Abreuvez-en l'animal.

N°. 169.

℞   Décoction émolliente   ℔ vj
F. y diſſoudre
          Criſtal minéral   ℥ ij
M. avec la boiſſon ordinaire.

N°. 170.

℞   Décoction émolliente, ou
          Eau blanche   ℔ vj
Ajoutez   Eſprit de vitriol, ou
          Eſprit de nitre, ou
          Eau de Rabel, ou
          Vinaigre de vin,
juſques à une forte acidité. M. avec la
boiſſon ordinaire qui doit en être légérement acidulée.

N°. 171.

℞   Racines de guimauve lavées ℥ iij
          Graines de lin   ℥ j
          Fleurs de bouillon-blanc poig. ij
F. bouillir les racines & les ſemences dans
          Eau commune   ℔ viij
juſques à diminution d'un tiers. Retirez du
feu. Faites infuſer les fleurs pendant demi-
heure, coulez & mêlez avec la boiſſon
ordinaire.

N°. 172.

℞   Feuilles de guimauve,
            de mauve,
            de pariétaire,
            de blette,
            de mercuriale,
            de bouillon-blanc,
            de feneçon   āā poig. ij

F. bouillir dans

    Eau commune   ℔ xij
jufques à diminution d'un tiers. Coulez.
M. avec la boiſſon ordinaire.

N°. 173.

℞   Miel commun   ℔ ij
    Son de froment   e. q.
F. bouillir légérement dans
    Eau commune   ℔ vj
M. avec la boiſſon ordinaire.

LAVEMENS.

N°. 174.

℞   Décoction de feuilles de laitue
     de chicorée,
     de bette,
     de pourpier   ℔ iij
Diſſolvez-y   Sel de prunelle   ℥ j
Et délayez-y
     Miel de nénufar   ℥ iij
F. un lavement.

N°. 175.

℞   Décoction d'orge   ℔ ij ß
    Nitre   ℥ j
    Vinaigre de fureau,
    Miel rofat   ãã ℥ iij
M. pour un lavement.

N°. 176.

℞   Feuilles de mauve,
     d'acanthe,
     de pariétaire,
     de mercuriale   ãã poig. j
F. bouillir dans
     Eau commune   ℔ v

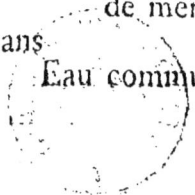

jufques à réduction d'un quart. Délayez
dans la colature

	Miel commun	℥ iij
Ajoutez	Huile d'olive	℥ ij
	Criftal minéral	℥ j

F. un lavement.

Nº. 177.

℞ Feuilles de bette,
   d'arroche,
   de mauve,
   de guimauve   ãã poig. j
   Graine de lin   ℥ j

F. bouillir dans

   Eau commune   ℔ v

jufques à diminution d'un quart. Délayez
dans la colature

   Miel commun, ou
   Miel violat,   ℥ iij
   Huile d'olive, ou
   de lys   ℥ ij

Pour un lavement.

Nº. 178.

℞ Décoction de graine de lin ℔ vj
   Feuilles de curage   poig. ij

F. bouillir jufques à réduction d'un tiers.
Paſſez par un linge, donnez en lavement.

Nº. 179.

℞ Feuilles de mauve,
   de pariétaire   ãã poig. ij
   Fleurs de mélilot,
   de camomille   ãã poig. ij

F. bouillir les feuilles dans

   Bouillon de tripes   ℔ v

jufques à diminution d'un tiers. Retirez
du feu. F. infufer les fleurs l'efpace de demi-
heure, coulez pour un lavement.

N°. 180.

℞   Son de froment   poig. iv
            Feuilles & fleurs de bouillon-
                blanc $\tilde{a}\tilde{a}$ poig. j
            Semence de fenugrec ,
                de lin $\tilde{a}\tilde{a}$ ℥ ß

F. bouillir le son , les feuilles & les femences
dans   Eau commune   ℔ v
jufques à diminution d'un tiers. Sur la fin
de l'ébullition , mettez les fleurs , laiffez
enfuite infufer. Coulez. F. fondre dans la
liqueur   Chandeiles   n. ij
F. un lavement.

N°. 181.

℞   Feuilles de mauve ,
              de guimauve ,
              de branc-urfine $\tilde{a}\tilde{a}$ poig. j

F. bouillir dans
            Eau commune   ℔ v
jufques à diminution d'un tiers, coulez par
un linge. Ajoutez-y
            Onguent populeum   ℥ iij
Pour un lavement.

CHAPITRE XV.

MÉDICAMENS SÉDATIFS ET NARCOTIQUES. (*).

BREUVAGES.

Nº. 182.

℞   Feuilles de morelle,
de cynoglosse   aˆa poig. ß
Racine de nymphæa   ℥ j
.F. bouillir dans
   Eau commune   ℔ j ß
Après la colature ajoutez
   Nitre   ℥ ß
Donnez pendant plusieurs jours, s'il en est
besoin cette même dose.

Nº. 183.

℞   Décoction de coquelicot   ℔ j
Délayez   Cascarille en poudre   ℥ ß
   Nitre purifié   ℥ ij
Donnez à l'animal.

Nº. 184.

℞   Têtes de pavots blancs   n. vj
Après les avoir écrasées, f. les bouillir demi-
heure dans
   Eau commune   ℔ ij
Coulez & donnez en breuvage.

(*) MATIERE MÉDICALE XXX.

Nº. 185.

Nᵒ. 185.

℞   Teinture anodine de Sydenham ℥ ij
M. avec   Vin rouge   ℔ ß
Donnez à l'animal.

B O L.

Nᵒ. 186.

℞   Camphre ,
          Nitre ,
          Cinabre   ã ã ʒ ij
M. avec   Miel   f. q.
Pour un bol.

Nᵒ. 187.

℞   Cascarille pulvérifée   ℥ ß
          Camphre pulv.   ʒ ij
          Sel fédatif d'Homberg   ʒ j
M. avec   Miel   f. q.
Pour un bol.

Nᵒ. 188.

℞   Extrait d'opium de Baumé   ʒ j
          Camphre ,
          Nitre   ã ã ʒ ß
M. pour un bol.

L A V E M E N S.

Nᵒ. 189.

℞   Décoction émolliente   ℔ v
F. y bouillir   Têtes de pavots blancs   n. vj
          Feuilles de jufquiame   poig. j
Coulez, mettez dans la colature
          Jaunes d'œufs   n. iv
M. le tout avec
          Huile d'amandes douces   ℥ iv.
F. un lavement.

N°. 190.

℞   Décoction émolliente   ℔ v
F. y bouillir
        Têtes de pavots blancs   n. iv
        Feuilles de jufquiame   poig. j
M. pareillement dans la colature
        Jaunes d'œufs   n. iv
Ajoutez-y   Philonium Romanum   ʒ iij
        Laudanum en opiat ,   gr. iv
    ou Diafcordium ,   ʒ iv
    ou Thériaque ,
    ou Onguent populeum ,   ʒ iij
    ou Teinture anodine   goutt. Lx
M. pour un lavement.

CHAPITRE XVI.

MÉDICAMENS SPÉCIFIQUES. (*)

BREUVAGES FÉBRIFUGES.

N°. 191.

℞   Quinquina groffiérement pulv. ʒ ij
F. bouillir dans
        Eau commune   ℔ iij
jufques à confomption d'un tiers. Coulez ,
donnez en deux dofes.

(*) MATIERE MÉDICALE XXXI.

N°. 192.

♃	Quinquina pulvérifé	℥ j
M. dans	Infufion de petite centaurée	℔ j
Ajoutez	Sel ammoniac	ʒ j
	Sel d'abfinthe	ʒ ß

M. donnez à l'animal.

N°. 193.

♃	Quinquina pulvérifé	ʒ ß
M. dans	Vin rouge	℔ j

Donnez en breuvage.

BOLS.

N°. 194.

♃	Ecorce du Pérou	℥ ij
	Safran de Mars apéritif,	
	Sel d'abfinthe	ãa ʒ ij
M. avec	Sirop des cinq racines apéritives f. q.	

F. un bol.

N°. 195.

♃	Extrait de gentiane,	
	de petite centaurée	ãa ʒ j
	Ecorce du Pérou	ʒ ß

M. pour un bol.

N°. 196.

♃	Ecorce du Pérou,	
	Jalap,	
	Aloès pulvérifé	ãa ʒ ß
	Sel d'abfinthe,	
	Sel ammoniac	ãa ʒ j
M. avec	Miel	f. q.

Formez un bol à donner le matin avec les précautions que demande l'adminiftration des médicamens purgatifs.

BREUVAGES VERMIFUGES.

N°. 197.

℞　　　　Gouffes d'ail　　　　　　n. iv
　　　　Racine de fougère pulv.
　　　　Semen contra pulv.　　aa ʒij
Ecrafez les gouffes, m. le tout dans
　　　　Infufion d'abfinthe　　　℔ j
Donnez à l'animal.

N°. 198.

℞　　　　Sel commun　　　　　poig. ß
　　　　Anagallis en poudre　　　ʒj
Mettez le tout dans
　　　　Infufion de petite centaurée ℔ j
Donnez à l'animal.

N°. 199.

℞　　　Mercure coulant dans un nouet　ʒ iv
F. bouillir dans Eau commune　　　℔ iij
jufques à diminution d'un tiers.
Ajoutez　　　Racine de fraxinelle　　ʒj
F. bouillir demi-heure. Donnez en breuvage.

PILULES ET BOLS.

N°. 200.

℞　　Racine de fougère mâle en poudre ʒij
　　　　Mercure doux　　　　　ʒj
　　　　Sirop d'abfinthe　　　　f. q.
M. F. un bol.

N°. 201.

℞　　　　Racines de fougère,
　　　　Ecorces de mûrier,
　　　　Sommités de tanaifie,
　　　　Coraline　　　　　aa ʒj ß

Æthiops minéral   ℨj

M. le tout après avoir pulvérifé, incorporez avec   Sirop d'abfinthe   f. q.

Roulez dans le fon. F. une pilule.

Nº. 202.

℞   Cinabre en poudre   ℥j
             Beurre frais   ℥iv

M. Roulez dans le fon. F. une pilule.

Nº. 203.

℞   Mercure cru.   ℨij

Broyez avec

             Sucre rouge   ℥ß

jufques à entiere extinction.

Ajoutez   Scammonée pulvérifée   ℨj
M. dans   Miel commun   f. q.

Roulez dans le fon. Formez une pilule.

Nº. 204.

℞   Mercure doux,
             Affa fœtida pulv.   ãã ℨj
             Semen contra,
             Racine de fougère pulv. ãã ℨij

M. avec   Miel   f. q.

Formez un bol.

Nº. 205.

℞   Jalap,
             Aloès   ãã ℨij
             Mercure doux   ℨj
             Trochifq. alhandal   ℨß
             Sel d'abfinthe   ℈ij

M. avec   Miel   f. q.

Formez un bol.

POUDRES.

N°. 206.

℞   Racine de fougère,
Rhubarbe en poudre   aa ʒj
Sommités de tanaisie,
Écorce de mûrier,
Coraline   aa ʒij
Æthiops minéral   ʒ ß

M. F. une poudre dont la dose est depuis ʒ j jusques à ʒ.iij dans du son.

N°. 207.

℞   Lierre rampant pulv.
Cendre de vers   aa ʒj

M. Donnez cette poudre dans du son.

LAVEMENS.

N°. 208.

℞   Gratiole verte   poig. ij
Petite centaurée,
Absinthe   aa poig. j
Semence de tanaisie,
de santoline   aa ʒj

F. bouillir dans

Eau commune ou
Lait de vache   ℔ v

jusques à diminution d'un tiers. Coulez pour un lavement.

N°. 209.

℞   Racine de fougère   ʒ ij
Feuilles & fleurs d'absinthe,
de marrube   aa poig. ß
Hiere picre   ʒ ij

F. bouillir dans   ℔ v.
         Eau commune
jufques à diminution d'un tiers. Coulez,
ajoutez à la colature
             Huile d'amande amere ou
             Huile de mille-pertuis   ℥ iij

Pour un lavement.

N°. 210.

℞   Vitriol de Mars   ʒ iij
M. dans   Décoction de verveine
               & d'auronne   ℔ iij
Ajoutez   Huile commune d'olive   ℥ iij
Pour un lavement.

BREUVAGES, BOLS ANTIPUTRIDES,
ANTIPESTILENTIELS, ANTISEPTIQUES.

Voyez le Chapitre fixieme.

Voyez les Formules 93. 94. 95. 96. 98. 99.
100. 101. 104. 105. 108. 168. 186. &c.

BREUVAGE LITHONTRIPTIQUE.

N°. 211.

℞   Feuilles de la plante appellée
            uva urfi pulv.   ʒ iij
M. dans   Vin blanc fec   ℔ j
Donnez à l'animal.

BOISSON.

N°. 212.

℞   Savon râpé   ℥ j ß
F. diffoudre dans
         Eau de chaux   ℔ iij
M. avec la boiffon ordinaire.

PILULE DE CIGUE.

N°. 213.

℞   Poudre de cigue   ℨij
      Gomme ammoniaque,
      Cloportes en poudre   ãã ℨj
M. avec   Extrait de cigue   f. q.
Roulez dans le fon. Formez une pilule.

N^a. On peut infenfiblement porter la poudre de cigue à la dofe de ℨij & proportionner à cette même dofe celle des autres drogues.

PILULE DE COLOQUINTE.

N°. 214.

℞   Pulpe de coloquinte   ℥ß
M. avec   Miel   f. q.
Roulez dans

      Poudre de pervenche   ℥ß
& dans du fon ; formez une pilule.

De tous les médicamens éprouvés jufqu'ici contre la morve dans l'Hôpital de l'Ecole, celui-ci eft le feul qui nous ait laiffé entrevoir quelque efpérance de fuccès. On peut augmenter la dofe de la pulpe de coloquinte jufques à ℥ijß à titre de remede altérant.

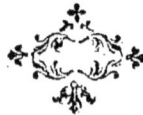

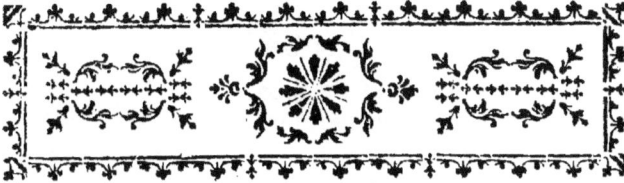

FORMULES
MÉDICINALES.

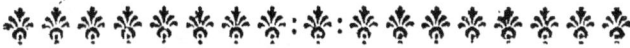

SECONDE PARTIE.
MÉDICAMENS EXTERNES OU LOCAUX.

CHAPITRE PREMIER.
MÉDICAMENS PTARMIQUES ET MASTICATOIRES. (*)

POUDRES PTARMIQUES.
Nº. 215.

℞   Poivre long,
       Ellébore   ãã ℥j
       Marjolaine en poudre   ℥j

M. F. une poudre à souffler dans les naseaux.

(*) MATIERE MÉDICALE XXXIII.

N°. 216.

℞   Feuilles de tabac,
         de bétoine,
         de fauge en poudre,
         de marjolaine   ãã ℨj
     Racine d'iris de Florence pulv.   ℥j

M. F. une poudre.

N°. 217.

℞   Turbith minéral,
         Poudre de régliffe,
         Noix mufcade   ãã ℨ ß
         Effence de romarin   goutt. vj

M. pour former du tout une poudre.

BOURDONNETS.

N°. 218.

℞   Poudre d'euphorbe   ℨj
         Nicotiane   ℨij
         Fort vinaigre   f. q.
         Effence de marjolaine   goutt. x

M. formez une pâte liquide. Garniffez en
des bourdonnets propres à être introduits
dans les nafeaux fans trop fatiguer l'animal.

NOUETS APOPHLEGMATISANS.

N°. 219.

℞   Affa fœtida   ℥ij

Mettez dans un linge en forme de nouet,
fufpendez au maftigadour.

N°. 220.

℞   Racines d'impératoire,
         de pyrèthre   ãã ℥j

Feuilles récentes de rhue,
de marjolaine   poig. j
Fleurs de lavande   poig. ß

Pulvérifez les racines. Hachez les feuilles. Mêlez le tout.

Ajoutez-y   Efprit de fel ammoniac   ʒ ij

Enfermez le tout dans un linge. Formez un nouet que vous fufpendrez au maftigadour.

Nᵒ. 221.

℞   Gouffes d'ail   n. iij
Feuilles récentes de becabunga   poig. j
de cochlearia   poig. ij
Racines d'aunée,
de grand raifort,
Semences de moutarde   ãa ʒ j

Hachez les gouffes & les feuilles. Pulvérifez les racines, écrafez les femences. M. le tout. F. un nouet que vous fufpendrez au maftigadour.

Nᵒ. 222.

℞   Racines de pyrèthre,
d'aunée   ãa ʒ j
Feuilles de bétoine,
de rhue   ãa poig. j
Poivre battu,
Semences de moutarde
écrafées   ʒ ß

Pulvérifez groffiérement les racines. Hachez les feuilles, mêlez le tout.

Ajoutez   Sel ammoniac   ʒ iij

Formez un nouet.

BILLOTS.

Nº. 223.

℞ | Miel rofat | ℥ vj
Racines de pimprenelle
blanche,
de galéga | ãa ℥ ſs
Poivre battu | ℥ j
Sel commun | poig. ſs
Gouffes d'ail | n. iij

Pulvérifez les racines. Mettez le tout dans un pot. Excitez une légere ébullition. M. Trempez dans le mélange un billot garni. Mettez & maintenez dans la bouche de l'animal.

Nº. 224.

℞ | Racines de zédoaire,
d'angélique | ãa ℥ ſs
Myrrhe | ℥ iij
Sel ammoniac | ℥ ij
Camphre | ℥ j

Pulvérifez les racines & la myrrhe. Broyez le tout dans Miel commun ſ. q. lequel vous aurez fait bouillir dans du vinaigre jufqu'à ce qu'il ait repris fa confiftance ordinaire. Mettez dans un linge roulé en maniere de billot. Placez & maintenez dans la bouche de l'animal.

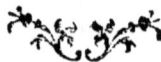

CHAPITRE II.

MÉDICAMENS RESTREINCTIFS ET ASTRINGENS. (*)

COLLYRES.

N°. 225.

℞ Mucilage de femences de
    coings,
    de pfillium tiré avec
      l'eau rofe   ℥ j
    Blanc d'œufs bien battu   n. j
    Eau de plantain   ℥ ij
    Camphre   gr. xij

M. F. un collyre.

N°. 226.

℞ Eau de rofe,
    de plantain   ãã ℥ iij

F. y diffoudre Trochifques blancs de Rhafis ℈ ß
    Sucre de Saturne   gr. xx

pour un collyre.

N°. 227.

℞ Feuilles de coings   poig. ß
    Ecorce de grenade   ℈ ij
    Grains de fumac   ℈ j

F. infufer le tout dans
    Eau commune tiede   ℔ ij

pendant quelques heures. F. bouillir légérement & filtrez.

(*) MATIERE MÉDICALE XXXIV.

♃ enfuite de cette décoction filtrée   ℥ viij
          Safran commun en poudre gr. viij
          Camphre   gr. x
pour un collyre défenfif & bien éprouvé
dans le claveau.

N°. 228.

♃   Vitriol blanc   - ʒj
          Camphre   Ð ß
          Iris de Florence   Ðj
          Blanc d'œuf durci   n. j
le jaune ayant été enlevé.
F. macérer le tout dans
          Eau de plantain,
          de rofe   ℥ vj
Broyez jufqu'à une certaine folution. Coulez
pour un collyre.

N°. 229.

♃   Œuf frais du jour   n. j
          Vitriol blanc   gr. xx
          Eau rofe   .   ℥ iv
F. durcir l'œuf. Otez-en le jaune. Broyez
le blanc avec le vitriol dans un mortier de
marbre bien net. Ajoutez enfuite l'eau rofe.
Coulez à travers un linge blanc. Gardez
pour l'ufage.

N°. 230.

♃   Eau de frai de grenouille,
          de plantain   ãã ℥ iij
          Mucilage de graine de coings,
tiré dans l'eau de frai de grenouille   ℥ jß
          Sel de Saturne   gr. xx
          Camphre   gr. iv
          Sucre candi jovial (*)   ʒ ß
M. pour un collyre.

(*) Le fucre candi jovial n'eft autre chofe qu'un fucre candi
agité & remué dans un vaiffeau d'étain jufqu'à ce qu'il en ait
pris la couleur.

GARGARISMES.

N°. 231.

℞   Esprit de sel marin   ℥ ij

         Eau distillée de sauge   ℥ viij

M. pour une injection en gargarisme.

N°. 232.

℞   Eau distillée de fleurs de sureau ℔ ß

         Vinaigre de vin distillé   ℥ ij

         Sel de prunelle   ʒj ß

         Rob de sureau   ℥ ij

M. Injectez chaudement.

N°. 233.

℞   Eau distillée d'oseille   ℔ ß

         Blanc d'œuf   n. j

         Cristal minéral   ℥ ij

         Miel blanc   ℥ ij

Battez. M. exactement & injectez.

N°. 234.

℞   Feuilles de plantain   poig. ß

         Fleurs de roses rouges,

             de grenade   ãã pinc. ij

         Fruits de sumac   ℥ iij

F. cuire légérement dans

         Eau commune   ℔ ij ß

réduites à deux. Ajoutez à la colature

         Eau de Rabel,

jusques à une certaine acidité.

         Miel rosat   ℥ j ß

pour un gargarisme astringent.

Nota. *On peut faire de tous les garga-*
rismes des lotions dans la bouche des ani-
maux, mais les injections operent plus
efficacement dans l'arriere-bouche.

INJECTIONS, LOTIONS, FOMENTATIONS.

N°. 235.

℞   Racine de grande confoude   ℥ j
                  Ecorce de grenade   ℥ ß
                  Feuilles de tormentille   poig. j

F. bouillir dans
                  Eau commune   ℔ iij

Le vaiffeau étant ouvert. Coulez, délayez dans la colature
                  Miel rofat   ℥ ij

Ajoutez-y   Pierre médicamenteufe   ℥ ij

Pour une injection aftringente.

N°. 236.

℞   Racine de biftorte,
                  d'ariftoloche ronde   ãa ℥ j
                  Feuilles d'aigremoine,
                      de ronce,
                      de rofes de Provins,   ãa poig. ß

F. bouillir dans Eau commune   ℔ iv jufques à diminution du tiers. Diffolvez dans la colature
                  Alun de roche   ℥ ij
                  Sel ammoniac   ℥ ij

Ajoutez à la décoction
                  Efprit de cochlearia,
                  Effence de Rabel   ãa ℥ j

Pour une injection aftringente.

N°. 237.

℞   Alun de roche,
                  Couperofe verte,
                  Couperofe blanche   ãa ℥ ij
                                      Pulvérifez

Pulvérifez le tout. Faites infufer vingt-quatre heures à froid dans

Vinaigre de vin   ℔ ij

Pour une lotion aftringente.

N°. 238.

℞   Eau commune   ℔ ij
Diffolvez-y   Sel commun   ℥ iij

Trempez des compreffes ou des étoupes. Appliquez à froid après avoir fait des douches de cette liqueur défenfive.

N°. 239.

℞   Vinaigre de vin   ℔ j
  Eau commune   ℔ iij
  Sel de Saturne   ℥ ß

Pour fomentation.

N°. 240.

℞   Feuilles de plantain,
  de ronce   ãã poig. j

F. bouillir dans

  Eau commune   ℔ iv

Après la colature, ajoutez

  Vinaigre de Saturne   ℥ j

Fomentez.

N°. 241.

℞   Sel ammoniac   ℥ j
  Eau de vie   ℔ ß
  Eau commune   ℔ ij

Pour fomenter.

N°. 242.

℞   Écorce de jeune chêne   ℥ ß
  de grenade   ℥ j ß
  Balauftes,
  Rofes rouges   ãã poig. j

M

F. bouillir dans

Eau commune   ℔ iv

jufqu'à diminution de moitié, le vaiffeau étant bien fermé. Paffez.

Ajoutez   Vin rouge   ℔ ß

Alun de roche   ʒj

Pour une fomentation aftringente.

CATAPLASMES.

N°. 243.

℞   Farine de froment   ʒ iij

Graine de cumin pulvérifée,

Litharge   aa ʒj

Bon vinaigre de vin   ʒ iij

Eau commune   f. q.

M. F. cuire f. a. jufqu'à confiftance de cataplafme.

N°. 244.

℞   Feuilles de morelle,

de laitue,

de plantain   aa poig. j

de grande joubarbe ou

de lentille de marais poig. ß

F. bouillir dans

Vinaigre rofat   ℔ ij

Ajoutez-y   Farine de fenugrec   ʒ iij

Huile rofat   ʒ ij

M. pour un cataplafme.

N°. 245.

℞   Suie de cheminée   ℔ ij

Vinaigre de vin   f. q.

Blancs d'œufs   n. iv

Fouettez les blancs d'œufs. M. le tout en confiftance de bouillie pour un cataplafme.

Nº. 246.

♃   Lie de vin   ℔ j

           Alun de roche pulvérifé   ℥ iv

M. en ajoutant

           Farine de feigle   f. q.

Pour un cataplafme.

POUDRES.

Nº. 247.

♃   Sang-dragon   ℨ j

           Sarcocolle   ℨ ij

           Pierre hématite   ℨ ß

           Bol d'Arménie   ℥ j

M. F. une poudre aftringente très-fine.

Nº. 248.

♃   Alun   ℨ ij

           Sang-dragon ,

           Vitriol verd calciné ou

           Poudre de fympathie   ãa ℨ j

M. F. une poudre aftringente.

SUPPOSITOIRE.

Nº. 249.

♃   Térébenthine   ℥ ij

           Cire jaune   ℨ j

           Bol d'Arménie ,

           Sang-dragon ,

           Ecorce de grenade en

                poudre   ãa ℨ ij

Mettez le tout fur un feu modéré. Imbibez des tentes d'une forme & d'un volume convenable pour un fuppofitoire aftringent.

CHAPITRE III.

MÉDICAMENS ÉMOLLIENS, ANODINS. (*)

INJECTIONS ET FOMENTATIONS.

Nº. 250.

℞ Orge entier   poig. ij
     Graine de lin   ℥ j

F. bouillir dans

     Eau commune   ℔ iij

jusques à diminution d'un tiers. Diffolvez dans la colature

     Miel commun   ℥ ij

Pouffez cette injection émolliente, quand elle fera tiede.

Nº. 251.

℞ Suc exprimé des feuilles de
     peuplier blanc,
     de jufquiame   f. q.

Pouffez cette injection anodine quand elle fera chaude.

Nº. 252.

℞ Feuilles de bouillon-blanc,
     de branc-urfine,
     de violettes,
     de mauve   ãã poig. j
     Semences de lin   ℥ ß

(*) MATIERE MÉDICALE XXXV.

F. bouillir dans

Lait de vache &
Eau commune ℔ ij

Coulez après suffisante ébullition.
Fomentez.

Nº. 253.

℞ Limaçons de jardin n. vj

F. bouillir dans

Eau commune ou
Décoction émolliente ℔ j

Fomentez.

Nº. 254.

℞ Têtes de pavots blancs écrafées n. vj
Semences d'anet ʒ j
Feuilles de jufquiame,
de morelle aã poig. j

F. bouillir dans

Eau commune ℔ vj

jufques à évaporation du tiers. Paſſez avec
une légere expreſſion pour une fomentation anodine.

EMBROCATIONS ET LINIMENS.

Nº. 255.

℞ Marc ou lie d'huile d'olive f. q.

Pour une embrocation adouciſſante.

Nº. 256.

℞ Huile infufée de rofes,
exprimée d'amandes
douces aã ʒ ß
Onguent nutritum ʒ iij
Racine d'Iris de Florence pulv. Ə ij
Cire blanche ʒ j

Pour un liniment adouciſſant.

M iij

N°. 257.

℞   Blanc de baleine   ℥ j
F. fondre à un feu doux dans
          Huile d'amandes douces   ℥ iij
Battez ce mélange peu à peu avec
          Eau rofe   ℥ ij
Ajoutez-y   Miel blanc   ℥ j
Pour un liniment adouciffant.

N°. 258.

℞
          Huile d'amandes douces,
        Infufion de millepertuis,
            de violettes,
            de rofes   ãa ℥ j
M. pour un liniment adouciffant.

N°. 259.

℞
          Huile d'amandes douces,
         Infufion de lys,
         Onguent d'althæa   ãa ℥ iv
Pour faire un liniment émollient.

N°. 260.

℞
          Huile de lys,
          de pied de bœuf   ãa ℥ iv
        Onguent populeum,
          d'althæa   ãa ℥ ij
F. fondre pour un liniment émollient &
anodin.

N°. 261.

℞
         Onguent populeum   ℥ ij
         Huile d'olive,
         Baume tranquille   ãa ℥ j
         Teinture anodine   goutt. L
M. pour un liniment anodin.

CATAPLASMES.

Nº. 262.

℞

Racines de guimauve,
Oignons de lys   ãa ℥ ij
Feuilles de guimauve,
  de mauve,
  de pariétaire,
  de violettes   ãa poig. j
Semences de lin,
  de fenugrec   ãa ʒj
Figues graffes   n. xij
Fleurs de camomille,
  de mélilot   ãa poig. ß

F. cuire jufqu'à pourriture dans
  Eau commune   f. q.
Pilez. Paffez au travers d'un tamis.
Ajoutez   Onguent d'althæa   ℥ iij
   Huile de lin   ℥ ij
F. un cataplafme.

Nº. 263.

℞

Feuilles de pariétaire,
  de mauve,
  de violettes hachées.   f. q.

F. cuire quelques momens avec
  Beurre fondu   f. q.
Appliquez chaudement en cataplafme.

Nº. 264.

℞   Limaçons de jardin   f. q.
Pilez-les après les avoir féparés de leurs
coquilles. F. les chauffer fur un plat de terre.
Etendez fur des étoupes & appliquez en
cataplafme fur l'œil.

M iv

N°. 265.

℞   Pommes reinettes   n. j ou ij
F. cuire ou au feu ou dans
           Eau commune ou
           Lait de vache   f. q.
Réduisez en bouillie. F. de la pulpe un ca-
taplasme anodin à appliquer sur l'œil.

N°. 266.

℞   Pulpe de pommes cuites   ℨ ij
           Jaunes d'œufs   n. ij
       Pulpe de casse récemment tirée ʒ vj
      Mucilage de graine de psillium,
            d'althæa   aã ℨ ß
         Farine d'orge   f. q.
pour obtenir la consistance d'un cataplasme
anodin à appliquer sur l'œil.

N°. 267.

℞   Mucilages de semences de
       psillium & de coings aã ℨ ß
        Mie de pain blanc   ℨ iij
F. la infuser dans du lait.
         Eau de roses   ℨ ß
Pour un cataplasme anodin à appliquer
pareillement sur l'œil.

N°. 268.

℞   Mie de pain blanc fraisée f. q.
F. bouillir dans
         Lait de vache ou
        Décoction émolliente   f. q.
Ajoutez sur chaque ℔ de cataplasme à la fin
de la décoction
         Jaune d'œufs   n. j
         Safran   ℨ ß
Pour un cataplasme anodin.

N°. 269.

℞   Mie de pain fraifée   poig. ij
F. bouillir dans
            Décoction de fureau   ℔ iij
Ajoutez   Menthe feche pulvérifée   ℥ ij
            Safran   ℥ ß
            Miel   ℥ j
            Jaunes d'œufs   n. ij
M. Faites un cataplafme.

N°. 270.

℞   Pulpe faite de lys,
             de racine de guimauve,
             de feuilles de cigue,
               de jufquiame   f. q.
Paffez au travers d'un tamis.
               Huile rofat   f. q.
M. F. un cataplafme anodin.

BILLOTS.

N°. 271.

℞   Figues graffes   n. vj
            Miel commun,
              rofat   ℥ v
Pilez les figues. M. triturez avec le miel
& garniffez-en un billot.

N°. 272.

℞   Sirop violat   ℥ iv
            Jaunes d'œufs   n. vj
            Eau diftillée de rofes   ℥ v
M. formez & garniffez-en un billot.

SUPPOSITOIRE.

N°. 273.

℞   Onguent d'althæa,
         populeum   aã ℥ij
         Cire jaune   ℥j

F. fondre le tout à un feu modéré. Trempez-y un bourdonnet d'étoupe auquel vous donnerez une forme convenable pour un fuppofitoire adouciffant & relâchant.

CHAPITRE IV.

MÉDICAMENS RÉSOLUTIFS, VULNÉRAIRES, FORTIFIANS, AROMATIQUES, ANTIPUTRIDES. (*)

COLLYRES.

N°. 274.

℞   Eau de fenouil   ℥iv
         Efprit de vin camphré   ℥jß

M. pour un collyre réfolutif.

N°. 275.

℞   Mucilage de femences de
         fenugrec,
         de coings   ℥iij

Ces mucilages tirés dans de l'eau rofe & de l'eau d'eufraife.

(*) MATIERE MÉDICALE XXXVI.

Trochifques blancs de rhafis
    fans opium   ℥ j
   Tutie préparée   ℥ ß
   Eau de plantain   ℥ iv
Pour un collyre réfolutif.

N°. 276.

℞   Eau de rhue,
    de fenouil,
   Vin émétique   aa ℥ ij
   Safran,
   Vitriol blanc   aa gr. x
   Camphre   gr. vj
   Sucre candi.   Ɖ j
M. pour un collyre réfolutif.

N°. 277.

℞   Feuilles d'eufraife,
    de plantain,
    de fenouil   aa poig. j
    de grande chelidoine   poig. ß
   Onglets de rofes rouges,
   Fleurs de bluets   aa pinc. ij
F. bouillir dans
    Eau commune   ℔ iij
Réduifez à deux. Coulez.
Ajoutez   Ariftoloche,
    Iris pulvérifées   aa Ɖ j
    Elixir de propriété   goutt. xv
    Eau vulnéraire   ℥ j
M. pour un collyre vulnéraire.

GARGARISMES.

N°. 278.

℞   Feuilles d'aigremoine,
             d'hyſope   aã poig. j
         Orge entier   poig. ß
F. bouillir dans
         Eau commune   ℔ ij
juſques à diminution d'un tiers. Délayez
dans la colature
         Miel commun   ℥ ij
Pour une injeƈtion réſolutive en gargariſme.

N°. 279.

℞   Lyſimachie ou ſouci d'eau,
         Aigremoine   aã poig. j
         Orge   poig. ß
F. bouillir dans
         Eau commune   ℔ ij
réduiſez aux trois quarts. Coulez. Ajoutez
         Miel roſat   ℥ ij
Pour une injeƈtion réſolutive en gargariſme.

N°. 280.

℞   Feuilles de menthe,
            d'armoiſe,
        Fleurs de mille-pertuis,
            de ſureau   aã poig. j
F. bouillir les feuilles dans
         Eau commune   ℔ ij
juſques à diminution d'un tiers.
F. infuſer enſuite les fleurs l'eſpace de demi-
heure. Coulez, ajoutez
         Oxymel ſcillitique   ℥ iij
Pour une injeƈtion réſolutive en gargariſme.

N°. 281.

℞ Feuilles d'aigremoine   poig. j
    de véronique,
    de fauge   ãa poig. ß
   Fleurs de mille-pertuis,
    de bétoine,
    de coquelicot   ãa poig. j
F. infufer dans
    Eau pure bouillante   ℔ ij
pendant une heure, le vaiffeau étant fermé.
Paffez. Exprimez. Ajoutez enfuite
    Miel rofat   ℥ ij
Pour une injeċtion vulnéraire en gargarifme.

N°. 282.

℞ Feuilles de plantain,
    de ronce,
    d'aigremoine   ãa poig. j
F. bouillir pendant demi-heure dans
    Eau commune   ℔ iv
Jettez dans la colature
    Sel ammoniac   ℥ ij
Injeċtez ce gargarifme antiputride.

INJECTIONS, LOTIONS,
FOMENTATIONS.

N°. 283.

℞ Orge entier   pinc. vj
   Feuilles d'aigremoine,
    de mille-pertuis,
    de rofes rouges ãa poig. ß
   Sommités d'abfinthe   pinc. iij
F. bouillir dans
    Eau commune   ℔ iv
Coulez. Délayez dans la colature
    Miel rofat   ℥ ij
Pou run e injeċtion vulnéraire.

N°. 284.

℞　　　　　Vulnéraires de Suiffe　　poig. ij
F. infufer dans

　　　　　Eau bouillante　　　　℔ iij
Coulez. Délayez-y
　　　　　Miel rofat　　　　　　℥ j
M. pour une injeccion vulnéraire.

N°. 285.

℞　　　　Racine d'iris de Florence,
　　　　　d'ariftoloche,
　　　　　de gentiane　　　　　ãã ℥ ij
F. cuire dans　Eau commune　　℔ viij
jufqu'à diminution d'un tiers.
Ajoutez　　　Sommités d'hypéricum,
　　　　　d'abfinthe,
　　　　　de petite centaurée ãã poig. ß
　　　Feuilles d'aigremoine,
　　　　　de fcordium,
　　　　　de lierre terreftre ãã poig. j
F. cuire de nouveau jufqu'à diminution
d'un autre tiers. Coulez. Ajoutez felon le
befoin　　　　Vin blanc ou
　　　　Efprit de vin ou
　　　　Teinture de myrrhe & d'a-
　　　　　loès　　　　　　　f. q.
M. pour une injeccion vulnéraire.

N°. 286.

℞　　　　Gouffes d'ail pilées　　n. vj
　　　　Sel commun　　　　poig. ß
　　　　Poivre noir　　　　　℥ j
　　　　Vinaigre de vin　　　℔ j ß
M. Trempez dans cette lotion antiputride
un linge ou des étoupes fixées au bout d'un
morceau de bois. Lavez la bouche de
l'animal.

Nº. 287.

℞   Miel rofat   ℔ ß
F. cuire avec
        Vinaigre blanc   ℥ iv
pendant demi - heure. Ajoutez après la
colature   Alun ,
        Myrrhe   ãa ℥ ß
On emploie cette lotion ou ce liniment
antiputride comme la lotion 286.

Nº. 288.

℞   Eau de chaux   ℔ vj
        Eau commune   ℔ iij
F. bouillir dans ce mélange
        Feuilles de curage   poig. iij
        Baies de laurier écrafées ℥ iv.
Réduifez aux deux tiers. Coulez enfuite
pour une lotion réfolutive à répéter plufieurs fois.

Nº. 289.

℞   Efprit de térébenthine ,
        Vinaigre de vin   c. q.
Battez bien le tout. Frottez de cette lotion
réfolutive la partie plufieurs fois le jour à
rebrouffe poil.

Nº. 290.

℞   Vinaigre de vin ,
        Urine   ãa ℔ j
F. y fondre
        Sel ammoniac   ℥ iij
pour une lotion réfolutive.

N°. 291.

℞   Fleurs de fureau,
              de mélilot,
              de camomille   ãã poig. j

F. bouillir dans Eau commune   ℔ ij

Coulez. Ajoutez

              Efprit de vin   ℥ iij

Pour une fomentation réfolutive.

N°. 292.

℞   Vinaigre de Saturne   ℥ ij
            Eau de vie   ℥ iij

M. avec   Eau commune   ℔ ij

Pour une fomentation réfolutive.

N°. 293.

℞   Savon râpé   ℥ iv

F. diffoudre dans

            Eau commune   ℔ ij

Ajoutez   Efprit de fel   ℥ jß

Fomentez & imbibez des étoupes.

N°. 294.

℞   Sommités d'origan,
              de lavande,
              de thym,
              d'abfinthe,
              de fauge,
              d'hyfope,
              de romarin (*) ãã poig. j

Verfez fur le tout

            Eau bouillante   ℔ iij

F. infufer dans un vaiffeau couvert. Fomentez avec cette liqueur fortifiante & appliquez-en le marc.

(*) Ces plantes infufées dans du vin chaud & bouillant forment ce que l'on appelle le vin aromatique que l'on emploie de même & dans la même intention.

N°. 295.

N°. 295.

℞ Sommités fleuries des plan-
tes ci-deſſus,
Feuilles de laurier   ãã poig. j
Sel ammoniac   ʒ iij
Vin rouge   ℔ iij

F. infuſer ſur des cendres chaudes dans un
vaiſſeau couvert. Fomentez ; trempez des
linges ou des étoupes & appliquez.

N°. 296.

℞ Décoction des plantes aro-
matiques   ℔ j
Sel ammoniac,
Soufre   ãã ʒ ij
Savon   ʒ iij

F. diſſoudre le ſel & le ſoufre dans
Eau de vie   ſ. q.
Et le ſavon dans
Eau de chaux   ſ. q.

Jettez enſuite dans la décoction. Chargez
des compreſſes ou des étoupes & appliquez.

N°. 297.

℞ Eau de chaux vive filtrée,
Leſſive de cendres de ſar-
mens   ãã ℔ j

M. F. y bouillir
Soufre vif pilé,
Baies de laurier écraſées   ãã ʒ ij

Coulez pour une fomentation fortifiante.

N°. 298.

℞ Avoine en grain   ℔ v

F. fricaſſer dans une poêle. Arroſez ſur le
champ avec   Vinaigre très-fort   ℔ ß

Mettez dans un ſac. Appliquez chaudement
cette fomentation ſeche & réſolutive.

N

Nº. 299.

℞   Teinture de myrrhe & d'aloès ℥iv
           Efprlt de vin camphré   ℥j
M. On peut charger de cette teinture ou
de cette liqueur antiputride des bourdonnets, des plumaffeaux & les placer dans
les ulceres qui demandent des remedes -
animés.

EMBROCATIONS ET LINIMENS.

Nº. 300.

℞   Huile rofat,
              de laurier   ãa ℥ij
M. ajoutez-y
           Efprit de vin   f. q.
pour un liniment clair & réfolutif. On
pourra laiffer une eftoupade fur la partie.

Nº. 301.

℞   Blanc de baleine   ℥j
           Cire blanche,
           Galbanum préparé avec du
              vinaigre   ãa ℥ij
           Huile de fureau   f. q.
Formez du tout en faifant fondre un liniment réfolutif.

Nº. 302.

℞   Huile de laurier   ℥iv
M. y exactement
           Efprit volatil de fel ammoniac ℥j
F. chauffer très-légérement en hyver & ja-
mais en été ce liniment réfolutif.

N°. 303.

℞   Savon râpé   ℥ iij.
F. fondre à un feu léger dans
          Eau commune   ℔ ij
Ajoutez fur la fin
          Huile de lys,
          Eau de vie   ãa ℥ j
          Vinaigre de Saturne   ℥ ij
Agitez le tout, jufqu'à ce que le mélange
foit refroidi. Servez-vous-en de liniment.

N°. 304.

℞   Onguent d'althæa   ℥ iv
          Huile de camomille,
          de favon   ãa ℥ ij
          Camphre   ℥ ß
F. fondre à un feu léger l'onguent, l'hüile
de camomille & le camphre. Retirez du
feu. M. avec le tout l'huile de favon pour
vous en fervir en forme de liniment.

N°. 305.

℞   Huile effentielle de lavande ʒ ij
          de mille-pertuis   ℥ iv
          de vers de terre   ʒ vj
          Baume de Fioraventi   ℥ j
M. pour un liniment.

N°. 306.

℞   Savon de Venife   ℥ ij
          Camphre   ʒ j
          Efprit de vin rectifié   f. q.
Après les avoir diffous M.
          Huile d'iris   ℥ j
          Huile diftillée de fuccin   ℥ iij

Efprit de fel ammoniac   ℥ĵ
Onguent nervin   f. q.

F. un liniment fortifiant de moyenne confiftance.

N°. 307.

℞   Feuilles de fabine,
de fauge,
Fleurs de lavande,
de mille-pertuis,
de romarin   aã poig. ĵ

Toutes ces herbes fraîches, s'il eft poffible,
doivent être pilées. F. fondre dans un pot
de terre vernilſé

Suif de bœuf   ℔ ij
M. y   Huile de noix   ℔ ij

Jettez-y les plantes. F. bouillir pendant une
heure. Retirez du feu. Coulez avec expreffion. Ajoutez-y

Huile de laurier   ℔ ß
Camphre pilé   ℥ ij

F. chauffer ce liniment fortifiant pour vous
en fervir & pour en oindre la partie malade avec des étoupes que vous y laifferez
appliquées.

N°. 308.

℞   Huile de laurier,
Onguent d'althæa,
Miel   e. q.

pour un liniment réfolutif à employer après
avoir frotté la partie avec

Vinaigre de vin ou
Eau de vie   f. q.

Nº. 309.

℞ Huile de laurier,
de camomille   āā ℥ iij
de genièvre   ℥ j

M. le tout. F. tiédir pour un liniment.

CATAPLASMES ET CHARGES.

Nº. 310.

℞ Son de froment   ℔ vj
F. bouillir dans
Vin, ou
Bière, ou
Urine   f. q.
Pour un cataplasme.

Nº. 311.

℞ Des quatre farines résolutives   āā ℥ vj
F. cuire dans
Lie de vin   f. q.
jusques à consistance de cataplasme.

Nº. 312.

℞ Farine de feves,
d'orge ou
de seigle   ℥ vj
Miel commun   ℥ iv
Mettez sur un petit feu dans un vaisseau
convenable.
Ajoutez-y   Bon vinaigre de vin.   f. q.
en remuant toujours & f. un cataplasme.

N°. 313.

℞   Sel marin,

Jettez dans   Urine   ſ. q.

autant qu'elle en pourra diſſoudre. F. bouillir enſuite doucement juſqu'à conſiſtance de miel.

Ajoutez   Farine de froment   ſ. q.

que vous aurez fait bouillir comme dans la formule n. 310. F. un cataplaſme.

N°. 314.

℞   Feuilles de thym,

                                   de laurier,

                                   de romarin,

                                   de rhue   ã̃a poig. ij

                          Fleurs de camomille,

                                   de ſureau   ã̃a poig. j

F. bouillir dans

                          Vin & eau   e. q.

juſqu'au ramolliſſement entier de ces plantes.

Ajoutez-y   Farine de feves,

                                   de ſon   ã̃a ℥ vj

                          Miel commun   ℥ viij

M. pour un cataplaſme.

N°. 315.

℞   Feuilles d'abſinthe,

                                   de ſeneçon   ã̃a poig. ij

                          Fleurs de camomille,

                                   de mélilot   ã̃a poig. j

                          Racines d'iris,

                                   de bryone   ã̃a ℥ ij

Coupez les racines en petits morceaux. F. cuire ſ. a. dans

                          Eau commune   ſ. q.

juſqu'à pourriture. Pilez le tout dans un

mortier de marbre. Paſſez au travers d'un
tamis. Verſez deſſus

	Vin blanc	℔ ij
Ajoutez-y	Abſinthe,	
	Cumin en poudre	aã ℥ j
	Huile de camomille	℥ iv

F. cuire à un feu doux juſqu'à conſiſtance
de cataplaſme.

N°. 316.

℞   Feuilles d'ache,
           de menthe   aã poig. ij

F. bouillir dans

	Eau commune	℔ iij
Ajoutez-y	Sain-doux	℥ iij

Paſſez la pulpe au travers d'un tamis, ſau-
poudrez-la enſuite avec
       Graine d'ache pulvériſée   ℥ iij

F. un cataplaſme.

N°. 317.

℞   Des quatre farines réſolu-
           tives   ℔ iij

F. bouillir dans
       Leſſive claire de cendres de
           ſarmens   ℔ vj

Jettez la leſſive en verſant par inclination.
Ajoutez au marc
       Fleurs de camomille,
          de mélilot,
          de ſureau pulvériſées,
       Racines d'iris de Florence
          pulvériſées   aã ℥ j
       Huile de camomille   ℥ iij.

F. un cataplaſme.

N°. 318.

℞   Mie de pain fraifée   poig. vj
              Pain de rofe   poig. j
F. cuire dans

             Lie de vin   ℔ ij
Ajoutez-y   Térébenthine   ℥ iij
             Blancs d'œufs   n. iv
M. pour un cataplafme réfolutif & fortifiant.

N°. 319.

℞   Suie de cheminée   ℔ ij
             Térébenthine ,
             Miel ,
             Poix graffe   ãã ℔ ß
F. fondre le tout dans un pot.
Ajoutez-y   Vinaigre   ℔ j ß
             Jaunes d'œufs   n. vj
M. pour un cataplafme réfolutif & fortifiant.

N°. 320.

℞   Farine de graine de lin ,
             Vieux-oing ,
             Miel ,
             Térébenthine   ãã p. e.
R. bouillir le tout dans
             Lie de vin   f. q.
Jufqu'à confiftance requife pour un cata-
plafme réfolutif & fortifiant.

N°. 321.

℞   Vieux-oing ,
             Miel commun ,
             Poix réfine ,
             Térébenthine commune ãã ℔ j
             Lie de vin ,
             Poix graffe ,
             Huile d'olive   ãã ℥ v
F. cuire le tout jufqu'à confiftance de çata-
plafme ou de charge.

N°. 322.

℞ Semences de lin pilées,
Poix réfine,
Poix noire,
Térébenthine commune,
Huile d'olive,
Miel ã̃a ℥ iv
Lie de vin ℔ ij

F. cuire le tout enfemble. Retirez du feu.
Remuez jufqu'à confiftance de cataplafme
ou de charge.

N°. 323.

℞ Poix réfine,
Poix graffe,
Poix noire,
Térébenthine,
Miel,
Vieux-oing,
Huile de laurier ã̃a ℥ iv

F. cuire. Retirez du feu. Ajoutez-y
Efprit de térébenthine,
Huile d'afpic ou
de pétrole ã̃a ℥ ij
Eau de vie ℥ viij

M. pour un cataplafme ou une charge.

N°. 324.

℞ Feuilles de fcordium poig. ij
de fureau poig. j
Fleurs de camomille,
de lavande ã̃a poig. j ß

F. cuire le tout dans
Vinaigre de vin ℔ ij

En y ajoutant

Farine de lin	℥ iij
Huile de lin	℥ j
Sel ammoniac	℥ j

Pour un cataplafme réfolutif & antiputride.

Nº. 325.

℞ Vers de terre poig. j

Lavez & écrafez dans un mortier. Mettez fur un linge. Placez ce linge fur une affiette de terre que l'on tiendra au-deffus d'un réchaud plein de feu. Arrofez les vers avec

	Eau de vie	f. q.
Ajoutez	Quinquina pulvérifé	℥ iv

M. pour un cataplafme réfolutif & anti-putride.

EMPLATRES.

Nº. 326.

℞

Blanc de baleine	℥ j
Cire blanche	℥ ij
Galbanum préparé avec le vinaigre	℥ j ß
Huile de fureau	i. q.

Pour un emplâtre.

Nº. 327.

℞

Mâchefer	℔ j
Suie	℔ ß

L'un & l'autre paffés par le tamis.

Savon noir	℔ ß

F. fondre le favon dans une verrée d'huile rofat ou d'abfinthe. M. le tout avec

Miel	f. q.

Pour un emplâtre.

N°. 328.

℞
Poix de Bourgogne $\tilde{3}$ iv
Térébenthine $\tilde{3}$ j
Encens en poudre $\tilde{3}$ j ß

F. fondre le tout ensemble. Trempez dans ce mélange des lambeaux de toile & de peau. Vous aurez un emplâtre aglutinatif & fortifiant.

CHAPITRE V.

MÉDICAMENS MATURATIFS. (*)

CATAPLASMES.

N°. 329.

℞
Feuilles d'ofeille f. q.

Enveloppez-les de feuilles de chou ou de papier mouillé. F. cuire fous la cendre. M. enfuite avec

Levain f. q.

F. un cataplafme.

N°. 330.

℞
Feuilles d'ofeille poig. iv

F. cuire avec

Vieux-oing ℔ ij

F. un cataplafme.

(*) MATIERE MÉDICALE XXXVII.

N°. 331.

℞　　　　　Feuilles d'ofeille,
　　　　　　　de plantain　　ãã poig. iij
F. cuire dans
　　　　　　　Oxymel　　　　　f. q.
Pilez, paffez au tamis. Ajoutez-y
　　　　　　　Vieille thériaque　　　℥j
F. un cataplafme.

N°. 332.

℞　　　　　Farine de fenugrec　　℥ iv
　　　　　　　Vieux levain　　　　℥ ij
　　　　　　　Fiente de pigeon　　℥ j
　　　　　　　Huile de camomille　℥ ij
　　　　　　　Miel　　　　　　　℥ iv
M. F. un cataplafme.

N°. 333.

℞　　　　　Oignons de lys　　　　n. iv
F. cuire fous la cendre.
Pilez.　　　Feuilles d'ofeille　　poig. iv
F. cuire le tout dans
　　　　　　　Sain-doux　　　　f. q.
jufqu'à un épaifliffement convenable pour
un cataplafme.

N°. 334.

℞　　　　　Fiente de pigeon pulvérifée ℥ iv
　　　　　　　Safran,
　　　　　　　Mithridate,
　　　　　　　Thériaque　　　　ãã ℥ j
　　　　　　　Semences de moutarde　℥ j
M. ajoutez-y　Térébenthine　　　f. q.
Pour un cataplafme.

N°. 335.

℞　　　　　Levain　　　　　　f. q.
M. avec　　Bafilicum
Un tiers pour un cataplafme.

N°. 336.

℞

Oignons de lys cuits sous la cendre	n. vj
Racines de lys blanc	℥ iv
Feuilles d'oſeille	poig. iv

F. cuire doucement dans   Eau commune ℔ iv.
Pilez enſuite dans un mortier.

M. avec	Axonge de porc,	
	Miel commun	℥ iv
Ajoutez	Vieux-oing,	
	Onguent baſilicum	ãa ℥ ij

Pour un cataplaſme.

N°. 337.

℞

Racines d'althæa,	
de bryone,	
de lys	ãa ℥ j ſs

Coupez menues. F. cuire pendant quelque
tems dans   Eau commune   ſ. q.
Ajoutez   Feuilles de pariétaire,
de mauve,
de branc-urſine   ãa poig. j
Figues graſſes   n. xij

F. cuire le tout juſqu'à entiere pourriture.
Paſſez au travers d'un tamis. Ajoutez à cette
pulpe   Feuilles d'oſeille ronde   poig. j ſs
que vous aurez fait cuire ſéparément dans
du beurre.   Vieux levain,
Onguent baſilicum   ãa ℥ ſs
Oignons blancs cuits ſous la
cendre   n. ij

Broyez le tout avec
Huile de lys   ſ. q.

F. un cataplaſme.

Nª. on peut y ajouter
Galbanum diſſous dans le vin,
Gomme ammoniaq. pulv. ãa ℥ ſs

CHAPITRE VI.

MÉDICAMENS DIGESTIFS. (*)

ONGUENS.

N°. 338.

℞   Térébenthine de Venise   ℥ iv
             Jaunes d'œufs   n. ij
             Huile rosat ,
      ou Huile de mille-pertuis   f. q.
Délayez la térébenthine avec les jaunes d'œufs. Agitez le tout jusqu'à mélange parfait.

N°. 339.

℞   Jaunes d'œufs   n. iv
             Baume d'Arcœus   ℥ iv
             Huile d'hypéricum   ℥ ij
M. sur un feu léger pour un onguent auquel vous ajouterez suivant les indications,
          Onguent de styrax ,
    ou Mondificatif d'ache ,
    ou Egyptiac ,
    ou Baume de Fioraventi ,
    ou Elixir de propriété   ℥ j

N°. 340.

℞   Onguent digestif N°. 338   ℥ iv
Ajoutez-y   Styrax fondu   ℥ j
          Teinture de myrrhe & d'aloès ℥ j
M. pour un onguent digestif animé.

(*) MATIÈRE MÉDICALE XXXVIII.

CHAPITRE VII.

MÉDICAMENS DÉTERSIFS. (*)

COLLYRES.

Nº. 341.

℞   Suc laiteux de piſſenlit   ℥ ij
         Eau de fenouil   ℥ iv

Délayez lé ſuc dans cette eau. Introduiſez-en quelques gouttes dans l'œil affecté.

Nº. 342.

℞   Succin blanc ,
         Myrrhe   aã ℈ ß
         Safran oriental   gr. vj
         Blanc d'œuf   n. j
         Sucre candi   ℥ j
         Eau d'eufraiſe   ℥ ij ß

M. Pour un collyre.

Nº. 343.

℞   Feuilles de rhue ,
         de fenouil   aã poig. ß

F. bouillir dans
         Eau commune   ℔ ij

Paſſez par un linge. Diſſolvez dans la co-lature.
         Sel de Saturne   ℥ j
         Vitriol blanc   ℥ ß
         Sel ammoniac   gr. xx

M. Pour un collyre à faire diſtiller dans l'œil.

(*) MATIERE MÉDICALE XXXIX.

N°. 344.

℞   Eau de grande chelidoine   ℥j
      de rofes   ℥ij
    Trochifques de blanc rhafis
      pulvérifés   ʒj
    Tutie préparée   ʒ ß
    Camphre
    Sucre de Saturne   ãa ʒiv

M. f. a.

N°. 345.

℞   Sucre candi le plus blanc   ℥j
    Alun de roche pŭlv.   Əij
    Vitriol blanc   gr. x

M. F. une poudre très-fine pour un collyre
fec. Mettez-en deux fois par jour fur l'œil
malade.

N°. 346.

℞   Coquilles de limaçons   f. q.

F. calciner au four. Réduifez en poudre
très-fine. F. en ufage comme du collyre
précédent.

N°. 347.

℞   Eau de grande chelidoine,
    Vin émétique   ãa ℥iv
    Sel ammoniac épuré   gr. xx

Confervez dans un vaiffeau de cuivre jufqu'à ce que la matiere ait pris la couleur
d'un verd bleu. Filtrez. Touchez-en les
taches de la cornée.

N°. 348.

℞   Safran des métaux fubtile-
      ment pulv.   ʒj
    Vitriol blanc   Ə ß
    Eau rofe   ʒ ß

Eau

Eau de fleurs de chicorée
sauvage ℥ ij ß

F. en couler une goutte tiede dans l'œil pour en ôter les taches.

GARGARISMES.

N°. 349.

℞	Feuilles de chêne	poig. j
	Fleurs de roses,	
	de grenades	ãa pinc. j
	Ecorce de grenades	ʒ ij
	Alun brûlé	℈ ij
	Vitriol blanc	℈ ß

F. cuire le tout dans

Vin rouge	f. q.

Ajoutez à ℥ viij de la colature

Miel rosat,	
Sirop de mûres	ãa ℥ j

N°. 350.

℞	Orge entier	poig. ij
	Feuilles d'aigremoine,	
	Sommités de ronce	ãa poig. j
	Semences de lin	℥ ß

F. bouillir dans

Eau commune	℔ iij

Jusqu'à diminution de moitié.
Dissolvez dans la colature

Miel rosat	℥ ij
Cristal minéral	ʒ j

M. f. a.

INJECTIONS, LOTIONS.

N°. 351.

℞   Eaux diftillées de troêne,
       de morelle   ãã ℥ ij
     Sucre de Saturne   Ɔ ij
       candi   Ɔ j
     Camphre   gr. vij

M. Lavez l'ulcere par l'injection.

N°. 352.

℞   Feuilles de marjolaine   poig. j
     Semences de faux cumin ou
       cumin noir   ℥ iij

F. infufer pendant quelques heures dans
       Vin blanc   ℔ j

Paffez par un linge pour une injection.

N°. 353.

℞   Racines d'ariftoloche ronde
       concaflées   ℥ ij

F. bouillir dans
       Eau commune   ℔ iij

Ajoutez à la colature
       Teinture de myrrhe   ℥ iij
       Oliban,
       Aloès pulvérifé   ãã ℥ ij

M. Faites une injection.

N°. 354.

℞   Miel commun   ℥ ij
     Savon de Venife   ℥ ij
     Sel marin   ℥ ß
     Eau commune   ℔ ij

M. pour une injection.

Nº. 355.

℞   Térébenthine de Venife   ℥ ij
              Jaunes d'œufs   n. iv

Broyez enfemble. Ajoutez

              Miel commun   ℥ j
              Efprit de vin ordinaire   ℥ ß
              Eau commune   ℔ j ß

M. Faites chauffer le tout & injectez.

Nº. 356.

℞   Abfinthe,
              Scordium,
              Hypéricum,
              Véronique,
              Aigremoine,
              Rhue   ãã poig. ß

F. bouillir dans

              Vin blanc   ℔ iij

Ajoutez dans la colature

              Eau d'arquebufade   ℥ ij
              Camphre   ʒ j

M. f. a.

Nº. 357.

℞   Sublimé corrofif   ʒ j

F. diffoudre dans

              Efprit de vin camphré   ℥ x

Étendez dans

              Décoction de graine de lin   ℔ j
              De cette diffolution   ℥ j

Injectez dans les nafeaux.

Nº. 358.

℞   Eau de chaux   ℔ j
              Aquila alba   ʒ ij ß
              Efprit thériacal camphré   ʒ iv
              Sucre de Saturne   ʒ j

M. pour une lotion.   O ij

Nº. 359.

℞   Eau feconde des Orfevres f. q.
Pour une lotion.

ONGUENS.

Nº. 360.

℞   Précipité rouge   ℥j
         Onguent basilicum   ℥j
M.

Nº. 361.

℞   Mâchefer en poudre,
         Suie   ãa ℥iij
Paffez ces poudres par le tamis. M. & alliez-
les avec   Jus de citron &
                Sain-doux   f. q.
Pour un onguent.

POUDRES.

Nº. 362.

℞   Ocre ,
         Sabine,
         Alun brûlé en poudre   ãa e. q.
M. f. a.

Nº. 363.

℞   Racines d'ariftoloche ronde ,
                  d'iris de Florence   ãa ℥j
         Euphorbe,
         Myrrhe,
         Aloès   ãa ℥ß
M. pour une poudre.

N°. 364.

℞   Coquilles d'œufs calcinées   ℥ ß
   Alun brûlé   ʒj
   Safran de Mars   ℥ i ß
   Encens,
   Maftic,
   Myrrhe   ãa ʒ ß
M. Faites une poudre f. a.

LOTION ANTHELMENTIQUE.

N°. 365.

℞   Efprit de térébenthine   f. q.
Servez-vous-en dans les ulceres vermineux.

CHAPITRE VIII.

MÉDICAMENS DESSICATIFS. (*)

LOTIONS.

N°. 366.

℞   Eau de plantain,
        de renouée   ãa ℥ ij
   Sel de Saturne   ʒj
M. pour une lotion.

N°. 367.
℞   Litharge d'or   ℔ j
   Verd de gris,
   Couperofe verte,
   Alun de roche,
   Couperofe blanche   ãa ℔ ß

(*) MATIERE MÉDICALE XL.

Pulvérifez le tout. Faites infufer vingt-quatre heures dans

Vinaigre de vin   ℔ viij

Pour fervir de lotion.

POUDRE.

N°. 368.

℞   Myrrhe,
Sarcocolle   aã ʒij
Oliban,
Maftic   aã ʒj
Colophone   ʒ ß

M. F. une poudre fine.

POMMADES.

N°. 369.

℞   Blanc de baleine   ʒ ij
Huile d'amandes douces   ʒ j ß
Sel de Saturne,
Litharge   aã ʒj

F. fondre le blanc de baleine dans l'huile. Ajoutez enfuite le fel de Saturne & la litharge fubtilement pulvérifés. Remuez le mélange, laiffez refroidir pour une pommade.

N°. 370.

℞   Huile rofat   ʒ ij
Iris de Florence,
Os de sèche,
Précipité blanc   aã ʒij

M. exactement les poudres fubtiles. Agitez quelque tems avec l'huile rofat pour une pommade.

N°. 371.

℞

Huile commune   ℥ iv
Cire blanche   ℥ j
Magiſtere de foufre,
Craie de Briançon,
Bol d'Arménie   aã ʒ ij

M. pour une pommade.

ONGUENS.

N°. 372.

℞

Suif   ℥ iij
Onguent ſtyrax   ℥ j

F. fondre doucement enſemble, retirez du
feu. Ajoutez Eau vulnéraire   ℥ ij
Pour un onguent.

N°. 373.

℞

Litharge   ℥ iij
Vinaigre fort   ℥ iv
Huile roſat   ℥ j

Broyez la litharge en y laiſſant tomber
goutte à goutte le vinaigre & l'huile alternativement, f. un nutritum deſſicatif. (*)

LOTIONS ANTIPSORIQUES.

N°. 374.

℞

Racines d'aunée,
        de patience ſauvage aã ℥ ij

Coupez. F. bouillir dans
        Eau commune   ℔ viij

Le vaiſſeau étant fermé, jufqu'à réduction
d'un tiers. Servez-vous de la colature pour
lotion.

(*) Voyez les Formules Officinales où vous trouverez les
onguens preſcrits art, xl, de la Matiere médicale.

N°. 375.

♃　　　　Racines de patience fauvage ℥ iv
F. bouillir dans Eau commune　　　　℔ vj
jufqu'à réduction d'un tiers, délayez dans
la colature　　Fiente de poulet　　　　℥ j
Pour lotion.

N°. 376.

♃　　　　Racines de patience fauvage,
　　　　　　　　d'aunée　　　　ãã ℥ ij
F. bouillir dans

　　　　　Eau commune　　　　　℔ vj
Réduifez à deux tiers. Ajoutez à la colature
　　　　　Précipité blanc　　　　　℥ ij
Pour lotion.

N°. 377.

♃　　　Arfenic　　　　　　　℥ ij
F. bouillir avec précaution dans
　　　　　Eau commune　　　　℔ ij
pendant une heure. Secouez la bouteille
dans laquelle vous aurez mis cette liqueur
avant de vous en fervir & d'en laver le
corps de l'animal auquel vous aurez attention de mettre un chapelet, dans la crainte
qu'il ne fe leche.

N°. 378.

♃　　　Suc de morelle　　　　℥ j
　　　　Sucre de Saturne　　　℥ ij
Animez avec　Efprit de vin bien déflegmé　℥ ß
Pour lotion.

N°. 379.

♃　　　Mercure doux　　　　℥ ij
Mettez dans un vaiffeau d'étain avec
　　　　　Eau commune　　　　℔ iv
F. digérer pendant vingt-quatre heures au
b. f. remuez fouvent avec une fpatule de
bois. Tirez au clair la liqueur. Servez-
vous-en pour lotion.

LINIMENS ANTIPSORIQUES.

N°. 380.
℞   Semences de ftaphifaigre   ℥ ij
Mettez en poudre, M. avec
     Huile d'olive   f. q.
Pour un liniment.

N°. 381.
℞   Pampres de vigne   poig. iv
Coupez. Pilez. Ajoutez peu à peu
     Miel commun   ℥ v
Ajoutez enfuite
     Abeilles en poudre   ℈j
Sur chaque ℥. F. un liniment très-bon dans
l'alopécie.

POMMADES.

N°. 382.
℞   Pommade mercurielle   f. q.
Voyez les Formules officinales.

N°. 383.
℞   Pulpe de racine d'aunée paf-
     fée au travers d'un tamis   ℥ vj
     Sain-doux   ℔ ß
     Fleurs de foufre   ℥ ij
Pour une pommade.

N°. 384.
℞   Baies de genièvre pilées   ℔ j
F. bouillir avec
     Sain-doux   f. q.
Pour une pommade.

N°. 385.
℞   Graiffe d'ours   ℔ ß
     Abeilles en poudre   ℥ ß
M. pour une pommade à employer dans
l'alopécie.

N°. 386.

℞　Racines de patience fauvage,
　　d'aunée　　　　　　āā f. q.
F. bouillir dans eau commune jufqu'à pourriture. Paffez la pulpe au travers d'un
tamis. Alors
℞　de cette pulpe　　　℥ vj
　　Beurre frais　　　　℥ iij
　　Fleur de foufre　　　℥ ij
M. pour une pommade.

N°. 387.

℞　Fleur de foufre　　　℥ ij
　　Chaux vive　　　　 ʒj
　　Sain-doux　　　　　℥ iv
M. pour une pommade.

CHAPITRE IX.

MÉDICAMENS CAUSTIQUES. (*)

VÉSICATOIRES.

EMPLATRE.

N°. 388.

℞　Mouches cantharides pulv. ʒij
　　Cire jaune,
　　Térébenthine,
　　Poix blanche　　　　 āā ʒ iij
F. un emplâtre f. a.

(`) MATIERE MÉDICALE XLI.

CATAPLASME.

N°. 389.

℞   Mouches cantharides pulv. $\tilde{3}$ j ß
       Semences de moutarde ,
       Racines de pyrèthre pulv. $\tilde{a}\tilde{a}$ $\tilde{3}$ j
       Vieux levain $\tilde{3}$ j

M. avec   Fort vinaigre   f. q.
F. un cataplasme.

ONGUENT.

N°. 390.

℞   Mouches cantharides pulv. $\tilde{3}$ ij
       Euphorbe ,
       Térébenthine $\tilde{a}\tilde{a}$ $\tilde{3}$ j

M. pour un onguent épispastique. (*)

PARFUMS.

N°. 391.

℞   Bois de genevrier,
       Romarin ,
       Genêt   e. q

F. brûler dans les écuries & dans les étables.

N°. 392.

℞   Soufre commun   ℔ ß
       Opopanax ,
       Affa fœtida $\tilde{a}\tilde{a}$ $\tilde{3}$ j
       Encens $\tilde{3}$ iv
       Baies de laurier , écrasées &
          macérées dans du vinaigre ℔ j
       Camphre $\tilde{3}$ ß

F. une poudre pour un parfum.

(*) Quant aux cathérétiques & aux ruptoires, *Voyez* la Mat.
Méd. & les Form. Officin.

N°. 393.

♃   Vinaigre de vin   f. q.

Mettez dans un vafe que vous placerez fur
des charbons ardens. Laiffez évaporer.

N°. 394.

♃   Myrrhe ,

Fleurs de foufre,

Nitre $\tilde{a}\tilde{a}$ ℥ j

M. F. une poudre groffiere dont vous jet-
terez des pincées fur des charbons ardens.

N°. 395.

♃   Vinaigre de vin   ℔ iv

Sel marin ,

Nitre ,

Huile de vitriol ordinaire $\tilde{a}\tilde{a}$ ℔ ß

Eau pure   ℔ ij

M. dans un pot de terre verniffé & évafé.
Placez fur des charbons ardens. Laiffez
évaporer dans les écuries & dans les étables d'où les animaux feront fortis, toutes
les fenêtres étant fermées & devant être
ouvertes trois heures au moins avant qu'ils
y rentrent.

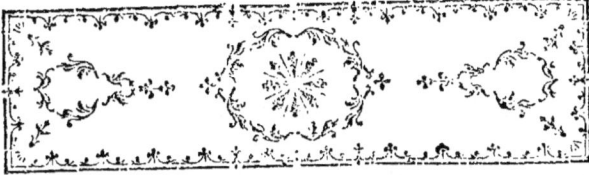

FORMULES MÉDICINALES.

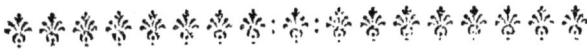

TROISIEME PARTIE.

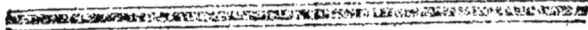

FORMULES .OFFICINALES.

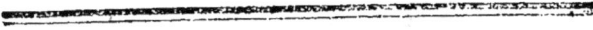

ÆTHIOPS MINÉRAL
SANS FEU.

♃   Vif argent purifié,
Fleurs de soufre non lavées āā c. q.
Broyez dans un mortier de marbre ou de
verre jusqu'à extinction entiere du ·mer-
cure.

Ufages. Il eſt fondant, diaphorétique, apéritif, vermifuge; la doſe eſt de ʒj à ʒiij pour
l'animal, & pour l'homme de ℈ß à ʒj.

ALUN CALCINÉ.

℞   Alun   ſ. q̃.

Mettez dans une terrine de terre verniſſée, placée ſur un fourneau rempli de charbons ardens. Auſſi-tôt que l'alun s'échauffe, il entre dans une ſorte de fuſion que l'on appelle liqué-faction aqueuſe, parce qu'elle n'eſt due qu'à la grande quantité d'eau contenue dans ſes criſ-taux. A meſure qu'il ſe deſſeche & qu'il perd l'eau de ſa criſtalliſation, il ſe bourſouffle con-ſidérablement, il devient rare, ſpongieux & parfaitement blanc. Il ceſſe de bouillonner lorſ-qu'il eſt entiérement privé d'humidité. Réduiſez-le en poudre fine, conſervez-le dans une bou-teille, c'eſt ce qu'on appelle, *Alun brûlé, Alun calciné.*

Uſages. C'eſt un topique deſſicatif, cathéré-tique.

ANTIMOINE DIAPHORÉTIQUE.
Préparation chimique.

On fait cet antimoine avec de l'antimoine cru & du ſalpêtre raffiné, & par le moyen du feu & de l'eau chaude. On le réduit dans une poudre dont on forme des trochiſques quand elle eſt preſque ſeche.

Uſages. Il eſt ſudorifique, diaphorétique, abſorbant, propre pour les maladies malignes; la doſe eſt de ʒ ij à ʒ j pour l'animal, & pour l'homme depuis grains vj juſqu'à xxx dans une liqueur appropriée.

AQUILA-ALBA.

Voyez *Mercure doux.*

BAUME D'ACIER ou *d'Aiguilles.*

℞   Aiguilles d'acier   ℥ j
            Esprit de nitre   ℥ iij

Mettez dans une capsule de grès l'acide nitreux avec les aiguilles quand elles feront diffoutes.

Ajoutez   Huile d'olive   ℥ v
            Esprit de vin   ℥ iv

F. chauffer légérement ce mélange pendant un quart d'heure , ayant foin de remuer , & fermez dans un pot.

Vertus. Il eft rongeant, cathérétique.

BAUME D'ARCŒUS.

℞   Suif de mouton   ℔ ij
            Térébenthine ,
            Gomme élémi   ℔ j ß
            Axonge de porc   ℔ j

F. liquéfier le tout à une chaleur modérée, paffez au travers d'un linge bien ferré , agitez toujours le mélange jufques à entier refroidiffement.

Vertus. Il confolide les plaies, on en fait ufage dans les cas de piqûres, de diflocations, de contufions ; il fortifie les nerfs, &c.

BAUME *du Commandeur.*

℞   Racines feches d'angélique de
            Bohème concaffées   ℥ ß
            Fleurs feches d'hypéricum   ℥ j
            Esprit de vin rectifié   ℔ ij ℥ iv

F. digérer dans un matras pendant 5 ou 6 jours au b. f. & à une chaleur modérée. Paffez l'infufion avec forte expreffion , mettez la teinture dans le matras, ajoutez les fubftances fuivantes concaffées. Myrrhe,
            Oliban ,
            Aloès   ãã ℥ ß

F. digérer comme deſſus ; ajoutez enſuite les ſubſtances qui ſuivent , après les avoir également concaſſées.

Storax calamite	ℨ ij
Benjoin en larmes	ℨ iij
Baume du Pérou en coques	℥ j

F. digérer de nouveau pendant un jour , ou juſqu'à entiere diſſolution de ces matieres. Laiſſez alors dépoſer la teinture , verſez par inclination ; filtrez au travers d'un papier gris , conſervez cette teinture dans une bouteille bouchée exactement.

Vertus. Il eſt déterſif , il conſolide les plaies récentes.

BAUME *de Fioraventi.*

℞

Térébenthine de Veniſe	℔ j
Baies de laurier récentes	℥ iv
Gomme élémi ,	
Gomme Tacamahaca	ãã ℨ j
Styrax liquide	℥ ij
Galbanum ,	
Encens mâle ,	
Myrrhe ,	
Gomme de lierre ,	
Bois d'aloès	ãã ℥ iij
Galéga major ,	
Girofle ,	
Canelle ,	
Muſcade ,	
Zédoaire ,	
Gingembre ,	
Feuilles de dictame de Crete ,	
Aloès ſoccotrin ,	
Succin préparé	ãã ℥ j
Eſprit de vin rectifié	℔ vj

Concaſſez

Concaffez ces fubftances, f. les macérer dans l'efprit de vin neuf ou dix jours. Ajoutez alors la térébenthine. Diftillez ce mélange au b. m. pour tirer tout le fpiritueux. Vous aurez le baume fpiritueux de Fioraventi.

Vertus. Ce topique eft très - bon pour le panfement des parties tendineufes, membraneufes &c.

BAUME ou *Beurre de Saturne.*

♃   Sel de Saturne pulvérifé   ℔ ß

Mettez dans un matras, verfez deffus efprit de térébenthine à la hauteur de quatre doigts; bouchez le matras. Placez en digeftion fur le fable chaud pendant vingt - quatre heures, ou jufqu'à ce que l'efprit de térébenthine ait rougi. Séparez la liqueur par inclination. Mettez fur le réfidu de nouvel efprit de térébenthine. Faites digérer & féparez comme auparavant. Mêlez les teintures. Mettez dans une cornue de verre ou de grès & fur un feu de fable modéré. Faites diftiller environ la moitié de l'efprit de térébenthine; gardez ce qui fera refté dans la cornue; c'eft le baume dont il s'agit.

Vertus. Il nettoie, il cicatrife les ulceres, les chancres, il eft antifeptique.

BAUME *tranquille.*

♃   Feuilles de ftramonium,
             Morelle,
             Phitolacea,
             Bella - dona,
             Mandragore,
             Nicotiane,
             Jufquiame,   āā ℥ iv.

P

Feuilles de Pavot blanc,
    Pavot noir   aã ℥ iv
   Perficaire   ℥ j
   Crapauds   n. v
   Huile d'olive   ℔ vj

Nettoyez & coupez toutes ces plantes. Mettez-les dans une baffine avec les crapauds entiers
& vivans & l'huile d'olive. F. cuire ce mélange
à petit feu, en le remuant de tems en tems avec
une fpatule de bois, jufqu'à ce que l'huile de-
vienne d'une belle couleur verte & que les
plantes bien amorties foient privées des trois
quarts de leur humidité. Paffez alors avec expreffion. Laiffez dépofer l'huile pour la féparer
de fes feces. F. la chauffer légérement & verfez
dans une cruche dans laquelle on aura mis les
plantes aromatiques fuivantes nettoyées & coupées groffiérement.

℞   Feuilles de romarin,
     Sauge,
     Grande & petite abfinthe,
     Hyfope,
     Thym,
     Marjolaine,
     Coq de jardin,
     Menthe,
     Fleurs de lavande,
     Sureau,
     Mille-pertuis,   aã ℥ j

Agitez ce mélange avec une fpatule pour que
les plantes baignent exactement dans l'huile.
Bouchez la cruche avec du liege; expofez au
foleil pendant quinze jours, ou au b. m. pendant dix ou douze heures. L'huile étant à demi-
refroidie paffez avec expreffion. Laiffez dépofer

pendant plusieurs jours ; tirez par inclination ;
conservez dans une bouteille bien bouchée.

Vertus. Ce topique en liniment calme les
douleurs & résout les liqueurs arrêtées.

BEURRE d'antimoine.

℞   Antimoine   ℔ j
           Sublimé corrosif   ℔ ij

Pulvérisez séparément. M. ensemble exactement. F. distiller au b. s. modéré dans une re-
torte dont le col soit large. Prenez ce qui se fera
amassé dans le col de la cornue ; exposez à l'air
jusqu'à ce qu'il se soit mis en liqueur. Vous
aurez le beurre dont il s'agit.

Vertus. Ce topique est un des plus forts
escarrotiques.

CATHOLICUM commun.

℞   Décoction de racine de guimauve ,
           de chicorée ,
           de polypode de chêne ,
           de réglisse ,
           de raisins passés & mondés ,
           de feuilles d'armoise ,
           d'aigremoine ,
           de capillaire ,
      Semences d'anis   ℔ iv

Faites-y cuire
      Miel écumé   ℔ iij
      Sirop de roses pâles   ℔ j

En consistance d'opiat ;
Mettez-y ensuite
      Pulpe de casse nouvellement
         tirée   ℔ ß
      Poudre de séné   ℥ viij

Trochifques d'agatic   ℥ iij
Rhubarbe & tartre foluble   aᾶ ℥ j
Faites-en un électuaire felon l'art.

Vertus. On emploie le catholicum dans les lavemens purgatifs pour le cheval à la dofe de ℥ ij à ℥ vj , & pour l'homme de ℥ ß à ℥ j ß.

CATHOLICUM *fin ou double.*

℞   Polypode de chêne concaffé ℥ vij
         Semences de fenouil   ℥ j ß
Faites cuire fur un feu modéré dans
         Eau commune   ℔ viij
jufqu'à diminution de moitié.
Coulez enfuite & exprimez cette décoction.
Faites cuire avec
         Miel   ℔ iv
En confiftance d'électuaire mou , & l'ayant tiré du feu , mêlez-y
         Pulpe de caffe ,
           de tamarins   aᾶ ℥ iv
Jettez-y après petit à petit les poudres fui-
vantes.   Rhubarbe choifie ,
       Feuilles de féné mondées aᾶ ℥ iv
    Semences de violettes & d'anis aᾶ ℥ ij
       Régliffe râpée   ℥ j
     Des quatre femences froides
        mondées   aᾶ ℥ ß
Faites-en un électuaire f. a.

Il faut choifir foigneufement le polypode de chêne & le fenouil. F. les bouillir dans ℔ viij d'eau jufqu'à diminution de moitié ; coulez la décoction avec expreffion ; employez-en une partie à humecter la caffe & les tamarins pour en tirer la pulpe plus facilement ; lavez le marc qui demeure fur le tamis dans le refte de la dé-

cóction; coulez & faites-y cuire le miel jufqu'à
confiftance d'électuaire liquide; enfuite mêlez-y,
hors du feu, les pulpes après les avoir fait un
peu deffécher fur un feu lent; cependant pulvérifez enfemble la rhubarbe, le féné, l'anis,
la femence de violettes & la régliffe; battez les
quatre femences froides dans un mortier de
marbre jufqu'à ce qu'elles foient bien en pâte;
démêlez-les dans la poudre, & corporifiez le
mélange avec le miel cuit & les pulpes pour
faire un électuaire qu'on gardera dans un pot
couvert.

Vertus. C'eft un électuaire purgatif employé
pour les cours de ventre, à la dofe pour l'animal de ℥j à ℥iv. & pour l'homme de ʒij à ℥j.

CINABRE D'ANTIMOINE.

Préparation de Chimie.

Le cinabre d'antimoine eft un bon fondant,
il atténue, il défobftrue, il eft diaphorétique
& efficace dans toutes les maladies cutanées.
La dofe eft de ʒj à ℥ß pour l'animal. On l'a
quelquéfois employé pour l'homme dans les cas
de vérole, d'épilepfie, à la dofe de gr. vj jufqu'à xv en pilule ou en bol dans quelque conferve appropriée.

CONSERVE *de kynorrodon.*

℞   Fruits mûrs de kynorrodon   f. q.

Après en avoir ôté les pepins avec foin, ar-
rofez-les de vin blanc; broyez-les dans un
mortier de marbre & paffez enfuite par le tamis;
mêlez après cela la pulpe avec une fois autant
de miel & faites cuire le tout à petit feu pour
en faire une conferve.

P iij

On aura des fruits de kynorrodon bien rouges, des plus gros & lorfqu'ils font en maturité ℔ iij ou iv ; on les ouvrira avec un couteau ; on en ôtera les pepins & la partie cotonneufe qui eft dedans ; on les mettra dans une terrine & on les humeſtera avec du bon vin blanc ; on couvrira la terrine & on la mettra à la cave ; on l'y laiffera deux ou trois jours, jufqu'à ce que le fruit fe foit amolli ; on l'écrafera alors dans un mortier de marbre & l'on en tirera la pulpe par un tamis renverfé ; on y mêlera le double de fon poids de miel blanc ; on le fera cuire & deffécher, l'agitant continuellement avec un biftortier jufqu'à ce qu'il foit en confiftance convenable ; c'eft la conferve de kynorrodon.

Vertus. Elle eft aftringente, diurétique, propre contre la gravelle. La dofe eft de ℥ ij à ℥ iv pour l'animal, & pour l'homme de ʒ j à ʒiij.

CONSERVE *de rofes.*

℞ Feuilles de boutons de rofes
    rouges nouvellement cueillies & féparées de leurs parties blanches   ℔ j
    Miel   ℔ ij

Faites-en une conferve felon l'art.

On aura des boutons de rofes rouges avant qu'ils foient épanouis. On en féparera avec des cifeaux la partie blanche qu'on appelle onglets ; on péfera ℔ j de boutons ainfi mondés ; on les fera bouillir quelques bouillons dans environ ℔ iij d'eau commune ; on coulera la liqueur en exprimant les rofes ; on pilera ces rofes qui feront amollies dans un mortier de marbre jufqu'à ce qu'elles foient en pulpe, & qu'elles fe délaient entiérement dans la bouche ; on fera cependant

cuire dans la décoction coulée miel blanc ℔ ij
jufqu'à confiftance d'électuaire ; on y mêlera
exactement hors du feu avec un biftortier les
rofes pilées ; on remettra la baffine fur un très-
petit feu , & en agitant continuellement la conferve on en fera confumer doucement l'humidité, jufqu'à ce qu'elle ait acquis une confiftance
raifonnable ; on la mettra enfuite dans un pot
pour la garder.

Vertus. Elle eft cordiale, ftomachique , digeftive , tempérante , aftringente. La dofe eft
de ʒ j à ʒ viij pour l'animal, & pour l'homme
de ʒ j à ʒ iij.

CORNE DE CERF *préparée.*

℞   Cornichons ou extrémités des
             brins de corne de cerf   f. q.

Otez la matiere fpongieufe qui fe trouve dans
l'intérieur. Faites-les bouillir dans l'eau cinq ou
fix heures , réitérez l'ébullition encore une ou
deux fois.

Ratiffez la furface pour ôter l'écorce grife
& les petits nœuds qui s'y trouvent.

F. fécher ; vous aurez la corne de cerf philofophiquement préparée à l'eau.

Vertus. Elle eft abforbante, incraffante ; on
la donne à la dofe pour l'animal de ʒ ij à ʒ ß,
& pour l'homme de ʒ j à ʒ ß.

CRISTAL *minéral.*

Le criftal minéral n'eft autre chofe que du
falpêtre raffiné fondu dans une marmite de fer ,
dans laquelle on ajoute une légere quantité de
fleur de foufre &c.

On doit choisir le cristal minéral très-blanc, nouvellement fait, mince, le plus sec, le moins piqué que faire se pourra, & préférer celui qui est fait avec le salpêtre raffiné à celui qui est fait avec le salpêtre commun; ce qui se connoîtra facilement à la grande blancheur & au plus de luisant.

Pour le conserver il faut l'enfermer dans des endroits bien secs.

Vertus. Il est diurétique, apéritif, tempérant, rafraîchissant, antiphlogistique. La dose est de ℥ ß à ℥ ij ou ℥ iij pour l'animal, & de grains x jusqu'à ʒj pour l'homme dans quelque liqueur appropriée.

CROCUS METALLORUM
ou safran des métaux.

On le trouve tout préparé dans les boutiques, c'est le foie d'antimoine lavé plusieurs fois.

Vertus. Il est vermifuge, il purifie le sang, rétablit l'appétit, facilite l'insensible transpiration, & il convient dans les maladies rebelles. La dose est de ℥ ß à ℥ ij pour l'animal; on l'emploie comme le foie d'antimoine pour faire le vin émétique; c'est un très-fort vomitif pour l'homme, la dose en est depuis grains ij jusqu'à viij.

DIASCORDIUM.

℞ Feuilles de scordium   ℥ j ß
Roses de Provins,
Racines de bistorte,
Racines de gentiane,
Racines de tormentille,
Cassia-lignea,
Canelle,   ãã ℥ ß

Dictame de Crete,
Semences de berberis,
Styrax calamite,
Galbanum,
Gomme Arabique   aã ℥ ß
Bol d'Arménie préparé   ℥ ij
Laudanum,
Gingembre,
Poivre long   aã ʒij
Miel rosat   ℔ ij
Vin d'Espagne   f. q.

F. liquéfier le galbanum dans deux ou trois onces du vin. Ajoutez le miel peu à peu, ensuite les poudres. F. un électuaire en formant du tout un mélange exact que vous conferverez dans un pot.

Vertus. Le diascordium est cordial, astringent, légérement anodin, convenable dans le dérangement des digestions, dans les cours de ventre ; on le donne à la dose pour l'animal de ℥ j à ℥ ij, & pour l'homme de ʒ j à ʒ ij.

EAU DE CHAUX *premiere.*

℞   Chaux vive   f. q.
Mettez-la dans une terrine de grès, verfez deffus peu à peu
     Eau commune   f. q.

A mesure que la chaux s'éteindra, ajoutez de l'eau afin de la délayer. Lorsque l'extinction fera parfaite, filtrez la liqueur, elle paffera claire & limpide ; c'est ce qu'on nomme eau de chaux.

E A U D E C H A U X *feconde.*

Paſſez de nouvelle eau ſur le marc de la chaux ; vous aurez l'eau de chaux ſeconde qui ne ſera pas moins forte que la premiere ; ainſi ſi vous voulez atténuer la force de l'eau de chaux , coupez-la avec une égale quantité d'eau commune.

Vertus. Cette eau eſt abſorbante , deſſicative. Elle convient encore ſelon quelques-uns dans les ulcérations du poumon.

E A U C H A L I B É E.

Pour faire l'eau chalibée on prend un lingot d'acier ou de fer que l'on fait rougir pluſieurs fois ; on l'éteint chaque fois dans l'eau ; ou bien on prend de la limaille d'acier une certaine quantité ; on jette deſſus une ſuffiſante quantité d'eau bouillante & on laiſſe le tout quelques jours en digeſtion ; on le paſſe enſuite pour l'uſage.

Vertus. Cette eau eſt tonique , apéritive , diurétique , aſtringente , déſobſtruante , atténuante , &c.

DES EAUX DISTILLÉES.

Les eaux que l'on retire au moyen de la diſtillation ſont ſimples & compoſées. Les eaux ſimples ſe font avec une ſeule plante dont on emploie les fleurs ou les feuilles & que l'on diſtille toujours de la même maniere , telles par exemple que l'eau de plantain.

Les eaux que l'on retire de la même façon ſont celles

de Chicorée feuilles,
d'Eufraiſe feuilles & fleurs,
de Fenouil feuilles & fleurs,
de Mélisse feuilles,
de Pivoine fleurs,
de Roſes fleurs.

Eau de Plantain.

℞   Feuilles de plantain nouvellement cueillies   ſ. q.

Pilez dans un mortier de marbre ; mettez enſuite dans une cucurbite étamée ; jettez deſſus

Suc de plantain nouvellement
tiré par expreſſion   ſ. q.

Mettez alors le chapiteau ſur la cucurbite avec ſon refrigérant, & y ayant adapté le récipient, faites la diſtillation ſ. a. On peut diſtiller de la même maniere la morelle & le troêne.

On aura une certaine quantité de grand plantain cueilli nouvellement & quand il eſt dans ſa plus grande vigueur. On en pilera dans un mortier ce qu'il faudra pour en remplir à moitié une grande cucurbite de cuivre étamée en dedans ; on tirera par expreſſion ſelon la maniere ordinaire dix-huit ou vingt livres de ſuc d'autre plantain, & on le verſera ſur le plantain pilé pour le bien humeéter, enſorte qu'il ne s'attache pas au fond du vaiſſeau pendant la diſtillation ; on placera la cucurbite ſur un fourneau ; on la couvrira de la tête de more étamée en dedans & garnie de ſon réfrigérant qu'on remplira d'eau fraîche ; on adaptera à son bec un récipient ; on mettra du feu de charbon dans le fourneau pour faire distiller l'humidité médiocrement , mais de façon qu'une goutte ne tarde pas à suivre l'autre.

Quand on aura tiré environ la moitié de la liqueur on laissera éteindre le feu , & les vaisseaux étant refroidis on exprimera le marc de la plante & on le jettera. On remettra le suc exprimé dans le même vaisseau & on recommencera la distillation ; on la continuera jusqu'à ce qu'il ne reste que très-peu de liqueur ; on exposera l'eau de plantain distillée quelques jours au soleil dans des bouteilles de grès ou de verre qu'on tiendra débouchées pour faire dissiper l'odeur d'empireume ou de feu. On bouchera ensuite la bouteille & on la gardera pour le besoin.

Vertus. Cette eau est déterfive , astringente, rafraîchissante ; on s'en sert dans les collyres, dans les injections , &c.

L'eau de Chicorée est apéritive , diurétique.

L'eau de Pivoine antispasmodique , antiépileptique.

L'eau de Rose fortifiante , astringente , déterfive , répercussive ; on s'en sert communément pour les collyres.

L'eau de Mélisse , cordiale , diaphorétique , antispasmodique , résistant à la malignité des humeurs.

L'eau d'Eufraise, rafraîchissante, astringente, répercussive , déterfive.

L'eau de Fenouil , carminative , stomachique, cordiale ; on s'en sert aussi pour les collyres.

DES EAUX COMPOSÉES.

Les eaux composées font celles qui se font avec plusieurs plantes, ou avec des menstrues différens de l'eau ; telles font les suivantes.

EAU DE CANELLE.

℞   Canelle grossiérement concassée ℔ ß
Vin blanc   ℔ iij

Laissez le tout en infusion pendant deux jours ; distillez s. a.

On choisira de la canelle bonne & piquante ; on la concassera ; on la mettra dans une cucurbite de verre ou de grès ; on versera dessus le vin blanc ; on adaptera un chapiteau à la cucurbite avec son récipient ; on lutera exactement les jointures avec de la vessie mouillée. On laissera la matiere en digestion pendant deux jours ; on placera ensuite la cucurbite au b. m. & l'on distillera jusqu'à la moitié de la liqueur ; on aura une eau blanchâtre qu'on gardera dans une bouteille bien bouchée.

Vertus. Cette eau est cordiale, céphalique, carminative, stomachique & provoque le part. La dose est de ℥ ß à ℥ iv pour l'animal, de ℨ ß à ℨ ij pour l'homme.

EAU THÉRIACALE.

℞   Racines d'aunée,
Angélique de Bohème,
Souchet long,
Zédoaire,
Contrayerva,
Impératoire,
Valériane sauvage,
Vipérine   ãã ℥j

Ecorces récentes de citron,
    d'orange,
Girofle,
Canelle,
Galéga,
Baies de genièvre,
    de laurier,
Sommités de fauge,
    Romarin,
    Rhue,   aa ℥ ß
Efprit de vin rectifié   ℔ ij
Eau de noix   ℔ iij
Thériaque   ℥ viij

Concaffez & incifez les fubftances qui doivent l'être. F. macérer deux ou trois jours dans l'efprit de vin & l'eau de noix. Au bout de ce tems ajoutez la thériaque après l'avoir délayée dans trois ou quatre onces d'efprit de vin. Diftillez enfuite au b. m. pour tirer tout ce qu'il y a de fpiritueux. On ne rectifie point cette eau.

Vertus. Cette eau eft cordiale, propre dans les cas de venin & de foibleffe. La dofe eft pour l'animal de ℥ j à ℥ ij, & pour l'homme de ʒ ß à ʒ ij.

EAU VULNÉRAIRE *fpiritueufe.*

♃   Feuilles récentes de fauge,
    Angélique,
    Abfinthe,
    Sarriette,
    Fenouil,
    Hyfope,
    Méliffe,
    Bafilic,   aa ℥ iv

Feuilles de Rhue ,
    Thym ,
    Marjolaine ,
    Romarin ,
    Origan ,
    Calament ,
    Serpolet ,
Fleurs de lavande   aa ℥ iv
Esprit de vin rectifié   ℔ viij

Coupez grossiérement toutes ces plantes ; mettez infuser pendant dix ou douze heures dans l'esprit de vin ; procédez ensuite à la distillation au b. m. pour tirer toute la liqueur spiritueuse ; conservez dans une bouteille exactement fermée.

On peut employer de l'eau au lieu d'esprit de vin & même du vin blanc ; au premier cas l'eau vulnéraire est blanche & laiteuse.

Vertus. Cette liqueur est un puissant topique résolutif pour les contusions, & dessicatif pour les écorchures.

EAU PHAGÉDÉNIQUE.

℞   Eau de chaux   ℔ j
       Sublimé corrosif   gr. xxx

M. & agitez dans le mortier de verre.

Vertus. Cette eau est un topique antiputride.

EAU DE RABEL.

℞   Huile de vitriol   ℥ iv
       Esprit de vin rectifié   ℥ xij

Versez peu à peu dans un matras l'esprit de vin sur l'huile ; laissez digérer dans le vaisseau fermé.

Vertus. L'eau de Rabel est astringente. On la donne aussi comme tempérante à l'animal ainsi qu'à l'homme jusqu'à une certaine acidité.

ELIXIR DE PROPRIÉTÉ.

℞   Teinture de myrrhe   ℥ iv
        de fafran,
        d'aloès   aa ℥ iij

M. ces trois teintures & confervez dans une bouteille.

Vertus. Cette liqueur eft cordiale, ftoma-chique, apéritive. La dofe pour l'animal eft de ʒ j à ʒ ij & pour l'homme de goutes x à xx.

ELIXIR THÉRIACAL.

℞   Eau de mélifse compofée   ℔ j
    Efprit volatil huileux aromatique,
    Thériaque   aa ℥ ij ß
    Miel   ℥ ij
    Lilium de Paracelfe,
    Eau de canelle orgée   aa ℥ j ß

Mettez le tout dans un matras. F. digérer à la chaleur du foleil cinq ou fix jours, ayant foin d'agiter fouvent le vaiffeau dans la journée. Laiffez alors dépofer le mélange, décantez la liqueur & confervez dans une bouteille exac-tement fermée.

Vertus. Cet élixir eft propre contre le venin. La dofe eft pour l'animal de ʒ j à ʒ ij, & pour l'homme de gouttes x à xx.

EMPLATRE FORTIFIANT.

℞   Cire jaune   ℥ viij
    Poix blanche,
    Gomme élémi,
    Térébenthine de Venife, aa ℥ iv
    Cinabre commun pulv.
    Sang-dragon   aa ℥ ß
                 Coupez

Coupez la cire jaune en morceaux. F. fondre
fur un petit feu avec la poix blanche, la gomme
élémi & la térébenthine. Paffez par un linge
pour féparer les ordures. Ces matieres à demi
refroidies, incorporez le fang - dragon & le
cinabre que vous aurez pulvérifés.

Vertus. Cet emplâtre eft vulnéraire. Il eft
fouverain dans les cas d'enclouures. On en
fait liquéfier dans une cueillere de fer, on le
verfe chaudement dans la plaie après avoir
bien découvert le trou occafionné par le corps
étranger. On peut le plus fouvent referrer fans
aucun danger l'animal.

Nota. Il pourroit fervir de charge.

EMPLATRE *réfolutif & fondant.*

℞   Mercure doux,
         Gomme ammoniaque,
         Galbanum,
         Soufre vif pilé   aã ℔ j ß
         Myrrhe,
         Sel ammoniac   aã ℥ iij
         Cire jaune,
         Huile d'hypéricum   f. q.
Pour donner confiftance d'emplâtre.

F. diffoudre les gommes dans le vinaigre.
Paffez-les chaudement par une toile ferrée &
exprimez.

F. fondre la cire & l'huile à un feu modéré.
Jettez-y les gommes diffoutes. Retirez du feu
en remuant continuellement. Jettez-y peu à peu
le mercure doux, le foufre, la myrrhe & le fel
ammoniac, le tout bien pulvérifé. Continuez
à remuer jufqu'à ce que l'emplâtre foit bien
refroidi & pret à être mis en magdaléons.

EMPLATRE *résolutif.*

℞   Gomme ammoniaque,
        Galbanum,
        Opopanax,
        Sagapenum diffous dans le
               vinaigre $\tilde{a}\tilde{a}$ ℥ iij

Coulez & épaiffiffez.

        Myrrhe en poudre fubtile,
        Huile de laurier,
        Efprit de vin $\tilde{a}\tilde{a}$ ℥ j
        Soufre vif,
        Sel ammoniac,
        Vitriol romain $\tilde{a}\tilde{a}$ ℥ ß

Après avoir diffous les gommes & les avoir épaiffies en confiftance d'emplâtre & tirées du feu, ajoutez l'huile de laurier & l'efprit de vin, enfuite les autres drogues & incorporez le tout.

EMPLATRE DE VIGO *fimple.*

℞   Grenouilles   n. vj
        Racines d'hieble   ℔ j
        Vin blanc,
        Vinaigre $\tilde{a}\tilde{a}$ ℔ ij
        Eau commune   f. q.

F. du tout une décoction, paffez avec expreffion. Laiffez dépofer, tirez par inclination. Alors,

℞   Litharge préparée   ℔ vj
        Huile d'olive   ℔ iij ß
        Graiffe de porc,
        Graiffe de veau $\tilde{a}\tilde{a}$ ℥ xv
        La décoction ci-deffus.

F. cuire toutes ces matieres en confiftance d'emplâtre, ajoutez alors, & f. liquéfier les matieres fuivantes.

      Huile de laurier   ℥ iv
      Cire jaune   ℔ ij
      Térébenthine   ℥ ij

Lorfque ces matieres font liquéfiées & mêlées,

Ajoutez   Styrax liquide   ℥ iv

L'emplâtre étant à demi refroidi , incorporez-y les poudres fuivantes.

      Oliban ,
      Euphorbe ,
      Myrrhe ,
      Safran ,   ãa ℥ j
      Racines d'aunée   ℥ ij
      Fleurs de camomille ,
         de lavande ,
         de matricaire,
         de mélilot   ãa ʒ vj

M. exactement ces poudres ; l'emplâtre étant fuffifamment refroidi , féparez - en fix livres quatre onces que vous mettrez à part & ajoutez à la maffe reftante dans la baffine ,

      Huile effentielle de lavande   Э ij
         d'anet ,
         de camomille   ãa Э j

M. le tout exactement & formez un emplâtre que vous réduirez en magdaléons. Vous aurez l'emplâtre de Vigo fimple.

Vertus. C'eft un topique fondant.

EMPLATRE DE VIGO *mercurifé.*

℞   Ce que vous avez mis à part de
         l'emplâtre ci - deffus , c'eft-
         à-dire les   ℔ vj , ℥ iv
      Onguent de mercure fait à par
         ties égales   ℥ viij

Mercure cru   ℔ j ß

Huile essentielle de lavande   ℈ ij

     d'anet,

     de camomille   ãã ℈ j

Mettez dans une terrine vernissée bien unie l'onguent de mercure avec le mercure cru. Triturez ce mélange avec un pilon de bois pendant dix ou douze heures, ou jusqu'à ce que le mercure soit bien éteint.

F. liquéfier alors dans une bassine l'emplâtre de Vigo simple ; mettez-le dans la terrine avec le mercure. Posez la terrine sur des cendres chaudes, afin que l'emplâtre ne se fige pas trop promptement. Agitez ce mélange avec un pilon de bois jusqu'à entier mélange du mercure. L'emplâtre étant suffisamment refroidi, m. y les huiles essentielles. Formez des magdaléons.

Vertus. C'est un topique résolutif des plus actifs.

ESPRIT CARMINATIF *de Sylvius.*

℞   Racines d'angélique   ʒ j

         Impératoire,

         Galéga minor   ãã ʒ j ß

Baies de laurier   ʒ iij

Semences d'angélique,

         Livéche,

         Anis   ãã ℥ ß

Canelle,   ℥ iij

Écorces récentes d'oranges,

    Girofles   ãã ʒ j

Feuilles de romarin,

         Marjolaine,

         Rhue,

         Basilic   ãã ℥ j ß

Gingembre,

Muscade,   ãã ʒ j ß

Macis   ʒ j ß
Efprit de vin rectifié   ℔ iij

Concaſſez. F. digérer dans l'efprit de vin dix ou douze heures au b. m. de l'alambic en couvrant le vaiſſeau de ſon chapiteau. Diſtillez enfuite au même b. m. pour tirer tout ce qu'il y a de ſpiritueux.

Vertus. Cette liqueur eſt propre pour les coliques venteuſes & les dérangemens des digeſtions. La doſe pour l'animal eſt de ʒ j à ʒ ij, pour l'homme de gouttes x à xv.

ESPRIT DE COCHLEARIA.

℞   Feuilles récentes de cochlearia poig. vj
Ecraſez-les dans un mortier de pierre, mettez-les enfuite dans un vaiſſeau de terre, verſez ſur ces feuilles

Miel   ℔ ij
Eau bouillante   ℔ v

Le vaiſſeau étant bouché, laiſſez-le dans un endroit chaud jufqu'à ce qu'il ſe faſſe une fermentation & que les feuilles ſe précipitent. Alors diſtillez au b. m. & rectifiez ; vous aurez l'efprit de cochlearia.

Vertus. Cet efprit eſt carminatif, ſtomachique, propre à corriger l'épaiſſiſſement du ſang ; on le donne à l'animal à la doſe de Ʒ ß juſqu'à Ʒ j, & à l'homme depuis gouttes x juſqu'à xx. On s'en ſert auſſi dans les gargariſmes.

ESPRIT VOLATIL *de corne de cerf.*

Préparation chimique.

Vertus. Il eſt fudorifique, atténuant, calmant, antiſpaſmodique, antiputride. La doſe eſt de ʒ j à Ʒ iv pour l'animal, & pour l'homme de gouttes x à xx.

E S P R I T D E S E L *dulcifié.*

Mélange de ce fel dulcifié avec un double d'efprit de vin.

Vertus. Il eft antiputride, aftringent, diurétique, carminatif, il donne du reffort aux fibres. La dofe eft de ʒ ij à ʒ iij pour l'animal, dans une liqueur appropriée, & de gouttes iv à xij & xv pour l'homme.

E S P R I T D E V I T R I O L.
Préparation de Chimie.

Il eft tiré du vitriol par la diftillation & par le feu de réverbere.

Vertus. Il eft rafraîchiffant, condenfant, antiputride, aftringent, ftiptique ; on le donne jufqu'à une agréable acidité dans l'eau ; on l'emploie dans les gargarifmes, les boiffons, &c.

E S P R I T D E S O U F R E.
Préparation de Chimie.

Vertus. Il eft antiafthmatique, calmant, rafraîchiffant, antipeftilentiel, antiputride, diurétique, aftringent ; on le donne jufqu'à une forte ou légere acidité fuivant le cas.

E S S E N C E D' A N I S.
Préparation de Chimie.

Vertus. Elle eft carminative, ftomachique, digeftive. La dofe eft de ʒ ß à ʒ j pour l'animal, & de gouttes iv à x pour l'homme.

E X T R A I T D E F U M E T E R R E,
d'énula campana, d'abfinthe.

℞ Une certaine quantité de ces plantes en particulier, faites bouillir dans l'eau ; coulez avec expreſſion, laiſſez repoſer juſqu'à ce que les impuretés ſoient tombées au fond ; faites évaporer juſqu'à conſiſtance de miel épais ; évitez avec ſoin ſur la fin de brûler.

Vertus. Ces extraits ſont ſtomachiques, fébrifuges, apéritifs, diurétiques, ſudorifiques, alexiteres. La doſe eſt de ℥j à ℥v pour l'animal, & de ʒj à ʒiij pour l'homme.

EXTRAIT DE GENIÈVRE.

On prend une certaine quantité de baies de genièvre. On les pile dans un mortier, on en tire le ſuc par expreſſion. On le paſſe par un blanchet, & on le fait évaporer à petit feu juſqu'à conſiſtance de miel épais.

Vertus. Cet extrait eſt ſtomachique, fortifiant, diurétique, ſudorifique, alexitere ; la doſe eſt de ℥j à ℥iij ou ℥iv pour l'animal, & de ʒß juſqu'à ℥iij pour l'homme.

EXTRAIT DE GENTIANE,

d'ellébore noir, des feuilles de rhue, de ſabine.

℞ Une de ces plantes ; faites la bouillir dans l'eau ; coulez avec expreſſion ; laiſſez repoſer juſqu'à ce que les impuretés ſoient tombées au fond ; faites évaporer juſqu'à conſiſtance de miel épais, évitez avec ſoin ſur la fin de brûler.

Vertus. L'extrait de gentiane eſt ſtomachique, fébrifuge, vermifuge, antipſorique, la doſe eſt eſt de ʒij à ℥j pour l'homme, & de ℥ß à ℥iij pour l'animal.

EXTRAIT DE GINGEMBRE.

L'extrait de gingembre ſe fait de la même maniere que l'extrait de gentiane, & avec les mêmes précautions. Q iv

Vertus. Il eſt ſtomachique , carminatif, fortifiant , alexitere , ſudorifique ; la doſe eſt de ℥ ij
à ℥ j pour l'animal.

F L E U R S D E B E N J O I N.

℞   Benjoin concaſſé   ℔ ij

Mettez dans une terrine verniſſée , peu profonde & très-évaſée ; recouvrez-la d'une ſeconde terrine de grès ; lutez les jointures des
deux terrines avec du papier imbu de colle de
farine ou d'amidon après en avoir frotté les
bords de maniere qu'ils puiſſent ſe joindre exactement. Placez le vaiſſeau ſur un fourneau ſuffiſamment large pour que la terrine y entre
preſque entiérement. Donnez à la terrine un
degré de chaleur un peu ſupérieur à celui de
l'eau bouillante. Entretenez dans cet état pendant environ deux heures ; laiſſez refroidir enſuite les vaiſſeaux parfaitement. Délutez avec
précaution afin de les agiter le moins qu'il ſera
poſſible. Enlevez la terrine ſupérieure ; ſéparez
avec la barbe d'une plume les fleurs de benjoin qui ſe ſont ſublimées. Réitérez une ſeconde
& une troiſieme fois la ſublimation s'il eſt néceſſaire , juſqu'à ce que le marc ne fourniſſe plus
de fleurs.

Vertus. Ce remede eſt un béchique expectorant , convenable dans la pouſſe & dans les
affeƈtions de poitrine pituiteuſes. La doſe pour
l'animal eſt de ℨ ß à ℨ j , & pour l'homme de
grains v à x.

F L E U R D E S O U F R E.

La fleur de ſoufre n'eſt autre choſe que du
ſoufre brûlé dans des pots faits exprès , & réduit

en fleurs par exaltation. Pour être de la qualité requife, elle doit être extrêmement fine, c'est-à-dire en poudre impalpable, légere, d'un jaune doré & d'un goût affez agréable.

Vertus. Le foufre en fleurs eft antiathfmatique. C'eft un baume naturel & efficace pour les poulmons ulcérés & engorgés, de même que pour les ulceres des reins & de la veffie. La dofe eft depuis ℥ ß à ℥ iv pour l'animal, & pour l'homme depuis grains xv à xxx.

GOUTTES D'ANGLETERRE.

℞   Soie crue.
Rempliffez-en une cornue lutée; donnez-lui un feu doux. Il en fortira un flegme, un fel volatil & une huile qui fe fige comme du beurre.

℞		
De ce fel volatil		℥ iv
Huile effentielle de lavande		ʒ j
Efprit de vin rectifié		℥ ij

Mettez le tout dans une petite cornue de verre, adaptez-y un récipient. Lutez les jointures; laiffez digérer pendant vingt-quatre heures. Placez enfuite au b. f. le fel paffera tout de fuite fous une forme feche; viendra enfuite l'efprit éthéré de lavande & de vin imprégné de fel volatil, & vous aurez les gouttes d'Angleterre, qui fe donnent pour l'animal à la dofe de gouttes xx à xl, & pour l'homme de ij à x.

Vertus. Ces gouttes font très-efficaces contre le venin, l'apoplexie, l'épilepfie. Elles font diaphorétiques &c.

GOUTTES ANODINES.

℞   Ecorce de faffafras,
Racine d'afarum   ãa ℥ j
Sel volatil de corne de cerf
    rectifié   ʒ j
Bois d'aloès   ℥ ß
Opium   ʒ iij
Efprit de vin   ℔ j

Concaffez toutes ces matieres ; mettez-les dans un matras avec l'efprit de vin. Bouchez le matras exactement. F. digérer à froid pendant trente ou quarante jours ou au b. f. pendant cinq à fix jours, fi vous ne pouvez attendre le tems de la digeftion à froid.

Vertus. Ces gouttes calment, affoupiffent. Elles font antifpafmodiques, diaphorétiques ; la dofe pour l'animal eft de ʒ j à ʒ ij, & pour l'homme de gouttes viij à xx.

HIERA PICRA.

℞   Aloès foccotrin   ℥ ij
Trochifques d'agaric,
Tartre foluble   ãa ℥ j
Diagrède   ʒ ij
Miel écumé   ℥ xiij

Faites-en un électuaire f. a.

On pulvérifera enfemble l'aloès, les trochifques d'agaric, le tartre & la diagrède ; on mêlera les poudres dans le miel qu'on écumera auparavant. On fera cuire jufqu'à confiftance de firop, & quand les poudres y feront mêlées exactement on fera cuire jufqu'à confiftance d'électuaire.

Vertus. L'hiera picra eft purgatif, carminatif. La dofe pour l'homme eft de ʒ j à ℥ ß, & pour l'animal de ℥ ij à ℥ iij.

Huile d'Aspic.

L'huile d'afpic n'eft autre chofe que l'huile effentielle de lavande mâle ou afpic ; celle qu'on nous vend fous le faux nom d'huile d'afpic eft un mélange d'effence de térébenthine , d'huile d'afpic & de galipot ; on le connoît facilement par l'odeur de térébenthine qui frappe d'abord. *Voyez* Huile effentielle de lavande.

Huile d'Anet et de Camomille.

Ces huiles demandent la même préparation que l'huile rofat.

Voyez Huile rofat.

Vertus. Elles font émollientes , réfolutives, anodines , carminatives ; elles entrent dans les onguens & emplâtres.

Huile d'Aurone.

Il faut procéder pour faire l'huile d'aurone de la même maniere qu'on fait l'huile rofat.

Vertus. Cette huile eft émolliente , réfolutive, ftomachique &c.

Huile d'Hypéricum ou *mille-pertuis.*

Voyez Huile rofat.

Vertus. Cette huile ainfi préparée eft un baume très-efficace. Elle échauffe , elle atténue , elle deffeche. Elle calme les douleurs , guérit les plaies , elle convient à celles des tendons. Elle aglutine & cicatrife ; elle eft très-bonne dans les fraêtures ; elle eft vermifuge ; on la mêle dans les digeftifs , les injeêtions , les cataplaf-mes &c.

HUILE D'IRIS.

℞   Racines d'iris de marais fraîches,
incifées bien menues,
     Ses fleurs   aã ℔ j ß
     Huile commune   ℔ v

Faites infufer le tout dans un pot de terre ver-
niffé pendant vingt-quatre heures fur la braife ;
faites-en enfuite la décoction deux heures entieres
au bain bouillant , & enfuite encore la colature
& expreffion à laquelle vous ajouterez de nouvelles fleurs & de nouvelles racines , réitérant
la macération , décoction , colature & expreffion une feconde fois de la même maniere que
la premiere , & encore une troifieme , avec de
nouvelles fleurs & racines. L'huile bien purifiée
fera gardée pour le befoin.

Vertus. Elle échauffe , ramollit , atténue , di-
gere , réfout puiffamment ; elle eft pénétrante
&c.

HUILE ESSENTIELLE DE LAVANDE.

Préparation de Chimie.

On l'obtient par la diftillation ; après avoir
retiré l'efprit de lavande , on fépare ce qui furnage au-deffus , & c'eft l'huile effentielle.

Il eft bon d'être inftruit & des fraudes qui fe
font à l'occafion des huiles effentielles & des
moyens de les reconnoître. Ont-elles été mélangées avec des huiles graffes ? imbibez un papier
blanc des huiles effentielles que vous voulez
éprouver , faites-le chauffer légérement , l'huile
effentielle fe diffipera entiérement & laiffera le
papier pénétré par l'huile graffe qui ne peut fe
diffiper de même ; fi l'huile effentielle eft véri-

tablement pure, le papier refte fec, blanc &
on écrit deffus comme auparavant. Ces huiles
effentielles falfifiées étant diftillées au b. m. la
portion d'huile effentielle paffe par la diftillation,
l'huile graffe refte au fond du vaiffeau. Mêlez-
les encore avec de l'efprit de vin, elles fe trou-
blent, & elles fe précipitent au lieu de fe diffoudre. Sont-elles mélangées d'efprit de térébenthine rectifié? imbibez-en des linges, laiffez à
l'air pendant quelques heures, l'odeur aromatique fe diffipera, le linge demeurera imprégné de
l'odeur de la térébenthine. Sont-elles falfifiées
avec de l'efprit de vin? mêlez-les avec de l'eau,
le mélange fera blanc & laiteux fur le champ;
font-elles enfin altérées par celles d'une huile
effentielle de médiocre valeur dont on a laiffé
perdre l'odeur? leur odeur fera toujours plus
foible que fi elles n'avoient pas eté altérées.

Vertus. Cette huile eft céphalique, nervale,
antiépileptique, pénétrante. La dofe eft de ʒ ß
à ʒ iv pour l'animal.

HUILE DE LAURIER.

℞   Baies de laurier récentes   f. q.

Il faut qu'elles foient dans leur parfaite maturité. Pilez dans un mortier de marbre avec
un pilon de bois. Faites bouillir dans f. q. d'eau
pendant demi-heure, mais dans un vaiffeau fuffifamment clos, pour qu'il ne fe faffe point ou
peu d'évaporation. Paffez la liqueur tandis qu'elle
eft bouillante avec forte expreffion. Laiffez refroidir, ramaffez à fa furface une huile verte
odorante & qui a la confiftance du beurre. Pilez
le marc. Faites bouillir de nouveau; tirez encore de l'huile en exprimant le marc. Laiffez

refroidir la liqueur ; m. cette huile avec la premiere ; c'eſt ce que l'on nomme huile de laurier.

Vertus. Ce topique eſt réſolutif, confortatif, convenable dans les douleurs d'articles, dans la fourbure & autres cas &c.

HUILE DE LIN.

℞   Graines de lin   ſ. q.

Pilez avec un pilon de bois dans un mortier de marbre juſqu'à ce qu'elles ſoient en pâte ; faites-les enſuite chauffer doucement & les exprimez dans la preſſe. Vous aurez une huile douce & claire que vous garderez dans des bouteilles.

Vertus. Elle eſt émolliente, relâchante, adouciſſante & carminative.

HUILE DE LYS.

℞   Fleurs de lys blanc nouvel-
      lement cueillies & inciſées ℥ viij
    Maſtic,
    Calamus odorant,
    Coſtus,
    Calpobalſame   ãa ℥ j
    Canelle,
    Girofle   ãa ℥ ß

Le tout concaſſé.
    Safran   ℥ iij
    Huile douce   ℔ ij

Mêlez le tout & laiſſez en macération pendant quarante jours dans un vaiſſeau bien bouché. Faites-le bouillir enſuite légérement & exprimez.

Vertus. Cette huile eſt réſolutive, émolliente ; elle entre dans les digeſtifs.

On emploie plus communément l'huile de lys ſimple qui ſe fait comme l'huile roſat, & elle eſt à préférer.

HUILE DE MYRTILLE.

℞   Myrtille   f. q.

Ecrasez dans un mortier de marbre, mettez dans une cucurbite ; versez par-dessus de l'huile jusqu'à ce qu'elle surnage de six pouces ; laissez infuser pendant quinze jours ; coulez ; exprimez fortement ; remettez l'huile dans la cucurbite avec une pareille quantité de myrtille, laissez infuser le même espace de tems ; coulez & exprimez, répétez la même opération jusques à une troisieme fois, votre huile sera faite.

Vertus. Elle est astringente, émolliente, résolutive.

HUILE DE POMMES DE MERVEILLE.

℞   Ces fruits dépouillés de leurs
            semences   f. q.

Mêlez-les dans un vaisseau de verre avec une quantité proportionnée d'huile d'amandes douces. Bouchez le vaisseau, & exposez-le pendant quinze jours au soleil ; ou bien faites infuser au b. m. passez la liqueur & gardez-la pour l'usage.

Vertus. Elle est vulnéraire, adoucissante, antiphlogistique, desiccative, propre pour les plaies, les ulceres, les brûlures &c. On s'en sert dans les onguens, en injections, en onctions &c. & pour les piqûres des tendons.

HUILE ROSAT.

℞   Roses de Provins récentes   ℔ j
            Huile d'olive   ℔ iv

Contusez grossiérement les roses dans un mortier de marbre avec un pilon de bois. Mettez avec l'huile d'olive dans un vaisseau convenable ; exposez ce mélange au soleil ou à la chaleur du b. m. pendant deux ou trois jours. **Paſſez** avec forte expreſſion. Ajoutez à l'huile une pareille quantité de fleurs. F. infuſer de nouveau comme la premiere fois. Faites chauffer au b. m. pour faire diſſiper la plus grande partie de l'humidité. Paſſez avec expreſſion. Laiſſez dépoſer l'huile, tirez par inclination pour ſéparer de la lie. Conſervez dans une bouteille bien bouchée.

On prépare de la même maniere les huiles des fleurs de roſes pâles, de mille-pertuis, de lys, de violettes, de genêt, & généralement toutes les huiles des plantes inodores, qui ne fourniſſent pas plus de principes dans l'huile que celles-ci.

Vertus. Cette huile eſt un topique émollient & réſolutif.

HUILE DE SCARABÉES.

℞   Scarabées   ℔ ß
           Huile de laurier   ℔ j

Ecraſez groſſiérement les ſcarabées. F. infuſer dans l'huile de laurier pendant quinze jours. F. chauffer le mélange à feu modéré, paſſez l'huile avec expreſſion. Laiſſez dépurer; tirez par inclination.

Vertus. Cette huile a été placée parmi les ruptoires.

HUILE DE SCORPIONS SIMPLE.

℞   Huile d'olive   ℔ ij
           Scorpions en vie   n. c.

Mettez les ſcorpions dans un pot de terre verniſſé; verſez l'huile ſur eux après l'avoir fait tiédir. Conſervez ce mélange dans le vaſe pendant huit ou dix jours, le tout étant expoſé au ſoleil; faites enſuite chauffer au b. m. paſſez

avec

avec expreſſion, laiſſez dépoſer l'huile, tirez
par inclination & gardez pour l'uſage.

Vertus. Elle eſt diurétique & réſiſte au venin.
La doſe eſt de ℥ ß à ℥ j pour l'animal, & de
ʒ ß à ʒ ij pour l'homme intérieurement. Appliquée extérieurement elle réſout &c.

HUILE DE SUCCIN.

Préparation de Chimie.

On diſtille le ſuccin au feu de ſable augmenté
par degrés. On en tire un eſprit, une huile &
un ſel imprégné de parties huileuſes &c.

Vertus. Cette huile eſt antiſpaſmodique, tonique, nervale, fortifiante &c. La doſe pour
l'animal eſt de ʒ j à ℥ ß, & pour l'homme de
gouttes iij à viij dans une liqueur appropriée.

HUILE DE VERS DE TERRE.

℞ Vers de terre les plus gros,
   bien lavés & bien dégorgés ſ. q.
  Huile commune   ℔ iij
  Vin blanc   ℔ j ß

Laiſſez en macération pendant vingt-quatre
heures; faites enſuite cuire juſqu'à conſomption
du vin; paſſez au travers d'un linge; laiſſez dépoſer la colature, ſéparez-la de ſes feces en
verſant par inclination, & gardez pour l'uſage
dans des bouteilles bien bouchées.

Vertus. Cette huile eſt réſolutive, fortifiante.
On s'en ſert en liniment.

HUILE DE VITRIOL.

Préparation de Chimie.

On appelle très-improprement de ce nom la
partie du vitriol la plus acide qui reſte dans la

R

cucurbite après qu'on a fait l'efprit fulfureux volatil vitriolique de Stahl & l'efprit acide de vitriol.

Vertus. Cette huile eft antiputride. Elle s'op-pofe à l'alkalifation des humeurs ; elle eft cal-mante. On la donne à l'homme & à l'animal jufqu'à une certaine acidité dans une liqueur appropriée.

HYDROMEL SIMPLE.

℞   Miel de Narbonne   ℥ j ß
        Eau pure   ℔ ij

F. tiédir l'eau & diffoudre le miel. On nom-me ce mélange hydromel fimple pour le diftin-guer de l'hydromel vineux qui eft de l'eau & du miel qu'on fait fermenter enfemble.

Vertus. Cette liqueur eft balfamique, adou-ciffante, convenable dans les toux feches, à la dofe pour l'animal de ℥ iij à ℥ v, & pour l'hom-me de ℥ j à ℥ ij.

KERMÈS MINÉRAL.

Préparation de Chimie.

Le kermès minéral doit avoir la couleur de la graine d'écarlate en poudre.

Vertus. Il eft purgatif, diaphorétique, fudo-rifique, béchique, incifif, fondant, apéritif, diurétique. La dofe pour l'animal eft de ʒ ß à ʒ iv, & pour l'homme dans lequel il excite le vomiffement de grains iij à vj, vij, viij.

LAUDANUM EN OPIAT.

℞   Opium coupé par petits morceaux ℥ xij

Réduifez-le en bouillie par le moyen de ℥ xij d'eau bouillante évitant foigneufement de brû-

ler. Paffez au travers d'un linge avec une forte
expreffion. Séparez les impuretés. F. évaporer
à une chaleur modérée jufqu'à ce que l'opium
ait pris fa premiere confiftance.

Vertus. Il eft calmant, fomnifere, fudorifique,
antifpafmodique. La dofe pour l'animal eft de
gr. iij à viij, & pour l'homme de gr. ß à ij.

LILIUM DE PARACELSE ou TEINTURE
DES MÉTAUX.

Préparation de Chimie.

Vertus. Le lilium fond les humeurs épaiffes
& vifqueufes ; il excite vivement les ofcillations
du genre nerveux ; il eft fudorifique, diurétique, alexitere, & convenable quand il s'agit
d'imprimer un grand mouvement aux liqueurs.
On doit le donner avec prudence & nullement
dans les cas d'inflammation. La dofe en eft pour
l'homme depuis gouttes x à L, & pour l'animal
depuis ʒ ß à ʒ vj & même ʒ j.

MERCURE DOUX.
Préparation de Chimie.

Le fublimé mercure doux ou dulcifié auffi
appellé *aquila-alba* eft du fublimé corrofif auquel on a incorporé par de nouvelles fublimations autant de mercure coulant qu'il en falloit
pour faturer exactement l'acide furabondant qui
lui étoit uni.

Vertus. Il eft vermifuge, fondant, purgatif.
S'il eft trop fublimé, il perd cette derniere vertu,
il agit plus alors par la tranfpiration & la falivation. Il eft antipforique. On le donne à l'homme à la dofe de grains x à xL, & à l'animal
depuis ʒ j à ʒ ß.

MIEL MERCURIAL.

℞   Suc dépuré de mercuriale ,
     Miel jaune   aã ℔ iv

Mettez le tout dans une baffine. F. cuire en confiſtance de ſirop ayant ſoin d'écumer.

Vertus. Ce miel eſt employé comme purgatif dans les lavemens , à la doſe pour l'animal de ℥ iv à ℥ vj , & pour l'homme de ℥ j à ℥ ij.

MIEL DE NÉNUFAR.

℞   Fleurs de nénufar récentes ,
     Miel jaune   aã ℔ xij
F. bouillir les fleurs dans
     Eau commune   ℔ x ij

Paſſez la décoction ſans exprimer. Délayez le miel dans la décoction. Faites cuire comme ci-deſſus ayant ſoin d'écumer.

Vertus. Ce miel employé dans les lavemens eſt adouciſſant. La doſe eſt pour l'animal de ℥ iv à ℥ vj , & pour l'homme de ℥ j à ℥ ij.

MIEL ROSAT OU RHODOMEL.

℞   Roſes de Provins onglées &
         ſéchées   ℔ j
     Calices de roſes récentes   ℥ viij
     Eau bouillante   ℔ iv
     Miel blanc   ℔ vj

M. les roſes & les calices dans une cucurbite d'étain un peu évaſée. Verſez deſſus l'eau bouillante. Couvrez le vaiſſeau exactement. Tenez l'infuſion dans un endroit chaud pendant douze heures. Paſſez au travers d'un linge en exprimant entre les mains ſeulement & ſans avoir recours à la preſſe. Mettez cette liqueur avec le miel. Clarifiez le tout avec quelques blancs d'œufs. Enlevez l'écume qui se forme au premier bouillon. Faites cuire jusqu'à consistance de sirop. Passez tout bouillant.

Vertus. Ce miel est employé dans les gargarismes comme rafraîchissant &c.

MIEL VIOLAT.

℞   Fleurs de violettes récentes
    avec leurs calices   ℔ ij
   Miel jaune   ℔ vj

Mettez les fleurs dans un vaisseau convenable. Versez dessus

   Eau bouillante   ℔ iv

Laissez infuser pendant douze heures, ayant soin de couvrir le vaisseau. Passez ensuite avec expression. M. le miel dans l'infusion. F. cuire comme ci-dessus.

Vertus. Ce remede est convenable dans les échauffemens, à la dose pour l'animal de ʒ ij à ʒ iv, & pour l'homme de ʒ j à ʒ ij.

ONGUENS ADOUCISSANS.

℞   Bonne huile d'olive ʒ vj
   Cire vierge   ʒ iv
   Jaunes d'œufs durcis sous la
    cendre   n. vj

F. fondre la cire sur un feu doux. Ajoutez ensuite l'huile & les jaunes d'œufs en remuant jusqu'à consistance d'onguent. Gardez pour l'usage.

AUTRE.

℞   Cire jaune,
   Onguent populeum ãã ʒ iv
   Huile de noix   ʒ viij

F. fondre la cire. Ajoutez enfuite l'onguent populeum en remuant jufqu'à entier mélange. Verfez enfuite l'huile pour former du tout un onguent à garder pour l'ufage.

AUTRE.

℞   Beurre frais   ℔ ij
            Huile de fureau,
            Suif de bouc   ãã ℔ j
            Baies de genièvre vertes &
               concaffées   ℔ j
            Fleurs récentes de fureau ℥ vj
            Rofes pâles   ℥ iv

F. macérer le tout. Après la macération f. jetter un léger bouillon & malaxez avec
            Jaunes d'œufs durcis   n. v.
Pour un onguent à garder au befoin.

ONGUENT D'ALTHÆA.

℞   Huile de mucilage   ℔ ij
            Cire jaune   ℥ viij
            Poix réfine,
            Térébenthine   ãã ℥ iv

F. fondre le tout fur un feu modéré. Coulez le mélange lorfqu'il eft bien clair au travers d'un linge ferré. Laiffez figer. Ratiffez pour féparer un fédiment qui fe trouve deffous. Agitez l'onguent & confervez-le dans un pot.

Vertus. Ce topique eft émollient & réfolutif.

ONGUENT ÆGYPTIAC.

℞   Miel blanc   ℥ xiv
            Vinaigre très-fort   ℥ vij
            Verd-de-gris pulvérifé ℥ v
Mettez ces trois fubftances enfemble dans une baffine de cuivre. F. bouillir fur un feu modéré

en remuant fans difcontinuer avec une fpatule
de bois jufqu'à ce que le mélange ceffe de fe
gonfler & qu'il acquiere une couleur rouge. Retirez alors du feu , mettez dans un pot pour
l'ufage.

Vertus. Cet onguent eft confomptif, il modere l'excroiffance des chairs.

ONGUENT ANODIN.

℞   Feuilles de fureau,
     de jufquiame,
     de morelle,
    de ftramonium aa poig. j
    Sain-doux   ℔ iij

F. cuire ces feuilles dans le fain - doux
jufqu'à ce qu'elles ceffent de pétiller. Laiffez
à moitié refroidir. Paffez. Gardez pour
l'ufage.

ONGUENT BASILICUM.

℞   Poix noire,
   Réfine,
   Cire jaune   aa ʒ xij
   Huile d'olive   ℔ iij

M. le tout dans une baffine. F. liquéfier ; paffez
l'onguent au travers d'un linge & confervez dans
un pot.

Vertus. Cet onguent eft maturatif, propre à
faire fuppurer les plaies & à procurer la maturité des tumeurs.

ONGUENT BLANC DE RHASIS.

℞ Cire blanche   ʒ iij
   Huile d'olive   ʒ xij

F. diffoudre la cire dans l'huile. Coulez le
mélange dans un mortier de marbre. Agitez juf-

qu'à ce qu'il foit refroidi & qu'il ne paroiffe
aucuns grumeaux, alors incorporez-y

Blanc de cérufe préparé   ℥ iij

Agitez le mélange jufqu'à ce qu'il foit exact.
Confervez cet onguent dans un pot. On y ajoute
du vinaigre & du camphre felon le befoin &
& l'indication. Les droguiftes font cet onguent
avec de la craie & de la graiffe.

Vertus. Cet onguent eft un topique, defficatif & rafraîchiffant.

ONGUENT BRUN.

℞   Onguent bafilicum   ℥ iv
         Précipité rouge   ℈ iv

M. le tout dans un mortier de fer. Confervez
ce mélange dans un pot.

Vertus. Cet onguent eft confomptif, propre
à ronger les chairs fongueufes.

ONGUENT DESSICATIF.

℞   Huile rofat   ℔ iij
       Cire blanche   ℥ ix
       Cérufe de Venife   ℔ j
       Camphre   ℥ j

Coupez la cire en petits morceaux. F. fondre
par un feu lent dans l'huile rofat. M. avec la
cérufe que vous aurez pulvérifée fubtilement &
avec le camphre que vous aurez diffous dans
l'huile rofat. Agitez l'onguent jufqu'à entiere
incorporation & jufqu'à bonne confiftance. Gardez pour l'ufage.

ONGUENT MARTIATUM.

℞   Racines récentes d'aunée
        Valériane,
        Bardane   aa ℥ iij

Feuilles récentes d'abfinthe,
    Auronne,
    Calament,
    Coq de jardin,
    Marjolaine,
    Menthe d'eau,
    Bafilic,
    Sauge,
    Sureau,   ãa ʒ iij
    Laurier,
    Romarin,
    Rhue   ãa ʒ vj
Semences de cumin,
    Fenugrec,
    Ortie major   ãa ʒ ß
Fleurs de camomille,
    Mélilot,
    Lavande,
    Mille-pertuis   ãa ʒ j
    Huile d'olive   ℔ viij

Contufez toutes ces fubftances dans un mortier de marbre avec un pilon de bois. Mettez
avec l'huile dans un vaiffeau clos. F. macérer
fur les cendres chaudes pendant douze heures.
Coulez avec forte expreffion. Laiffez dépofer
l'huile pour la féparer de fes feces. Mettez-la
dans une baffine avec

    Cire jaune   ℔ ij
    Axonge d'ours,
      d'oie,
    Moelle de cerf, (*)   ãa ʒ iv
    Styrax liquide   .ʒ ij
    Réfine élémi   ʒ j

Ces fubftances étant liquéfiées, paffez le mé-

(*) Au lieu d'axonge d'ours, d'oie & moelle de cerf, on peut
mettre à leur place de la graiffe de porc.

lange au travers d'un linge à l'effet de féparer quelques impuretés qui fe trouvent dans la réfine & dans le ftyrax. Laiffez dépofer cet onguent, tirez par inclination. Agitéz. Lorfqu'il commence à fe figer, ajoutez

Huile épaiffe de mufcade	℥ ß
Baume noir du Pérou	℥ ij
Baume de Copahu,	
Maftic en larmes pulvérifé	aa ℥ j

Agitez cet onguent avec un pilon de bois juf-qu'à ce qu'il foit entiérement refroidi. Confervez dans un pot pour l'ufage.

Vertus. Cet onguent eft réfolutif & conve-nable dans les douleurs.

ONGUENT DE LAURIER.

℞ Baies de laurier récentes & mûres,	
Graiffe de porc	aa ℔ ij

Ecrafez les baies dans un mortier de marbre avec un pilon de bois. F. macérer au b. m. pen-dant huit ou dix heures dans un vaiffeau clos qui contiendra la graiffe. Paffez avec expreffion. F. fondre afin d'épurer, & confervez dans un pot.

Vertus. Cet onguent eft réfolutif, recommandé dans les douleurs des nerfs & des ligamens.

ONGUENT DE LA MERE.

℞ Graiffe de porc,	
Beurre,	
Cire,	
Suif de mouton,	
Litharge préparée	aa ℔ j
Huile d'olive	℔ ij

Mettez toutes ces fubftances dans une baffine à l'exception de la litharge. F. chauffer jufqu'à ce qu'elles fument ; dans cet état, elles ont un degré de chaleur confidérable ; ajoutez alors la litharge bien feche.

Remuez ce mélange avec une fpatule de bois jufqu'à ce que la litharge foit entiérement diffoute, ce qui demande environ un quart d'heure. F. néanmoins chauffer ce mélange jufqu'à ce qu'il ait acquis une couleur brune tirant fur le noir ; laiffez refroidir à demi, coulez dans un pot tandis qu'il eft encore liquide.

Vertus. Il eft émollient & defficatif, propre à faire cicatrifer les plaies.

ONGUENT MONDIFICATIF D'ACHE.

℞ Feuilles récentes d'ache   ℔ j
     Nicotiane,
     Joubarbe major,
     Morelle   ãa ℥ viij
     Abfinthe,
     Aigremoine,
     Bétoine,
     Chelidoine major,
     Marrube,
     Mille-feuille,
     Pimprenelle,
     Plantain,
     Brunelle,
     Pervenche,
     Mouron,
     Scordium,
     Véronique,
  Sommités de petite centaurée ãa ℥ ij
  Racines récentes d'ariftoloche
      mineure,
     Souchet long,
     Glaïeul,
  Scrofulaire majeure   ãa ℥ ij

Suif de mouton   ℔ ß

Huile d'olive   ℔ iv

F. liquéfier le fuif de mouton dans l'huile. Ajoutez les herbes & les racines écrafées dans un mortier de marbre. F. cuire ce mélange jufqu'à confomption d'une grande partie de l'humidité & jufqu'à l'entier amortiffement des plantes. Coulez avec expreffion. Laiffez dépofer le mélange d'huile & de fuif, afin de les féparer des feces, ajoutez alors.

Cire jaune   ℥ xij

Poix réfine,

Térébenthine   aͣa ℥ v

F. liquéfier ces fubftances à une chaleur moderée ; paffez le mélange de nouveau au travers d'un linge pour féparer quelques impuretés qui fe trouvent dans la poix réfine. L'onguent étant prefque refroidi, ajoutez-y

Aloès ,

Myrrhe en poudre   aͣa ℥ j

M. Ces poudres exaclement, formez un onguent que vous conferverez dans un pot.

Vertus. Il eft propre à déterger & à mondifier les ulceres.

ONGUENT MONDIFICATIF DE RÉSINE.

℞   Huile commune   ℔ j

Réfine,

Térébenthine ,

Miel commun   aͣa ℔ ß

Cire jaune   ℥ iij

Myrrhe ,

Sarcocolle ,

Farine de lin ,

     Fenugrec,

Encens,

Maftic   aͣa ℥ j

Coupez la cire & la réfine en petits morceaux.
F. fondre dans l'huile fur un fort petit feu, féparez
& rejettez les impuretés. Agitez l'onguent avec
un pilon de bois jufqu'à ce qu'il foit à moitié refroidi. Ajoutez le miel & la térébenthine, enfuite
les farines de lin & de fenugrec & les gommes
fubtilement pulvérifées. Incorporez le tout.

Vertus. Cet onguent tient lieu dans la pratique du mondificatif d'ache. Il eft comme le
précédent propre à mondifier les ulceres.

ONGUENT NERVIN.

℞

Onguent d'althæa	℥ iij
Cire	℥ j ß
Graiffe d'oie	℥ ij
de chien,	
de renard	ãa ℥ j
Huile de camomille,	
de vers	ãa ℥ ij
de laurier,	
d'afpic	ãa ℥ j
d'euphorbe,	
de pétrole	ãa ℥ ß

Faites un onguent felon l'art.

On mettra fondre la cire coupée par petits
morceaux dans les huiles de camomille, de
vers & d'euphorbe. On y mêlera hors du feu
l'onguent & les graiffes, ainfi que les huiles
de laurier, d'afpic & de pétrole. Il en réfultera
un onguent que l'on gardera pour le befoin.

Vertus. Il eft fortifiant. On en frotte les parties malades.

ONGUENT DE NICOTIANE.

℞

Feuilles récentes de nicotiane,	
Axonge de porc	ãa ℔ j

Coupez menu les feuilles. Mettez dans une baffine avec la graiffe. F. chauffer ce mélange fur un feu modéré pour faire diffiper une grande partie de l'humidité des plantes. Paffez avec expreffion. F. fondre pour dépurer & confervez dans un pot.

Vertus. C'eft un onguent vulnéraire & mondificatif.

ONGUENT NUTRITUM.

℞	Litharge pulvérifée	℥ vj
	Huile d'olive	℥ xij
	Vinaigre très-fort	℥ viij

Mettez dans un mortier de marbre la litharge réduite en poudre très-fine avec un peu d'huile & de vinaigre ; triturez ce mélange avec un pilon de verre jufqu'à ce que ces liqueurs foient bien incorporées. Continuez à triturer la matiere en ajoutant peu à peu & alternativement de l'huile & du vinaigre jufqu'à ce que tout foit employé ; que le mélange foit bien lié & enfin qu'il ne fe fépare rien par le repos. Confervez dans un pot pour l'ufage.

Vertus. C'eft un onguent defficatif, rafraîchiffant, convenable dans les brûlures & les excoriations.

ONGUENT DE PIED.

℞	Huile d'olive,	
	Cire jaune,	
	Sain-doux,	
	Térébenthine,	
	Miel commun	ãã f. q.

F. fondre à un feu doux la cire & le fain-doux dans l'huile, ajoutez en retirant du feu la térébenthine & le miel. M. jufqu'à entiere confiftance d'onguent. On doit en oindre toute la couronne.

ONGUENT DE POMPHOLIX.

℞   Huile d'olive   ℥ x
      Suc dépuré de morelle   ℥ iv

F. cuire à petit feu jusqu'à ce que le suc soit réduit en extrait, ayant soin de remuer sans discontinuer afin qu'il ne s'attache point au fond de la baffine.

Ajoutez ensuite
      Cire blanche   ℥ ij ß

La cire étant fondue tirez le vaisseau hors du feu. Incorporez-y les substances suivantes réduites en poudre fine.

      Fleurs de zinc
      Plomb calciné par le soufre ãã ℥ j
      Blanc de céruse préparé   ℥ ij

L'onguent étant presque refroidi
Ajoutez   Oliban pulvérisé   ℥ j

Agitez l'onguent avec un pilon de bois, jusqu'à ce que le mélange soit bien exact. Si vous agitez long-tems, la couleur en sera plus foncée à cause du plomb calciné par le soufre qui est fort noir & qui étant mieux mêlé par une longue agitation brunit davantage la couleur.

Vertus. Il est defficatif & cicatrifant.

ONGUENT POPULEUM.

℞   Germes de peuplier   ℔ j ß
      Axonge de porc   ℔ iij

F. liquéfier la graiffe dans une baffine ; versez-la dans un pot de grès qui contiendra les germes. Remuez le mélange afin de bien imbiber le peuplier. Couvrez le pot ; conservez ce mélange jusqu'à ce que la faifon foit plus avancée & que vous puiffiez vous procurer les plantes fuivantes.

Feuilles récentes de pavots noirs,
    Mandragore
    Jufquiame ,
    Joubarbe major ,
    Joubarbe minor ,
    Laitues ,
    Bardane ,
    Violier ,
    Orpin ,
    Ronce $\tilde{a}a$ ℥ iij
Feuilles de morelle   ℔ j

Contufez toutes ces plantes ; mettez-les dans une baffine avec les germes de peuplier. Faites chauffer ce mélange en le remuant fans difcontinuer jufqu'à évaporation de la moitié ou des trois quarts de l'humidité des plantes. Paffez l'onguent au travers d'un linge avec forte expreffion. Laiffez figer. Séparez-le de l'humidité qui fe trouve deffous. Faites liquéfier de nouveau ; dépurez & confervez dans un pot. Cet onguent fe fait, comme on peut le voir en deux tems , parce que les germes de peuplier ne croiffent qu'au printems , & long-tems avant qu'on puiffe avoir les autres plantes.

Vertus. Cet onguent eft émollient & calmant.

ONGUENT DE STYRAX.

℞   Huile de noix   ℔ j ß
    Styrax liquide   ℔ j ℥ iv
    Colophone   ℔ j ℥ xiv
    Gomme élémi ,
    Cire jaune $\tilde{a}a$ ℥ xv

F. liquéfier ces matieres enfemble à l'exception du ftyrax liquide que vous ne mettrez que fur la fin. Coulez cet onguent au travers d'un
                              linge

linge. Laissez-le figer tranquillement, afin de faire déposer un sédiment d'impuretés qui viennent du styrax liquide. Alors raclez cet onguent avec une spatule, en prenant garde de mêler la portion inférieure qui est sale. Agitez l'onguent avec un pilon de bois.

Vertus. Il est antiputride, propre à arrêter les progrès de la pourriture dans les ulceres.

ONGUENT DE TUTIE.

℞ Tutie préparée   ℥ ij
  Beurre récent,
  Onguent rosat   ãa ℥ ß

Triturez ces matieres dans un mortier de marbre jusqu'à ce que le mélange soit exact.

Il faut que la tutie soit réduite en poudre impalpable.

Vertus. Cet onguent est dessicatif, convenable dans les ulcérations des bords des paupieres, &c, &c.

ORVIÉTAN.

℞ Racines de dompte-venin,
   Carline,
   Angélique,
   Antora,
   Enula campana,
   Vipérine de Virginie,
   Petasite,
   Valériane,
   Fraxinelle   ãa ℥ iij
  Canelle,
  Girofle   ãa ℥ ß
  Laudanum   ℥ vj
  Sel volatil de vipere   ℥ vij

S

Feuilles de dictame,
Scordium,
Rhue   ãa ℥ iv
Myrrhe,
Terre sigillée préparée,
Soufre jaune préparé   ãa ℥ j
Galbanum   ℥ j ß
Safran   ℥ ij
Huile rectifiée de succin,
   de citron   ãa ℥ j ß
Viperes   ℥ ij
Extrait de genièvre   ℔ x
Vin d'Espagne   f. q.

Pulvérisez tout ce qui peut l'être. F. liquéfier le galbanum au b. m. avec un peu de vin d'Espagne. Ajoutez peu à peu l'extrait de genièvre qu'on liquéfie à une douce chaleur & ensuite la poudre. Formez du tout un électuaire que vous conserverez dans un pot.

Vertus. Ce remede est alexipharmaque, propre à résister au venin ; on le donne à l'animal à la dose de ℥ j à ℥ ij, & pour l'homme de ℈ j à ℥ ß.

O X Y M E L *simple.*

℞   Miel blanc Gatinois   ℥ viij
       Vinaigre blanc   ℥ iv

Mettez le miel & le vinaigre dans un poêlon. Faites cuire ensemble par le moyen d'une douce chaleur jusqu'à consistance de sirop ayant soin d'enlever l'écume qui se forme au premier bouillon.

Vertus. Ce remede est un béchique incisif. La dose est pour l'animal de ℥ ij à ℥ iv, & pour l'homme de ℈ ß à ℥ j.

OXYMEL *fcillitique.*

℞
Bon miel écumé ℔ iv
Vinaigre fcillitique ℔ ij

Donnez quelques bouillons, faites cuire à fort petit feu jufqu'à une bonne confiftance.

Vertus. Il eft carminatif, atténuant, déterfif, béchique incifif, digeftif, laxatif, antiafthmatique &c, à la dofe pour l'homme de ʒ j à ℥ ß, & pour l'animal de ℥ j à ℥ iv.

PANACÉE MERCURIELLE.

Préparation de Chimie.

C'eft un fublimé de mercure dulcifié par beaucoup de fublimations & par l'efprit de vin.

Vertus. La panacée mercuriclle eft un fialogogue, un fondant, un diaphorétique, un antipforique, un vermifuge ; elle eft propre à toutes les maladies de la peau. On la donne à l'homme depuis grains vj à ℈ j , & à l'animal depuis ʒ j à ʒ iij.

PHILONIUM ROMANUM.

℞
Poivre blanc ,
Semences de jufquiame blan-
che ā̃ā ʒ v
d'Ache ,
Caftor ,
Coftus ā̃ā ʒ j
Nard Indique ,
Pyrèthre ,
Zedoaire ā̃ā gr. xv
Opium ʒ ij ß
Caffia-lignea ,
Canelle ā̃ā ʒ j ß
S ij

Semences de perfil ,
    de fenouil ,
      de daucus de Crete   ā̄a ℈ij
Safran ,   ℈j
Miel blanc écumé   ℥ix
Faites du tout un électuaire.

Vertus. Le philonium eſt calmant. On l'emploie pour les lavemens anodins dans les cas de
colique & de cours de ventre, à la doſe pour
l'animal de ℥ ß à ℥ j , & pour l'homme de
℈j à ʒj.

PIERRE ADMIRABLE *& ophtalmique.*

℞   Couperoſe blanche ,
            Bol fin ou d'Arménie   ā̄a ℔ij
            Alun de roche   ℔iij
            Litharge d'or ou d'argent   ℥ij
Pulvériſez le tout. Mettez dans un pot de
terre verniſſé contenant
            Eau commune   ℔vj

Faites cuire lentement & ſans flamme ſur un
petit feu de roue juſqu'à entiere évaporation
de l'eau ; la matiere étant abſolument ſeche,
retirez du feu, laiſſez refroidir.

Vertus. Plus cette pierre eſt gardée plus elle
ſe durcit. La doſe eſt de ℥ ß dans ℥ iv d'eau
commune. Elle s'y diſſout dans un quart d'heure
en remuant la bouteille & l'eau blanchit comme
du lait. On en mouille l'œil de l'animal ; on
en inſinue quelques gouttes du côté du grand
angle.

Elle n'eſt pas moins bonne pour l'œil humain.
On peut faire cette eau plus foible en dimi-
nuant la doſe de la pierre.

PIERRE MÉDICAMENTEUSE.

℞   Vitriol calciné à rougeur   ℥ ij
         Litharge,
         Alun,
         Bol   ãã ℥ iv

Mettez ce mélange dans un pot verniflé. Verfez deffus vinaigre fort jufqu'à ce qu'il furpaffe la matiere de deux doigts. Couvrez le pot, laiffez en digeftion pendant deux jours. Ajoutez enfuite

         Nitre   ℥ viij
         Sel ammoniac   ℥ ij

Placez le vafe fur le feu. F. confumer toute l'humidité. Calcinez la maffe qui reftera pendant environ une heure à grand feu.

Vertus. Cette pierre eft defficative, aftringente, vulnéraire, &c. On la diffout dans eau de plantain & d'eufraife gr. vij ou viij pour un collyre. La poudre étant extérieurement mife fur la plaie, elle arrête le fang &c.

POMMADE MERCURIELLE.

℞   Panne de cochon fraîche &
                 blanche   ℔ iij

Coupez en petits morceaux. F. tremper dans   Eau commune   f. q.

vingt-quatre heures en été & deux jours en hiver. Changez fouvent l'eau. Epluchez les filets & la peau de cette panne. F. fondre enfuite au b. m. Paffez, laiffant tomber la panne fondue dans de l'eau fraîche. Ramaffez lorfqu'elle eft congelée. F. égoutter, ajoutez s'il en eft befoin   Cire ou fuif   ℔ ß.

Pour donner plus de confiftance à la graiffe.

℞ enfuite cette même graiffe,

Mercure coulant   aa e. q.

Broyez enfemble jufqu'à l'entiere extinction du mercure, & pour faciliter cette extinction.

℞   Vieille pommade mercurielle, la cinquieme partie de ce que vous vous propofez d'en faire. Verfez peu à peu le mercure fur la vieille pommade, broyez jufqu'à ce qu'il foit éteint. Mettez enfuite de la graiffe nouvelle. M. bien le tout en broyant toujours dans le même fens.

POUDRE DE GUTTETE.

℞   Racines de pivoine mâle,
            de gui de chêne   aa ℥ ß.
        Crâne humain qui n'a pas été
            enterré,
        Ongle d'élan   aa ʒ iij
        Semences de bafilic,
            de pivoine   aa ʒ ij
        Fleurs de bétoine,
            de tillot   aa Ɖ iv

Pulvérifez les racines de pivoine mâle, de gui de chêne, le crâne humain & l'ongle d'élan, ainfi que les femences & les fleurs, après avoir néanmoins râpé le crâne & l'ongle. Mêlez & gardez pour l'ufage.

Vertus. Cette poudre eft antiépileptique, tempérante, antifpafmodique. La dofe pour l'homme eft de grains xx à ʒ j ß, & pour l'animal de ʒ ij à ℥ iij.

POUDRE DE SYMPATHIE.

La poudre de fympathie n'eft autre chofe que du vitriol romain expofé à l'ardeur du foleil pendant le beau tems & les plus grandes chaleurs. Lorſqu'il eſt devenu extrêmement blanc par la calcination que le ſoleil en fait, on en fait uſage.

Vertus. On s'en ſert pour guérir les plaies & arrêter le ſang. Tout ce que les Auteurs ont dit de cette poudre ne porte d'ailleurs que ſur des fondemens imaginaires.

PRÉCIPITÉ BLANC.

Opération de Chimie.

C'eſt un mercure diſſous par l'eſprit de nitre & précipité par le ſel marin en une poudre blanche.

Vertus. Ce précipité doit être très-blanc ; on ne s'en ſert qu'extérieurement. Il eſt cathérétique, deſſicatif, déterſif ; il entre dans pluſieurs onguens & pommades pour les maladies de la peau, dartres, gale, &c.

PRÉCIPITÉ ROUGE.

Opération de Chimie.

Il ne s'agit point ici de précipité, puiſqu'il ne s'en fait aucun & qu'il n'eſt queſtion que d'empreindre le mercure d'eſprit de nitre & de le calciner par le feu. Quoi qu'il en ſoit, ce mercure doit être enſuite de cette opération d'un beau rouge & en feuilles comme du talc.

Vertus. C'eſt un bon cathérétique propre à ronger les chairs baveuſes des vieux ulceres, il entre dans les onguens, &c.

SAFRAN DE MARS *apéritif.*

Préparation de Chimie.

Il eſt pluſieurs manieres de faire le ſafran de Mars apéritif.

Vertus. Le nom ou l'épithete qu'on lui accorde les défigne ; il eft tonique, défobftruant, on le donne dans des bols ou pilules appropriées à la dofe de ʒj à ʒvj à l'animal, & à l'homme à celle de grains x à Ɖij.

SEL D'ABSINTHE.

Faites rougir fur le feu pendant quelques heures des cendres d'abfinthe brûlées dans un pot de fer ou dans quelqu'autre vaiffeau commode. Remuez pour faire brûler l'huile qui fera reftée ; faites-le enfuite bouillir dans l'eau, paffez au papier gris, évaporez jufqu'à ficcité, & confervez le fel dans un vaiffeau bien bouché.

Vertus. Il eft fébrifuge, diurétique, apéritif, diffout les embarras glaireux. La dofe eft de Ɖij à ʒiij.

SEL DE DUOBUS.

Préparation de Chimie.

Le fel de Duobus n'eft autre chofe qu'un mélange égal de vitriol verd & de nitre pur qu'on fait fondre, évaporer & criftallifer ; ces criftaux doivent être très-blancs ; ils forment le fel de Duobus.

Vertus. Il eft diurétique, diaphorétique, apéritif, fondant. La dofe eft de ʒij à ʒj pour l'animal, & de ʒß à ʒij pour l'homme.

SEL DE PRUNELLE.

Voyez Criftal minéral.

SEL DE NITRE.

Salpêtre purifié qu'on fait fondre dans l'eau & qu'on fait criftallifer. Le nitre fe criftallife en aiguilles repréfentant des prifmes à fix faces dont les extrémités fe terminent en pointe. Mis fur la langue , il produit un fentiment de froid fuivi d'amertume. Il fe diffout dans l'eau commune. Il fe fond & devient fluide à la chaleur du feu. Si on lui joint, lorfqu'il eft rouge , des fubftances inflammables telles que la poudre de charbon , le foufre &c , il s'enflamme avec bruit & jette plufieurs étincelles vives & brillantes femblables à des éclairs.

Vertus. Il eft rafraîchiffant, apéritif , incifif , diurétique , antiphlogiftique , antiputride , antifpafmodique. On le donne à l'animal à la dofe de ℥ ß à ℥ iij , & à la dofe de ʒ ß à ʒ iij à l'homme.

S E L   S É D A T I F.

Préparation de Chimie.

Elle confifte dans la décompofition du borax dont on fépare le fel fédatif par fublimation & par criftallifation. Ce fel eft en forme de neige , folié & léger , doux au toucher , frais à la bouche , légérement amer , faifant un peu de bruit fous les dents & laiffant une petite impreffion d'acidité fur la langue. On ne diftingue celui qui eft fait par fublimation qu'en ce qu'il eft un peu plus léger que l'autre.

Vertus. Ce fel eft calmant, antifpafmodique, un peu fomnifere. La dofe eft de ʒ j à iv , pour l'animal , & pour l'homme de grains x à ʒ ß.

S E L   O U   S U C R E   *de Saturne.*

Préparation de Chimie.

La forme des criftaux de fel de Saturne a l'apparence de celle des criftaux du tartre vitriolé ; on doit le choifir brillant & le plus blanc qu'il eft poffible.

Vertus. Il eſt antiphlogiſtique , antiputride, déterſif, deſſicatif. La doſe eſt de ℈ ij à ʒ ij pour l'animal , & pour l'homme de grains j à iv. Il eſt plus uſité pour l'extérieur que pour l'intérieur.

SEL DE TAMARISC.

Le ſel de tamariſc ſe prépare de la même maniere que le ſel d'abſinthe.

Vertus. Il eſt déſobſtruant, apéritif, atténuant, fébrifuge. La doſe eſt de ʒ j à ʒ vj pour l'animal.

SEL VOLATIL *de ſuccin.*

Préparation de Chimie.

Le ſel volatil de ſuccin eſt antiſpaſmodique, apéritif &c. La doſe eſt depuis ʒ j à iv pour l'animal , & depuis grains viij juſqu'à xvj pour l'homme.

DES SIROPS.

Les ſirops ſont ſimples ou compoſés , les premiers ne ſe font qu'avec une ſorte de plante dont le ſirop retient le nom & on emploie à cet égard pour les uns la racine, pour les autres les feuilles ou les fleurs, ou les fruits.

De cette ſorte ſont les ſirops
   d'Oſeille feuilles,
   d'Epine-vinette fruits,
   de Pommes ſauvages ,
   d'Althæa racines ,
   de Capillaire feuilles,
   d'Eryſimum feuilles ,
   de Fumeterre feuilles ,
   d'Hyſope feuilles ,
   de Lierre terreſtre feuilles ,

de Pivoine racines & fleurs ,
de Rofes feches fleurs ,
de Stæchas &c. fleurs.

On peut préparer tous ces firops felon une
même méthode & telle que celle du firop
d'althæa.

S I R O P D' A L T H Æ A.

℞   Racines de guimauve récentes ℥ vj
   Eau commune   f. q.
   Miel commun   ℔ vj

Lavez à plufieurs reprifes les racines , effuyez
fortement pour enlever l'écorce , coupez par
tranches , faites bouillir fept ou huit minutes
dans eau environ ℔ iij ou iv. Séparez les racines de la décoction , ajoutez le miel , clarifiez
avec les blancs d'œufs, faites cuire jufqu'à confiftance convenable ayant foin d'écumer , paffez
lorfque la cuiffon eft fuffifante.

 Vertus. Ce firop eft béchique , très-adoucif-
fant, antiafthmatique , diurétique ; on le donne
à l'homme à la dofe de ℥ ß à ℥ ij , & à l'animal
à la dofe de ℥ ij à ℥ vj.

 Vertus du firop de Stæchas. Il eft céphalique ,
fortifiant , nervin, ftomachique , atténuant , diaphorétique. La dofe eft de ℥ ij à ℥ vj.

 Vertus du firop d'hyfope. Il eft béchique
incifif , défobftruant , diurétique ; & la dofe eft
de ℥ j à ℥ vj.

 Vertus du firop de capillaire. Il eft adouciffant,
tempérant , diurétique , apéritif, béchique incifif ; la dofe eft de ℥ ij à ℥ vj.

 Vertus du firop de lierre terreftre. Il eft incifif,
expectorant , antiafthmatique , déterfif, fudorifique. La dofe eft de ℥ j à ℥ vj.

Vertus du sirop de pivoine. Il est calmant, antispasmodique, antiépileptique, diurétique, &c. La dose est de ℥ ij à ℥ vj.

Vertus du sirop de fumeterre. Il est antipsorique, dépuratoire, diurétique, vermifuge. La dose est de ℥ ij à ℥ vj.

Vertus du sirop de roses seches. Il est astringent, fortifiant, stomachique, détersif. La dose est de ℥ j à ℥ vj.

Vertus du sirop d'érysimum. Il est atténuant, béchique incisif, il provoque le lait. On le donne à l'animal à la dose de ℥ j à ℥ vj, & à l'homme depuis ℥ ß à ℥ j.

SIROP DE DIACODE.

℞ Têtes de pavots blancs, mûres, seches & dont on aura ôté les semences ℔ j

Hachez-les bien menu & faites les bouillir dans ℔ xxiv d'eau jusqu'à ce qu'elles soient parfaitement amollies ; passez la décoction en exprimant le marc à la presse & clarifiez ; faites évaporer cette décoction au b. m. jusqu'à ce qu'elle soit réduite à quatre livres, ajoutez alors ℔ iv de miel & continuez la cuisson jusqu'à ce que le sirop soit fait.

Vertus. Il est calmant, anodin, expectorant, somnifere, antispasmodique, sudorifique. La dose est de ℥ ij à ℥ vj pour l'animal.

DES SIROPS COMPOSÉS.

Les sirops composés sont ceux qui se font avec plusieurs plantes & demandent chacun une formule particuliere, tels sont les sirops des cinq racines apéritives, de chicorée composé, & de symphitum.

Sirop *des cinq racines apéritives.*

℞   Racines d'ache,
      Fenouil,
      Perſil,
      Aſperges,
      Petit houx   ãa ℥j

Faites bouillir artiſtement dans ℔ iv d'eau com‑
mune juſqu'à conſomption d'un tiers. Coulez
enſuite la décoction & l'exprimez, puis diſſol‑
vez dans la colature
     Miel   ℔ iij
Cuiſez le tout en ſirop ſuivant l'art.

Vertus. Il eſt apéritif, diurétique, propre à
enlever les obſtructions des viſceres du bas ven‑
tre. La doſe eſt de ℥ ij à ℥ vj pour l'animal.

Sirop *de chicorée compoſé.*

℞   Rhubarbe choiſie & coupée par
      petits morceaux   ℥ iij
     Suc de chicorée   ℥ vj

Faites infuſer pendant vingt‑quatre heures
dans ℔ iv d'eau de chicorée diſtillée. F. enſuite
bouillir cette infuſion légérement, & l'ayant
coulée & exprimée, elle ſera clarifiée par réſi‑
dence & filtration, enſuite évaporée à petit feu
juſqu'à conſiſtance de ſirop ; enfin on mêlera
exactement avec ℔ iv de ſirop de chicorée
ſimple qui lui donnera ſa derniere perfection.

On mettra dans un pot verniſſé la rhubarbe
coupée par petits morceaux avec le ſuc de chi‑
corée ; on verſera deſſus l'eau de chicorée toute
bouillante ; on bouchera le pot & on laiſſera
tremper la matiere ſur les cendres chaudes pen‑
dant vingt‑quatre heures ; on la fera enſuite

bouillir légérement ; on coulera l'infufion avec forte expreffion ; fi le marc de la rhubarbe eft encore teint , on le fera infufer de nouveau dans d'autre eau de chicorée trois ou quatre heures, & l'ayant fait bouillir deux ou trois bouillons on coulera l'infufion comme ci-devant ; on mê-lera les colatures & on les laiffera repofer quel-ques heures afin qu'elles fe dépurent de leur partie groffiere qui tombera au fond ; on les filtrera par des languettes de drap , ou bien on les paffera par un blanchet ; on mettra cette teinture ainfi purifiée dans un plat de terre ver-niffé & par un petit feu on en fera évaporer l'humidité jufqu'à confiftance de firop ; alors on péfera quatre livres de firop de chicorée , on le fera bouillir cinq ou fix bouillons dans une baf-fine afin qu'il foit cuit dans une confiftance plus épaiffe qu'à l'ordinaire , & ayant retiré la baf-fine de deffus le feu , on le décuira en y met-tant exactement la teinture de rhubarbe épaiffe, puis on gardera ce firop.

Vertus. Il eft purgatif, aftringent , apéritif, & vermifuge. La dofe eft de ℥j à ℥ viij (*).

SIROP *de Symphitum ou de confoude.*

℞   Racines & fommités , de grande
& petite confoude   āā poig. iij
Rofes rouges ,
Bétoine ,
Plantain ,
Pimprenelle ,
Renouée ,
Scabieufe ,
Pas d'âne   āā poig. ij

(*) On peut faire un firop de chicorée fimple en mêlant le fuc de chicorée avec du miel & y procéder comme aux autres firops.

Tirez le fuc de toutes ces plantes & l'épu-
rez, puis mêlez-y

    Miel   ℔ ij ß

Cuifez en firop felon l'art.

On choifira les plantes belles, fucculentes,
cueillies dans leur vigueur. On les nettoiera, on
les coupera, & on les pilera bien dans un mortier de marbre, en commençant par les racines ;
on les laiffera ainfi pilées toutes enfemble dans
un mortier en digeftion à froid pendant dix à
douze heures afin que leur fubftance vifqueufe
fe raréfie, enfuite on les exprimera pour en
avoir le fuc qu'on dépurera en le faifant bouillir
un bouillon, & le paffant plufieurs fois par un
blanchet ; après quoi on le mêlera avec le miel &
on fera cuire le mélange en confiftance de firop.

Vertus. Il eft aftringent, béchique, incraffant,
déterfif, confolidant, adouciffant, diurétique.
La dofe eft de ℥ ij à ℥ vj pour l'animal.

SUBLIMÉ CORROSIF.
Préparation de Chimie.

Le fublimé corrofif eft une maffe blanche,
criftalline, compofée de mercure uni à une
quantité d'acide marin, tellement furabondante
qu'il en eft devenu un corroffif très-puiffant.

On doit choifir le fublimé bien blanc, le plus
brillant, le moins pefant, le moins compact
qu'il eft poffible ; rejetter celui qui eft pefant,
rempli de miroirs &c.

Pour connoître la bonté du fublimé on doit
y jetter quelques gouttes d'huile de tartre par
défaillance, ou le frotter avec tant foit peu de
fel de tartre ; s'il jaunit c'eft une marque infaillible qu'il eft bon & de la qualité requife ; au
contraire s'il noircit il ne faut pas l'acheter.

Vertus. Le fublimé corrofif eft un poifon vio̾ lent ; on a néanmoins tenté de le donner inté- rieurement de nos jours , & un Médecin illuſtre & célebre (*) l'a employé avec fuccès contre les maladies vénériennes.

On s'en fert extérieurement pour ronger les chairs , il entre dans plufieurs compofitions , il eſt auſſi en ufage pour les maladies de la peau &c.

TARTRE VITRIOLÉ.

Préparation de Chimie.

C'eſt un fel de tartre empreint des acides de l'efprit de vitriol.

Vertus. Il eſt incifif, digeſtif, apéritif, défob̾ ſtruant , diurétique ; on le mêle avec d'autres re̾ medes apéritifs , à la dofe de ʒj à ʒiv pour l'ani- mal , on le donne à l'homme à la dofe de grains x à xxx.

TEINTURE ANODINE.

Cette teinture n'eſt autre chofe que du lau- danum qu'on fait diffoudre dans de l'eau de vie ou de l'efprit de vin.

Vertus. Elle eſt anodine , fomnifere , calman̾ te , antifpaſmodique , diaphorétique ; la dofe eſt intérieurement pour l'animal de gouttes xxx à ʒij , & pour l'homme de gouttes iv à xx dans quelque liqueur appropriée.

TEINTURE DE CAMPHRE.

℞   Camphre   f. q.

Faites diffoudre dans l'eau de vie ou l'efprit de vin. On en met environ ℥ß à ℥j dans ℔ij de liqueur plus ou moins , fuivant qu'on veut

(*) M. le Baron de Swieten.

faire

faire la teinture plus ou moins forte. On diſſout au reſte le camphre en triturant peu à peu & en augmentant inſenſiblement la liqueur à meſure de trituration.

Vertus. Cette teinture eſt tempérante, antiphlogiſtique, antiputride, propre dans les maladies épidémiques, dans le ſpaſme. La doſe eſt de ʒj à ʒiv pour l'animal, on en donne à l'homme gouttes xij à ʒ ſs. On l'emploie auſſi dans les gargariſmes; elle eſt réſolutive, & réſiſte à la gangrene.

TEINTURE DE CASTOREUM.

℞ Caſtor de Ruſſie en poudre ℥ij
Eau de vie ℔ij

Laiſſez en digeſtion pendant dix jours dans un vaiſſeau de verre bien bouché ſans le chauffer, & paſſez la teinture.

Vertus. Elle eſt antiſpaſmodique, antiépileptique &c. La doſe pour l'animal eſt de ʒj à ʒiv, & pour l'homme de gouttes x à ʒ ſs dans une liqueur appropriée.

TEINTURE DE MYRRHE.

℞ Myrrhe choiſie & écraſée ℥iv
Mettez dans un vaiſſeau de verre, & verſez par-deſſus
bon Eſprit de vin ℥xij

Laiſſez en digeſtion pendant pluſieurs jours en remuant de tems en tems, le vaſe étant bien bouché. Laiſſez enſuite ſur le marc & tirez au beſoin par inclination.

C'eſt ainſi qu'on prépare la teinture d'aloès, de ſafran, de cochenille &c.

Vertus. Cette teinture eſt un topique antiputride propre à favoriſer l'exfoliation des os.

T

Elle fe donne auffi intérieurement comme ftomachique & carminative, à la dofe pour l'animal
de ʒj à ʒij, & pour l'homme de gouttes x
à xx.

THÉRIAQUE.

Voyez les Pharmacopées.

Vertus. La thériaque eft un antidote contre
les maladies contagieufes ; elle eft cordiale, alexipharmaque, fudorifique, fomnifere, antiafthmatique, vermifuge &c. La dofe pour l'animal eft
de ʒ ß à ʒ iij, & pour l'homme de ℈j à ʒj.

TROCHISQUES *alhandal* ou *de coloquinte.*

℞ Pulpe de bonne coloquinte mondée f. q.
Incifez-la par parcelles, en l'arrofant après de
quelques gouttes d'huile d'amandes douces, pour
en faire une poudre fubtile ; formez-en une maffe
avec le mucilage de gomme adragant pour en
faire des trochifques que vous ferez fécher à
l'ombre : remettez-les enfuite en poudre fine ;
incorporez une feconde fois avec le mucilage de
gomme adragant, pour en former d'autres trochifques que vous ferez fécher à l'ombre, &
gardez pour le befoin.

Vertus. Ces trochifques font purgatifs & évacuent les humeurs vifqueufes & épaiffes. La dofe
eft de ℈ iij à ʒ ß pour l'animal. On les donne
à l'homme à la dofe de grains ij à ℈ ß en pilules.

TROCHISQUES *blancs de rhafis.*

℞	Blanc de cérufe	ʒ x
	Sarcocolle	ʒ iij
	Amidon	ʒ ij
	Gomme Arabique,	
	Gomme adragant	ãã ʒj

Pulvérifez la cérufe en en frottant légérement un pain fur un tamis de crin que vous aurez pofé fur une feuille de papier ; continuez le frottement jufqu'à ce que vous en ayez affez ; mettez l'amidon, ajoutez les autres fubftances, réduifez en poudre. Humeétez le tout avec f. q. d'eau rofe, formez-en une pâte ferme que vous diviferez par petits trochifques longuets en forme de grains d'avoine.

Vertus. Ces trochifques font antiphlogiftiques, aftringens, defficatifs, on s'en fert dans les collyres, injeétions & onguens ; on y ajoute de l'opium quand il eft néceffaire.

Trochisques *caufliques.*

℞   Cendres gravelées,
       Chaux vive   ãa ℥j
       Sublimé corrofif,
       Encens mâle   ãa ℥ iij
       Eau rofe   f. q.

Faites un mélange de toutes les poudres, verfez deffus une certaine quantité d'eau rofe, pour donner une confiftance de pâte ; formez-en des trochifques de différente forme & de différente groffeur, laiffez fécher & gardez pour l'ufage.

Trochisques *de minio.*

℞   Mie de pain   ℥j
       Sublimé corrofif   ℨ ij
       Minium   ℨ j
       Eau rofe   f. q.

F. bien fécher la mie de pain, pulvérifez-la ; mêlez-la enfuite avec les poudres de fublimé & de minium. Arrofez ce mélange avec une certaine quantité d'eau rofe, formez des trochifques.

Vertus. Ceux-ci font cathérétiques comme les précédens.

VIN ÉMÉTIQUE.

℞　　　Foie d'antimoine　　　℥ vij
　　　Vin blanc　　　　　　　℔ j

Mettez le tout dans une bouteille bien bouchée, agitez trois ou quatre fois par jour. Laiffez en infufion à froid dix ou douze jours & confervez-le fur fon marc.

Vertus. Cette liqueur eft vomitive pour l'homme & à peine purgative pour le cheval. On la donne pour celui-ci à la dofe de ℥ iv à ℥ vj, & pour l'homme de ʒ j à ʒ iij. On s'en fert auffi dans des lavemens ftimulans & dans des collyres réfolutifs.

VINAIGRE ROSAT.

℞　　　Rofes rouges　　　　℔ j
Coupez les onglets.
　　　Fort vinaigre　　　　　℔ viij

Mettez le tout dans de grandes bouteilles de verre, faites infufer au foleil durant quinze jours ou trois femaines. Coulez & exprimez cette infufion pour la remettre dans les mêmes vaiffeaux avec la même quantité de rofes; faites infufer de nouveau au foleil encore autant de tems, coulez & exprimez une feconde fois, & votre vinaigre rofat fera fait; vous le garderez pour l'ufage.

Vertus. Il eft incifif, il déterge, tempere, il eft vermifuge, propre dans les fuperpurgations, antiphlogiftique, antiputride, & réfifte au mauvais air. La dofe eft de ℥ ij à ℥ vj pour l'animal, & d'une cuillerée à trois pour l'homme.

VINAIGRE *de Saturne.*

Préparation de Chimie.

Un vinaigre empreint de quelque préparation de plomb que ce foit eft dit vinaigre de Saturne.

Vertus. Il eft rafraîchiffant, répercuffif, antiphlogiftique, réfolutif, déterfif, defficatif; on en fait des lotions, des gargarifmes, des injections &c. on le mêle dans l'eau ou dans quelque décoction convenable.

VINAIGRE *de fureau.*

℞   Fleurs de fureau deffechées   ℔ j
         Fort vinaigre   ℔ iv

Mettez le tout dans un vaiffeau de verre bien bouché que vous expoferez au foleil pendant dix-huit à vingt jours; enfuite coulez & exprimez la liqueur que vous mêlerez avec pareille quantité de fleurs & que vous expoferez au foleil comme la premiere fois durant le même efpace de tems; faites la colature & exprimez le tout de nouveau, afin de garder pour l'ufage.

On pourra préparer de même le vinaigre de girofle, de romarin, de fauge, de fouci &c.

On fera fécher à demi des fleurs de fureau lorfqu'elles font dans leur vigueur. On les mettra dans une grande bouteille de verre; on verfera le vinaigre par-deffus; on bouchera la bouteille & on l'expofera au foleil pendant dix-huit à vingt jours; on coulera la liqueur avec expreffion; on mettra dans la bouteille autant de nouvelles fleurs de fureau féchées, on y verfera auparavant l'infufion coulée, on remettra en digeftion au foleil comme auparavant, & on coulera la liqueur pour s'en fervir.

Vertus. Ce vinaigre eft incifif, déterfif, alexitere. La dofe eft de ℥ j à ℥ iv, & dans certaines circonftances jufqu'à ℔ iij pour l'animal;
à l'égard de l'homme la dofe eft de ʒ ij à ℥ ß.

VINAIGRE THÉRIACAL.

℞   Racines d'angélique,
            Grande valériane,
            Méum athamantique,
            Impératoire,
            Gentiane,
            Dompte-venin,
            Carline,
            Zedoaire,
            Tormentille,
            Biftorte   ãa ℥ j ß
        Ecorce de citrons,
        Leur femence feche,
        Baies de genièvre,
        Petit cardamome   ãa ℥ j
        Feuilles de rhue,
            Scordium,
            Dictame de Candie,
            Chardon bénit,
            Petite centaurée,
            Fleurs d'orange,
            Rofes rouges   ãa poig. j

Broyez les racines & les femences groffiérement ; mettez-les avec les feuilles découpées auparavant dans une bouteille de verre affez grande ; verfez par-deffus ℔ xij de très-fort vinaigre ; bouchez la bouteille & l'expofez au foleil
l'efpace de quarante jours, remuez & agitez fouvent ; après quoi coulez, paffez & exprimez le
tout, & vous aurez le vinaigre thériacal que

vous conferverez dans des bouteilles de verre pour l'ufage.

Vertus. Il eft antipeftilentiel , propre pour les maladies épidémiques ; il réfifte au venin & au mauvais air ; il eft antiputride , vermifuge , carminatif, fudorifique. La dofe eft de ℥ iij à ℥ vj pour l'animal , & d'une demi-cuillerée pour l'homme à deux cuillerées (*).

VITRIOL DE MARS.

Préparation de Chimie.

Vertus. Il eft apéritif, atténuant, défobftruant. La dofe eft de ʒ ij à ℥ j pour l'animal , & de grains vj à ℈ j pour l'homme dans quelque liqueur appropriée.

(*) On peut faire un vinaigre thériacal dans l'inftant en mêlant de la thériaque avec du bon vinaigre ; on peut le fubftituer au vinaigre thériacal ci-deffus décrit & le donner à la même dofe.

F I N.

On trouvera l'*Approbation* & le *Privilege* dans les *Démonftrations Elémentaires de Botanique à l'ufage des Eleves de l'Ecole Royale Vétérinaire*, qu'on publiera inceffamment.

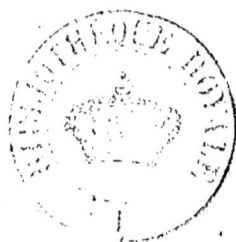

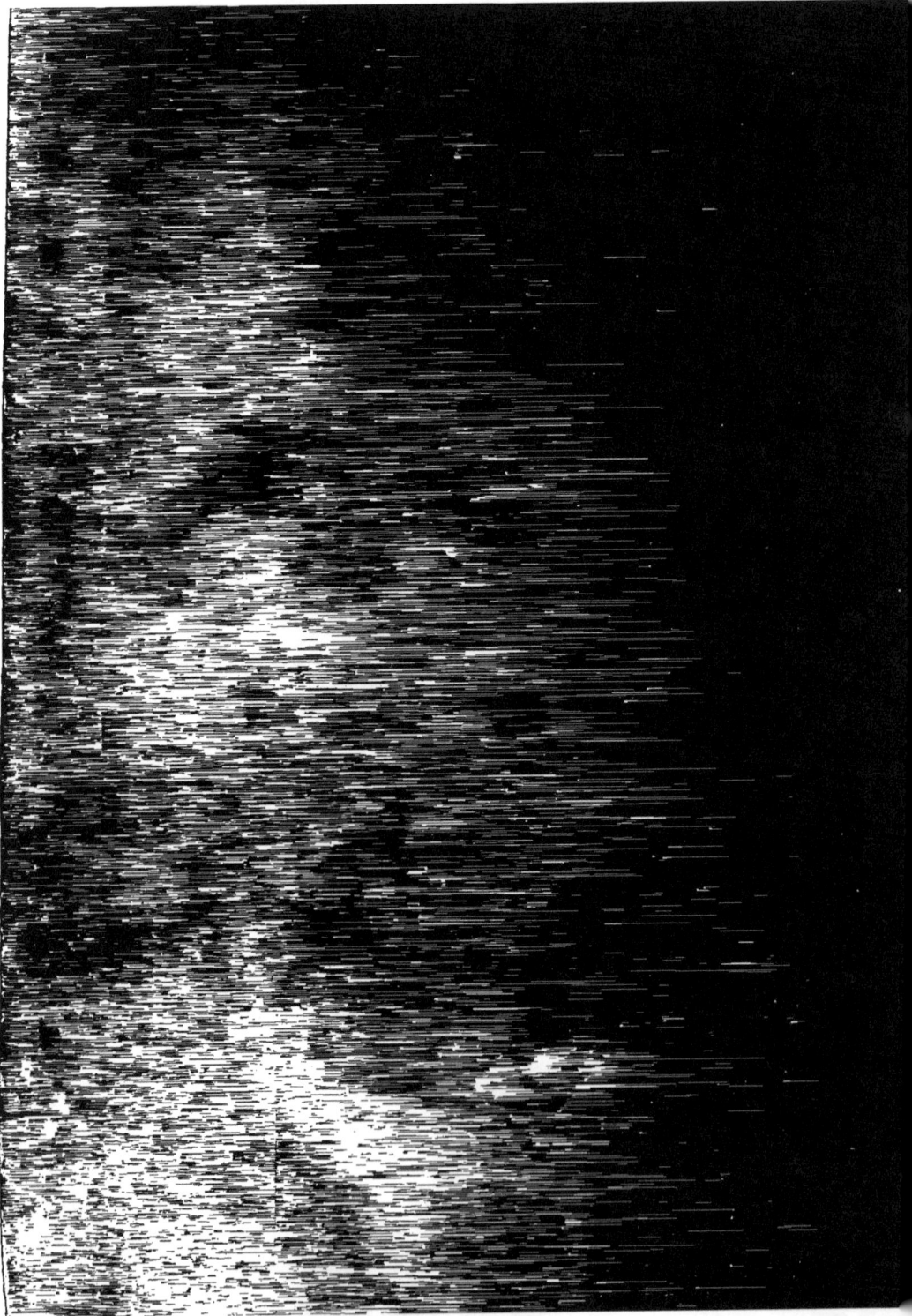